Selbstwert statt Selbstoptimierung ... 112
- Warum manche sich selbst so wenig wertschätzen ... 113
- Perfektionismus macht nicht glücklich ... 123
- Was das Verhältnis zu unserem Körper fördert und was es stört ... 128

Wie Trauma unser Körpergewicht beeinflusst ... 138
- Alles eine Frage der Sicherheit ... 139
- Der Einfluss von Trauma auf den Selbstwert ... 151
- Trauma ist ein Körperthema ... 157

3 FRIEDEN MIT DEM ESSEN SCHLIESSEN ... 163

Körperakzeptanz entwickeln ... 164
- Ich bin o. k. so, wie ich bin ... 165
- Glaubenssätze überprüfen ... 169
- Ein positives Körperbild fördern ... 174

Bewegung aus Freude ... 178
- Bewegung und Gewichtsabnahme entkoppeln ... 179
- Die eigene Motivation finden ... 183
- Den Spaß wiederentdecken ... 188

Intuitive Ernährung leicht gemacht ... 192
- Dem Körper wieder vertrauen lernen ... 193
- Sich die bedingungslose Erlaubnis zum Essen geben ... 199
- Den Genuss wiederentdecken ... 204
- Ausblick: Und wie geht es jetzt weiter? ... 209

- Literaturverzeichnis ... 212
- Register ... 219
- Glossar ... 222

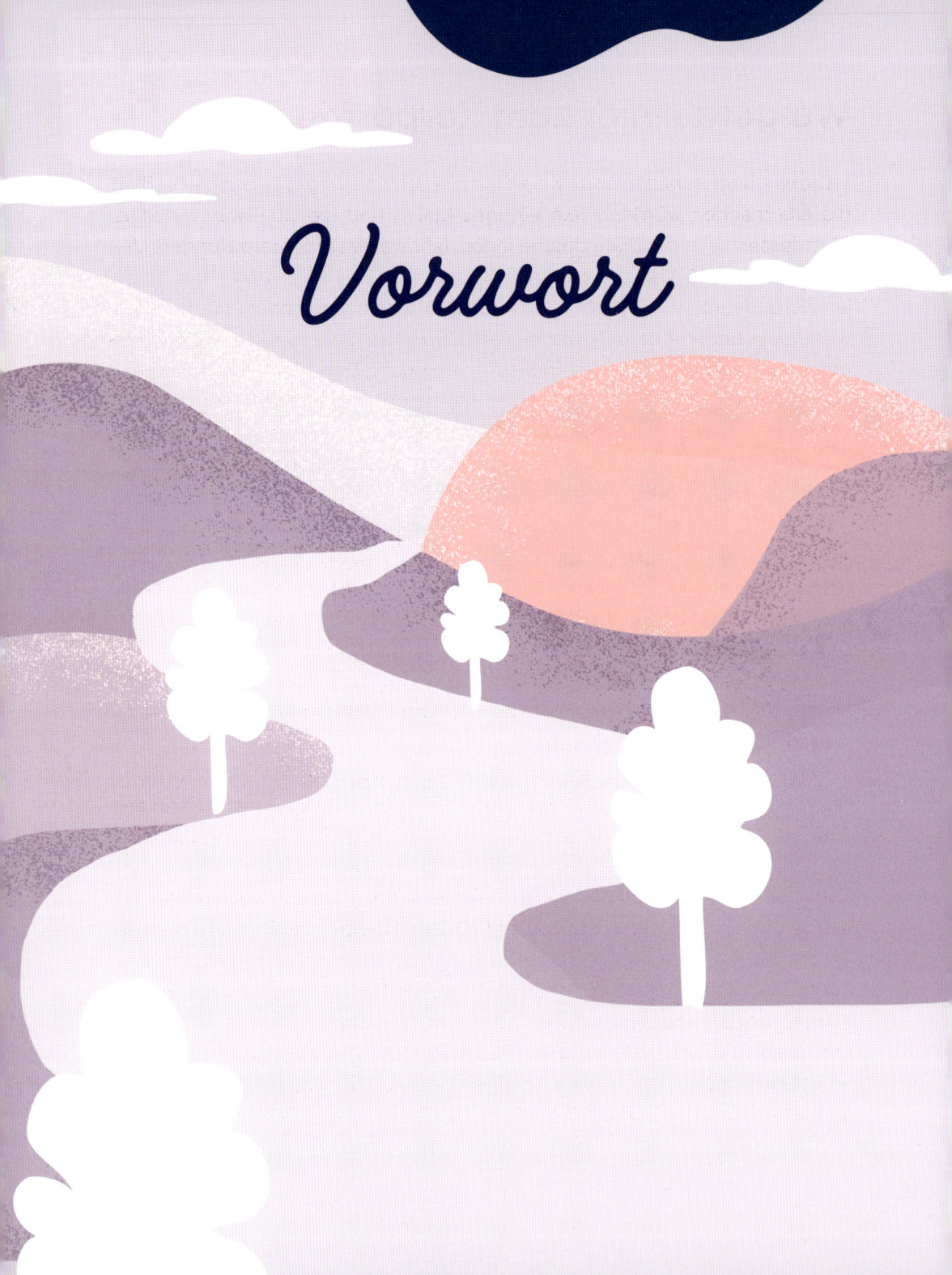

PETRA SCHLEIFER & DR. ANTONIE POST

Gesundheit KENNT KEIN GEWICHT

Mit Selbstcoachingprogramm zu Körperakzeptanz, Intuitivem Essen und Spaß an Bewegung

südwest

INHALT

Vorwort 4

1 DIE DIÄTMENTALITÄT ABLEGEN 11

Diäten funktionieren nicht 12
- Was Diäten mit uns machen 13
- Körperliche und psychische Folgen von Diäten 23
- Gewicht ist keine Frage der Willenskraft 34

Gesundheit ist nicht abhängig vom Gewicht 44
- Gewicht ist ein schlechtes Maß für Gesundheit 45
- Gesundheitsfördernde Verhaltensweisen 51
- Der Einfluss von Stigmatisierung und Diskriminierung 64

Was dick_fette Menschen tatsächlich krank macht 70
- Eine neue Perspektive auf die Gesundheitsversorgung von dicken Menschen 71
- Auswirkungen von Schlafmangel und Stress auf Körper und Gewicht 77
- Der Effekt starker Gewichtsschwankungen 83

2 UNSERE WIRKLICHEN BEDÜRFNISSE KENNEN UND LEBEN 87

Warum wir tun, was wir tun 88
- Wir sind bedürfnisgetrieben 89
- Wie Bedürfnisse uns leiten 93
- Essen als Ersatz für unerfüllte Bedürfnisse 102

Wo geht's hier zum Körperfrieden?

Würden Diäten funktionieren, wären wir alle schlank. Es gäbe genau eine Diät, die alle machen würden – ein einziges Mal –, und die Qual wäre erledigt. Stattdessen setzt die Diätindustrie jedes Jahr weltweit mehrere Hundert Milliarden Euro um[1]. Wie? Ganz einfach: Sie verkauft eine Sehnsucht. Hast du dir jemals gedacht: »Wenn ich nur ein paar Kilo weniger wiegen würde, dann wäre mein Leben besser?« Mit diesem Gedanken bist du nicht allein, denn genau das ist es, was die Diätindustrie verspricht: Den perfekten, schlanken Körper, der uns alle garantiert gesund und glücklich macht. Doch das ist eine Lüge. Schlanksein ist kein Garant für ein besseres, gesünderes oder glücklicheres Leben. Tatsächlich sind Körperakzeptanz, Gesundheit und Lebensfreude überhaupt keine Frage des Gewichts.

Vielleicht verspürst du gerade den Impuls, das Buch aus der Hand zu legen, weil du das nicht glauben willst oder kannst. Das ist verständlich; uns ging es früher ganz genauso. Möglicherweise bist du noch nicht bereit, die Hoffnung aufzugeben, dass es da draußen doch noch *die eine* magische Diät gibt, die alle deine Probleme löst und dich endlich schlank und glücklich macht. Wir können das verstehen. Es ist völlig o. k., wenn du noch den Wunsch hast, schlanker zu sein. Du kannst dieses Buch trotzdem lesen und dich auf die Reise zur dir selbst machen.

Heute ist nicht der Tag, an dem du deine Sehnsucht nach einem schlankeren Körper begraben musst. Wir bitten dich nur darum, sie mal kurz an der Seite zu parken und dir für einen Moment vorzustellen, du könntest alles essen, was du willst, und das wirklich genießen, du könntest dich liebevoll im Spiegel ansehen und du hättest Lust auf Bewegung – nicht, weil du Kalorien verbrennen willst, sondern weil du einfach Spaß daran hast. Für viele intuitive Esser:innen ist dieser Traum Wirklichkeit, und auch für dich kann er wahr werden. Beim Intuitiven Essen geht es nicht um das Gewicht, sondern darum, die eigenen Bedürfnisse zu verstehen, zu lernen, dem eigenen Körper (wieder) zu vertrauen und sich wahrhaftig mit sich selbst zu verbinden. Nicht der perfekte Körper oder dogmatische Essensregeln, sondern *Selbst*-Fürsorge und *Selbst*-Bewusstsein sind die Grundlage für deine Gesundheit und dein Wohlbefinden. Es ist der Respekt dem eigenen Körper gegenüber, der eine innere Motivation schafft, sich liebevoll um sich selbst zu kümmern.

Du bist die Expert:in für deinen Körper!

Wir haben von Geburt an alles in uns, was wir brauchen, um uns gesund und ausgewogen zu ernähren, solange wir ausreichend Zugang zu Lebensmitteln haben. Doch dieses Vertrauen in den eigenen Körper haben wir nicht einfach nur mit der Zeit verlernt. Es wurde uns von klein auf abtrainiert. »Du kannst doch unmöglich schon wieder Hunger haben!« »Du isst ja wie ein Scheunendrescher!« »Klar kannst du das essen, aber bloß nicht zu viel davon!« »Pass auf, davon wirst du zu dick!« »Das ist aber ganz schön ungesund, was du isst!« Solche Sätze erschüttern ganz unbewusst die Beziehung zum eigenen Körper und führen dazu, dass wir zunehmend den Bezug zu ihm verlieren. Stattdessen fangen wir an, die Weisheit unseres Körpers mit dem Verstand zu kontrollieren, das Gewicht bewusst steuern zu wollen und uns bestimmte Lebensmittel zu verbieten. Oft wird erst dadurch Essen überhaupt zum Problem.

In diesem Buch zeigen wir dir ganz konkret, wie du Frieden mit dem Essen schließt und deinen Körper akzeptieren lernst und das in einer Welt, die dick_fette Menschen ablehnt und auf normschöne Körper fixiert ist. Du wirst das Kriegsbeil begraben und lernen, dich wieder in aller Freundschaft mit deinem Körper zu verbinden. Dein innerer Schweinehund wird sich ein neues Zuhause suchen müssen, denn wenn du das geschafft hast, wird es dir plötzlich ganz leichtfallen, ausgewogen zu essen und wirklich gesunde Verhaltensweisen zu wählen.

BEGEBEN WIR UNS NUN ZUSAMMEN AUF EINE ZEITREISE:

Zuerst geht es zurück in deine (Diät-)Vergangenheit, in der wir ergründen, woher dein Wunsch nach einem schlank(er)en Körper kommt. Wir zeigen dir, warum Diäten gar nicht funktionieren *können* und wie du es schaffst, deine Diätmentalität abzulegen.

2 Anschließend schauen wir auf die Gegenwart und klären, wo du gerade stehst, was deine größten Herausforderungen sind und was dich momentan davon abhält, intuitiv zu essen. So schaffen wir die Voraussetzung dafür, dass du deinen Körper akzeptieren lernst.

3 Zuletzt begleiten wir dich Schritt für Schritt in dein neues Leben voller Körperakzeptanz, Genuss und Freude, indem wir dir zeigen, wie du deinem Körper und dir selbst mit Wohlwollen und Fürsorge begegnest.

Das, was dich in diesem Buch erwartet, ist kein fertiges Rezept. Du musst dich im wahrsten Sinne des Wortes schon selbst in die Küche stellen. Wir liefern dir zwar auch die Theorie, warum Diäten kontraproduktiv sind und dein Gewicht *nicht automatisch* deine Gesundheit bestimmt. Unser eigentlicher Fokus liegt aber darauf, dass du wertvolle Impulse und konkrete Werkzeuge bekommst, um ins Tun zu kommen und dein Essverhalten und die Beziehung zu deinem Körper positiv zu verändern.

Wir widmen dieses Buch allen Menschen, die schon mal das Gefühl hatten, sie seien aufgrund ihres Aussehens nicht gut genug und wünschen ihnen, dass sie ihre Vision und ihr bestes Leben leben können – und dass das Körpergewicht dabei einfach keine Rolle mehr spielt. Alles, was du brauchst, um ein Leben voller Leichtigkeit, Genuss, Körperakzeptanz und Lebensfreude zu führen, steckt bereits in dir. Wir helfen dir nur noch dabei, zu erkennen, dass die Erfüllung deiner Träume nicht automatisch von deinem Aussehen abhängig ist.

Herzlichst

Anhonie & Petra

Ein Hinweis zu Sprache und Identität

Im Einklang mit der Fat-Acceptance-Bewegung haben wir uns entschieden, die Wörter »dick« und »fett« in diesem Buch als neutrale Beschreibung zu verwenden. Wir verstehen, dass besonders das Wort »fett« für viele Menschen alles andere als neutral ist, sondern ein Schimpfwort. Es kann für dich befremdlich sein, das Wort hier zu lesen. Aber sieh es mal so: Je öfter wir Wörter wie dick und fett in einem neutralen oder positiven Kontext verwenden, umso mehr verlieren sie ihren Schrecken. Zudem benutzen wir die Formulierungen »mehrgewichtig«, »hochgewichtig« oder »in einem großen/größeren Körper«, da sie, auch wenn sie nicht ganz perfekt sind, in der Fat-Acceptance-Bewegung ebenfalls gebräuchlich und positiv belegt sind.

Beschreibungen wie »übergewichtig« oder »adipös« vermeiden wir wenn möglich, da sie in sich stigmatisierend sind. Das Wort übergewichtig zu benutzen, bedeutet, einen idealen normierten Gewichtsbereich anzuerkennen, der überschritten werden kann. Adipös wird als medizinischer Fachbegriff genutzt, um dick_fette Körper pauschal als kranke Körper zu pathologisieren. Davon grenzen wir uns ganz klar ab und schreiben die Begriffe in Anführungszeichen. An manchen Stellen, besonders im Kontext von wissenschaftlichen Studien, werden wir es aber nicht vermeiden können, diese Wörter zu benutzen.

Zudem schreiben wir dieses Buch aus einer sehr privilegierten Lebensrealität. Wir beide sind weiße, heterosexuelle Cis-Frauen (das bedeutet, dass wir uns mit dem Geschlecht identifizieren, das uns bei der Geburt zugewiesen wurde) mit einer beträchtlichen Menge Thin Privilege (das bedeutet, dass auch wenn unsere Körper nicht dem gesellschaftlichen »Ideal« entsprechen, wir trotzdem in vielen Situationen keine systemische Gewichtsdiskriminierung erleben). Wir beide haben keine Behinderung, eine hohe Schulbildung, akademische Grade und finanzielle Sicherheit.

All diese Privilegien zu haben, bedeutet nicht, dass alles immer leicht war oder das Leben nicht herausfordernd sein kann. Es heißt nicht, niemals Schwierigkeiten mit dem eigenen Körperbild zu haben, den eigenen Körper nicht zu hassen (oder gehasst zu haben), nie unter einem essgestörten

Verhalten oder einer Essstörung zu leiden, keinerlei Trauma erfahren oder Beschämungen erlebt zu haben. Wir haben all das auf individueller Ebene erlebt, allerdings *nicht noch zusätzlich* systemische Unterdrückung erfahren, bspw. aufgrund unserer Hautfarbe, sexuellen Orientierung, Geschlechtsidentität, Behinderung, unseres finanziellen Status, Bildungsstatus oder Körpergewichts. Wir können daher nicht nachvollziehen, wie es ist, in einem mehrfach marginalisierten Körper zu leben und von Intersektionalität betroffen zu sein (was die Überschneidung und Gleichzeitigkeit von verschiedenen Diskriminierungsformen gegenüber einer Person beschreibt). Unsere Sicht auf die Welt ist limitiert. Wir erkennen das an und hoffen, dass wir dir trotzdem neue Perspektiven aufzeigen und deine Sichtweise auf bestimmte Dinge verändern können und dürfen.

Disclaimer

Ein Buch ist selbstverständlich nie ein Ersatz für eine individuelle medizinische oder psychische Gesundheitsberatung und stellt auch keine Therapeut:in-Patient:in-Beziehung dar, sondern dient ausschließlich zu Informations- und Bildungszwecken. Wenn du dich in einer aktiven Essstörung oder frühen Phase der Recovery befindest oder dich die Inhalte in diesem Buch triggern (könnten), empfehlen wir dir, mit deinem/deiner Hausärzt:in oder Therapeut:in zu klären, ob dieses Buch geeignet für dich ist.

Der Titel dieses Buches ist *Gesundheit kennt kein Gewicht* und damit meinen wir ausdrücklich *nicht*, dass das Gewicht *überhaupt keinen* Einfluss auf die Gesundheit haben kann. Am unteren und oberen Extrem des Gewichtsspektrums hat es das ganz sicher. Das ist die Ausnahme und betrifft nur einen kleinen Teil der Bevölkerung. Für einen Großteil aller Menschen gilt, dass sich am Gewicht einer Person die Gesundheit einfach nicht ablesen lässt.

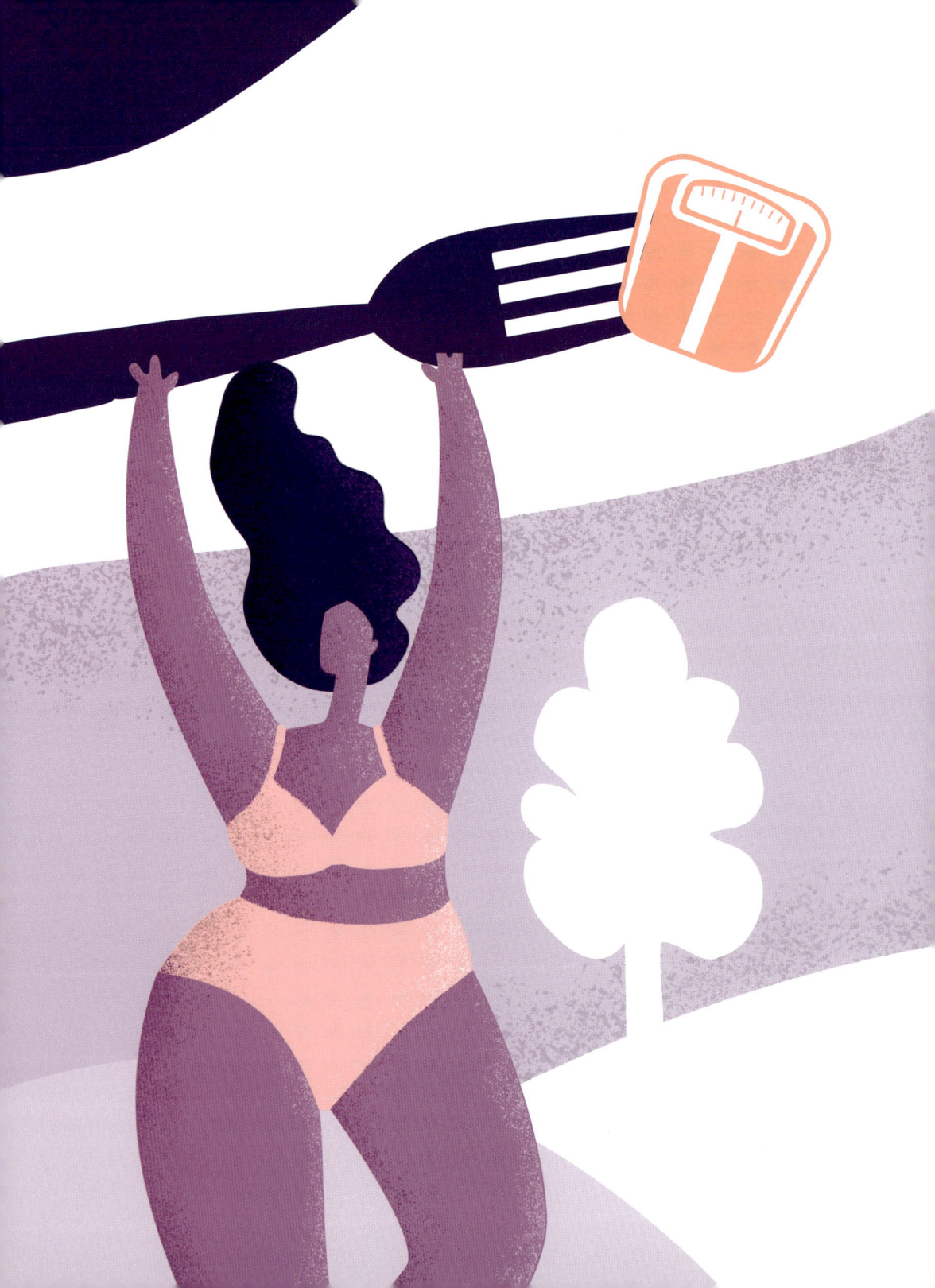

Die Diätmentalität
ABLEGEN
1

Diäten funktionieren NICHT

»Die größte Schwierigkeit der Welt besteht nicht darin, Leute zu bewegen, neue Ideen anzunehmen, sondern alte zu vergessen.«
JOHN MAYNARD KEYNES

Die Diätmentalität hat uns im Griff: Sie lässt uns glauben, dass schlank zu sein gesünder und attraktiver sei als dick_fett zu sein. Sie manifestiert sich in Bildern und Vorstellungen, die unbewusst diese Überzeugung stützen, wie Vorher-Nachher-Bilder, mehrheitlich schlanke Menschen in der Werbung, in Zeitschriften und Filmen, die ein glückliches und gesundes Leben repräsentieren. In einem Gesundheitssystem, das sich auf Gewichtsverlust statt auf gesundes Verhalten konzentriert. In jedem Produkt, jeder Maßnahme, die Gewichtsverlust oder ein schlankeres Aussehen verspricht oder assoziiert. Aber die Diätmentalität ist eine Falle. In Wahrheit scheitert so gut wie jeder Diätversuch zwangsläufig – weil er unserer evolutionären Anlage widerspricht.

Was Diäten mit uns machen
Den eigenen Körper nicht respektieren

Wahrscheinlich würde ich (Antonie) immer noch Diät machen und meinen Körper hassen, wenn es am 24. Mai 2018 nicht bei mir Klick gemacht hätte. Oh nein, denkst du jetzt vielleicht. Nun kommt eine Es-ist-etwas-Schlimmes-passiert-und-das-hat-mein-Leben-verändert-Geschichte. Nun ja … damit hast du absolut recht. Diese Geschichte hat dazu geführt, dass ich tatsächlich alles infrage gestellt habe, was ich über gesunde Ernährung und Diäten zu wissen glaubte. Ich war bspw. davon überzeugt, dass es krank machen kann, »das Falsche« zu essen und dick zu sein und ich sowieso nur glücklich sein kann, wenn ich schlank bin. Petra ging es ganz genauso. Wir dachten, wenn wir nur endlich unsere Körper »auf die Reihe« bekämen, würde sich alles Negative in unserem Leben automatisch in Luft auflösen.

Ich (Antonie) habe meine erste Diät mit elf Jahren gemacht, ohne mehrgewichtig gewesen zu sein. Mir hat auch niemand gesagt, dass ich abnehmen soll. Ich war unzufrieden mit mir und meinem Körper, und der nächste logische Schritt für mich war, eine Diät anzufangen. Hatte ich irgendein Minderwertigkeitsgefühl, habe ich versucht, es mit einer Diät zu vernichten. Warum? In meiner Umgebung haben alle Diät gehalten, wären gerne schlanker gewesen oder haben Schlanksein mit Disziplin, Erfolg, Gesundheit und Schönheit gleichgesetzt. Ein schlanker Körper erschien mir als die Lösung aller Probleme. »Wenn mein Körper erst perfekt ist«, so dachte ich, »bin ich nicht mehr angreifbar, kann endlich Frieden finden und zur Ruhe kommen«.

Diese Hoffnung war auch der Grund, warum ich Ernährungswissenschaften studierte. Aber anstatt einer Lösung näher zu kommen, geriet ich immer tiefer in den Diätsumpf, bis es nach 25 Jahren Diätkarriere an besagtem Tag im Mai knallte. Ich, die nie irgendwelche Allergien hatte, fand mich plötzlich mit einer schweren allergischen Reaktion im Rettungswagen wieder und war unheimlich genervt, dass gerade alle »so ein Theater« machten um »das bisschen geschwollene Gesicht«. Den Ernst der Lage erkannte ich erst, als ich kollabierte.

Gesundheit ist etwas, das wir für selbstverständlich halten, solange wir uns gesund fühlen. Wenn du plötzlich nicht mehr atmen kannst und du Angst bekommst, dass deine Kinder ohne Mutter aufwachsen müssen, wird dir klar, was wirklich wichtig ist im Leben. Ich kann dir versichern, in eine bestimmte Jeansgröße zu passen, gehört nicht dazu. An diesem Tag hatte ich meinen ersten anaphylaktischen Schock und es sollten noch viele weitere folgen, bis endlich die Diagnosen Histaminintoleranz und Mastzellaktivierungssyndrom (MCAS) feststanden. (MCAS ist eine systemische Erkrankung mit überaktiven Immunzellen und Akutreaktionen wie Übelkeit, Schwindel und Pulsabfall innerhalb von Sekunden oder Minuten.)

In dieser Zeit schaffte ich es kaum, meinen Alltag zu bewältigen. Ich hatte Angst vor jeder einzelnen Mahlzeit und konnte nicht mal im Traum daran denken, mein Diätregime aufrechtzuerhalten und meine Workout-Routine wie gewohnt durchzuziehen. Mein Körper weigerte sich einfach, »wie gewohnt zu funktionieren«. Auch wenn ich diese Erfahrung niemandem wünsche, bin ich heute dankbar dafür. Ich musste auf die harte Tour lernen, dass mein Körper immer Respekt verdient hat und ich mich gut um ihn kümmern darf – egal, ob ich ihn liebe oder nicht, und er durch die Histaminintoleranz zeitweise immer noch macht, was er will.

Kinder auf Diät zu setzen, bringt den Stein ins Rollen

Ich (Petra) machte meine erste Diät mit neun Jahren, allerdings nicht freiwillig. Meine Eltern hatten Angst, ich könnte später dick werden. Was ihnen nicht klar war: Indem sie mich in die Diätspirale stürzten, legten sie die Basis für meine spätere Diätkarriere und meinen Körperhass. In meiner Kindheit gab es unendlich viele Kommentare zu meinem Aussehen und meinem Essverhalten, und obwohl alle in meiner Familie gerne und viel aßen, war es nur denjenigen »erlaubt«, das auch mit Genuss zu tun, die in ein bestimmtes »ideales« Körperschema passten. Alle anderen hatten sich gefälligst zu zügeln.

Mich hat das in höchstem Maße verunsichert, denn ich hatte das Gefühl, egal, was ich machte, es reichte nie aus. Irgendwann als Teenager hörte ich auf, mich zu bemühen und rebellierte immer stärker, je älter ich wurde. Ich aß heimlich und rauchte heimlich und wurde immer schlechter in der Schule. Passierte etwas, das mich verletzte, führte ich es auf mein Gewicht zurück. Egal, ob der Junge, in den ich verliebt war, die Zuneigung nicht erwiderte oder mir irgendetwas nicht auf Anhieb gelang, ich war davon überzeugt, dass es nur daran liegen könne, dass ich »zu dick«, »zu doof« und »zu undiszipliniert« war. Ich hatte mir meine Meinung über mich selbst längst gebildet, und alles, was passierte, bestätigte diese in meinen Augen wieder und wieder. (Mehr zur selektiven Wahrnehmung auf Seite 73.)

Ich (Petra) ging auf ein Ernährungsgymnasium in der Hoffnung, dort alles zu lernen, was ich bräuchte, um schlank zu werden und damit auch endlich glücklich zu sein. Anschließend studierte ich Ernährungswissenschaften, weil ich – genau wie Antonie auch – dachte, dass ich damit das »Problem« mit meinem Körper und meinem Essverhalten lösen würde. Nach dem Studium arbeitete ich in der Süßwaren- und später in der Lebensmittelindustrie im Bereich Functional Food. Ich begleitete Studien an Universitäten, gründete Arbeitskreise und beschäftigte mich beruflich und privat rund um die Uhr mit den Themen Abnehmen, gesunde Ernährung, Superfoods und Supplemente.

Gewichtsmäßig gebracht hat mir all das gar nichts. Genau wie Antonie schwang ich weiter von Diät zu Diät, machte zwanghaft Sport und befand mich in einem Kreislauf aus Hungern, Abnehmen, Essanfällen, Bewegungszwang und Sportverweigerung. Kein Thema hat mich so beschäftigt, frustriert und gefordert wie Diäten. Irgendwann war ich überzeugt, endlich den Bogen raus zu haben: Ich lebte fünf Jahre lang stark kohlenhydratreduziert und konnte mit viel Kraft und Aufwand ein für meinen Körper niedriges Gewicht halten.

Dann brach nach 35 Jahren im Diätkreislauf alles zusammen. Ich war so erschöpft, dass ich im Nachhinein sagen würde, ich hatte ein Diät-Burn-out, und als mir ein persönlicher Schicksalsschlag dann noch zusätzlich den Boden unter den Füßen wegzog, brach mein Kartenhaus zusammen. Es dauerte lange, bis ich mich wieder regeneriert hatte. In der Zeit der Heilung nahm ich zu – für mich war das richtig viel! – und ich musste lernen, das auszuhalten, ohne wieder in den Kreislauf aus Zügelung und Essanfällen zu verfallen. Heute bin ich dankbar, dass ich diesen Zusammenbruch hatte, denn sonst wäre ich wahrscheinlich immer noch eine Verfechterin von Low Carb und würde meine kostbare Lebenszeit mit Abnehmversuchen und Selbstoptimierung verschwenden.

Kein Körper ist ein Problem, das gelöst werden müsste

Wir waren beide so jung, als wir unsere erste Diät gemacht haben und haben so lange einem schlankeren Körper hinterhergejagt, dass wir uns überhaupt nie gefragt haben, ob Schlanksein das wirkliche Ziel ist. Vielleicht kennst du das auch: Du hast schon mal »erfolgreich« Gewicht verloren oder dein gesetztes Körperziel erreicht und warst trotzdem nicht oder nur ganz kurzfristig glücklich in deinem Körper. Du konntest so viel abnehmen, wie du wolltest, und trotzdem war es nie genug. Und wenn du dir heute Fotos von früher ansiehst, fragst du dich, was du damals eigentlich an deinem Körper auszusetzen hattest.

Der Grund dafür ist folgender: Das Problem war nie dein Körper, sondern bestand immer nur in deinem Kopf. Es lag daran, wie du ihn bewertet hast (und möglicherweise immer noch bewertest). Meistens steckt ein ganz anderes Bedürfnis hinter dem Wunsch abzunehmen (siehe Seite 88 ff.). Vielleicht ist es das Bedürfnis nach Liebe und Zugehörigkeit oder das nach Wertschätzung und Akzeptanz? Möglicherweise sehnst du dich nach Partnerschaft und Körperkontakt oder einfach danach, gesehen zu werden? Oder es ist das Bedürfnis nach Selbstbestimmung: Für viele Menschen sind Diäten oder allgemein ihr Essverhalten ein Werkzeug, um besser mit dem Leben umgehen zu können. Diäten geben Struktur und Sicherheit und erschaffen die Illusion, dass wenn wir unser Essen und unseren Körper kontrollieren, wir auch unser Leben im Griff haben.

Es ist schwer, diese vermeintliche Kontrolle aufzugeben. Auch wir haben uns unsicher und hilflos gefühlt, als wir aufgehört hatten, unseren Ernährungsregeln zu folgen, uns unser Essen mit Bewegung »zu verdienen« oder uns zum Sport zwangen, anstatt uns die Ruhe zu gönnen, die wir dringend benötigt hätten. Gerade Frauen und weiblich gelesene Personen bekommen von klein auf vermittelt, dass es »unsere Aufgabe« ist, uns um alle zu kümmern, nur nicht um uns selbst.

Glaubst du, du hast für dich selbst keine Zeit? Das dachten wir auch, und es war eine sehr unangenehme Wahrheit für uns, zu erfahren, dass Selbstfürsorge nicht unbedingt eine Frage der Zeit, sondern eher eine Frage des Selbstwerts, der Selbstkompetenz und Selbstakzeptanz ist. Eigentlich logisch: Wenn wir etwas mögen, fällt es uns sehr viel leichter, uns darum zu kümmern. Wenn wir etwas ablehnen, möchten wir am liebsten gar nichts damit zu tun haben. Das gilt auch für unseren Körper. Selbstfürsorge ist aber nur die halbe Miete. Gleichzeitig braucht es Selbstkompetenz, um überhaupt zu wissen, was es bedeutet und wie es konkret funktioniert, gut für sich selbst zu sorgen.

Bei mangelnder Selbstfürsorge haben wir sofort ein ungepflegtes Erscheinungsbild im Kopf. Ob sich jemand gut um sich selbst kümmert, lässt sich aber nur in Extremfällen an Äußerlichkeiten wie nachlässiger Kleidung oder mangelnder Körperhygiene erkennen. Viel häufiger sind es Dinge, die andere Menschen gar nicht bemerken und die uns selbst vielleicht auch nicht bewusst sind, wie z. B.:

- **Das Gefühl, zu kurz zu kommen,**
- **zu wenig oder übermäßig zu essen,**
- **sich keine Zeit zu nehmen, Mahlzeiten zuzubereiten,**
- **sich nicht genügend Raum zu geben, um sie in Ruhe zu essen,**
- **gereizt und unausgeglichen oder**
- **erschöpft und antriebslos zu sein.**

Ein Zeichen von mangelnder Selbstfürsorge kann auch sein, keine Pausen zu machen, zu wenig Wasser zu trinken, sich chronisch zu überanstrengen oder nicht ausreichend zu schlafen. (Mehr zur Selbstfürsorge ab Seite 54.)

Essen oder Nicht-Essen ist nicht das Problem, sondern ein Symptom

Natürlich können wir nicht immer und jederzeit all unsere Bedürfnisse erfüllen. Manchmal muss es einfach schnell gehen, eine Deadline eingehalten werden, oder die Kinder interessieren sich herzlich wenig dafür, wie viele Stunden Schlaf für Eltern eigentlich angemessen wären. Diese Lebensphasen gibt es. Übergehen wir aber auf einer täglichen Basis für lange Zeit unsere Bedürfnisse, liegen die Gründe häufig tiefer. Zu viel oder zu wenig zu essen, ist meist nicht das Problem an sich, sondern nur ein Symptom dafür, dass unser Leben nicht in Balance ist. Deshalb bringt es auch nichts, Menschen einfach zu sagen, wie und was sie essen sollen. Gerade als Ernährungsfachkräfte und Therapeut:innen müssen wir Essverhalten immer im Kontext betrachten und unbedingt hinter die Fassade blicken, *bevor* wir Ernährungstipps geben – auch wenn sie noch so gut gemeint oder sinnvoll sind. Es ist so leicht, von außen zu sagen: Mach doch einfach dies oder jenes, iss mehr Obst und Gemüse, nimm dir Zeit zum Kochen, geh zum Sport, mach Pause, geh früher ins Bett oder meditiere doch mal wieder. Wenn starke Glaubenssätze dagegen sprechen und wir sehr viel Willenskraft aufwenden müssen, um gegen sie anzukommen, wird es immer ein Kampf bleiben (siehe Seite 169). Jede Kleinigkeit hat dann das Potenzial, alle mühsam antrainierten gesunden Verhaltensweisen und positiven Gewohnheiten wieder auszuhebeln.

Im eigenen Körper eine Heimat finden

Essen darf sich leicht anfühlen, Bewegung Spaß machen, und Selbstfürsorge sollte selbstverständlich sein. Es ist uns daher ein großes Bedürfnis, unsere eigenen Erfahrungen zu teilen, um dir dabei zu helfen, in deinem Körper eine Heimat zu finden. Wir möchten dir zu Sicherheit, Geborgenheit und dem Wissen verhelfen, dass du genug, wertvoll und wunderbar bist, von innen und von außen und egal mit welchem Gewicht. Wir arbeiten nach den Prinzipien von Health at Every Size®, einem medizinisch erprobten gewichtsinklusiven Gesundheitskonzept, das den Fokus weg vom Gewicht und hin zu Selbstfürsorge, Intuitiver Ernährung, Bewegung aus Freude und Körperakzeptanz legt (siehe Seite 52). Health at Every Size® ist aber auch eine gesellschaftliche Bewegung, die sich für soziale Gerechtigkeit, einen gerechten Zugang zu Gesundheitsversorgung und die Bekämpfung von Vorurteilen gegenüber dick_fetten Menschen einsetzt. Wir haben oft keine Kontrolle darüber, welche Rückmeldungen wir von außen zu unserem Körper bekommen. Wie du selbst über dich und deinen Körper denkst und wie du mit dir sprichst, ist dagegen allein deine Entscheidung. Besonders als mehrgewichtige Person liebevoll mit sich selbst umzugehen und auf die eigenen Bedürfnisse zu hören, ist nicht leicht in einer Welt, die glaubt, dass schlanke Körper die »besseren« sind. Wir streifen in diesem Buch immer wieder gesellschaftliche Missstände und machen Vorschläge, wie wir gesellschaftliche Strukturen und Einstellungen verändern können. Vorrangig geht es aber um dich und darum, was du tun kannst, um ein entspanntes Verhältnis zum Essen und deinem Körper zu entwickeln. Letztlich müssen wir das Wertesystem ändern und bedingungslosen Respekt und radikale Akzeptanz für alle Körper einfordern.

Die meisten von uns haben ihre Autonomie beim Essen längst abgegeben. Wir sind fast alle kontrollierte oder zumindest gezügelte Esser:innen. Daher ist der Gedanke, alle Essensregeln über Bord zu werfen, erst einmal furchteinflößend. Dabei bedeutet sich gesund zu ernähren, nichts anderes als ausreichend und bedürfnisorientiert zu essen und genau das tun intuitive Esser:innen. Sie weisen in Bezug auf ihr Essverhalten vier charakteristische Merkmale auf:

1 **Sie geben sich die bedingungslose Erlaubnis zu essen.**

2 **Sie essen eher aus körperlichen als aus emotionalen Gründen (aber nicht ausschließlich).**

3 **Sie vertrauen auf ihre inneren Hunger- und Sättigungssignale.**

4 **Sie essen automatisch das, was ihr Körper braucht und ihm guttut.**

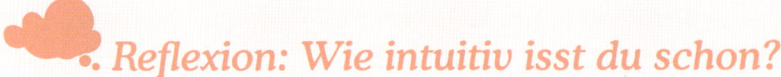 Reflexion: Wie intuitiv isst du schon?

Der folgende Fragebogen soll dir aufzeigen, wie intuitiv du bereits isst (Tabelle 1). Er ist eine vereinfachte Version der Intuitive Eating Assessment Scale-2, die als Forschungsinstrument zur Untersuchung des intuitiven Essverhaltens zum Einsatz kommt. Ganz wichtig für dich: Dieser Fragebogen ist keine Beurteilung, sondern nur eine Einschätzung, wo du momentan stehst. Möglicherweise kannst du bei manchen Fragen keine klare Antwort geben, sondern hängst irgendwo in der Mitte. Dann entscheide, was eher zutrifft und kreuze das an.

TEIL 1

JA	NEIN	BEDINGUNGSLOSE ERLAUBNIS ZU ESSEN
○	○	Ich versuche, bestimmte Lebensmittel mit hohem Fett-, Kohlenhydrat- oder Kaloriengehalt zu vermeiden.
○	○	Wenn ich Lust auf eine bestimmte Speise habe, erlaube ich mir oft nicht, sie zu essen.
○	○	Ich bin wütend auf mich selbst, weil ich etwas Ungesundes gegessen habe.
○	○	Ich habe verbotene Lebensmittel, die ich mir nie erlaube zu essen.
○	○	Ich erlaube mir oft nicht, das zu essen, was ich mir in dem Moment wünsche.
○	○	Ich befolge Essensregeln oder Diätpläne, die mir vorschreiben, wann, was, wie und/oder wie viel ich essen soll.

JA	NEIN	ESSEN AUS KÖRPERLICHEN STATT EMOTIONALEN GRÜNDEN
○	○	Ich esse aus emotionalen Gründen, auch wenn ich keinen körperlichen Hunger verspüre, z. B. wenn ich ängstlich, traurig oder überfordert bin.
○	○	Ich esse, wenn ich einsam bin, auch wenn ich keinen körperlichen Hunger habe.
○	○	Ich benutze Essen, um negative Gefühle abzumildern.
○	○	Ich esse, wenn ich gestresst bin, auch wenn ich keinen körperlichen Hunger habe.
○	○	Ich bin nicht in der Lage, mit negativen Emotionen umzugehen (z. B. Angst, Traurigkeit), ohne mich dem Essen zuzuwenden, um mich zu trösten.
○	○	Wenn mir langweilig ist, esse ich, um beschäftigt zu sein.
○	○	Wenn ich einsam bin, tröste ich mich mit Essen.
○	○	Ich habe Schwierigkeiten, ohne Essen mit Stress und Angst umzugehen.

TEIL 2

JA	NEIN	VERTRAUEN AUF INNERE HUNGER- UND SÄTTIGUNGSSIGNALE
○	○	Ich vertraue darauf, dass mein Körper mir sagt, wann ich essen soll.
○	○	Ich vertraue darauf, dass mein Körper mir sagt, was ich essen soll.
○	○	Ich vertraue darauf, dass mein Körper mir sagt, wie viel ich essen soll.
○	○	Ich verlasse mich auf meine Hungersignale, die mir sagen, wann ich essen soll.
○	○	Ich verlasse mich auf meine Sättigungssignale, die mir sagen, wann ich aufhören soll zu essen.
○	○	Ich vertraue darauf, dass mein Körper mir sagt, wann ich aufhören soll zu essen.

TEIL 3

TEIL 4	JA	NEIN	FÄHIGKEIT, LEBENSMITTEL ZU ESSEN, DIE DEM KÖRPER GUTTUN UND IHN LEISTUNGSFÄHIG MACHEN
	○	○	Die meiste Zeit habe ich den Wunsch, nährstoffreiche Lebensmittel zu essen.
	○	○	Ich esse hauptsächlich Lebensmittel, die meinen Körper leistungsfähig machen.
	○	○	Ich esse meistens Lebensmittel, die meinem Körper Energie und Ausdauer geben.

Tabelle 1: Wie intuitiv ist mein Essverhalten? (Intuitive Eating Assessment Scale-2)

AUSWERTUNG: Intuitive Esser:innen würden in Teil 1 und 2 die Fragen eher mit »nein« beantworten und in Teil 3 und 4 eher mit »ja«.
Eine ausführlichere Auswertung, wie und warum intuitive Esser:innen mit ja oder nein antworten würden, findest du unter www.suedwest-verlag.de/gesundheit-zusatzmaterial oder wenn du dem QR-Code folgst.

Körperliche und psychische Folgen von Diäten

Die Annahme, dass das Körpergewicht nur eine Frage der Ernährung, Bewegung und Willenskraft ist und damit beliebig beeinflussbar, hält uns in einem Kreislauf aus ungesunden Verhaltensweisen, Essens-Restriktion, Essanfällen und Scham gefangen (siehe Abbildung 1). Zu akzeptieren, dass Diäten nicht funktionieren und dir nicht das geben, was du dir eigentlich ersehnst, ist daher der erste Schritt auf deinem Weg zum Körperfrieden und zur Essensfreiheit.

Versuch mal Folgendes: Geh mit dem Kopf unter Wasser und halte die Luft an. Am Anfang fühlt es sich so an, als könntest du es ewig, aber irgendwann brennen deine Lungen und du musst einfach auftauchen, ob du willst oder nicht. Dein Kopf durchbricht die Wasseroberfläche und du schnappst gierig nach Luft. Du machst einen so tiefen Atemzug, wie du nur kannst, und niemand würde sagen: »Ach du Schande, du bist ja süchtig nach Luft!« oder »Du hast wohl die Kontrolle über deine Atmung verloren, was stimmt nicht mit dir?« oder »Du meine Güte, du hast doch gestern so viel geatmet, kannst du dich nicht heute mal ein bisschen zusammenreißen?«.

Auf die Atmung bezogen hören sich diese Sätze lächerlich an, genauso wie wenn du sie mit Grundbedürfnissen wie Schlafen oder auf Toilette gehen verbinden würdest. Beim Essen aber tun wir es, dabei ist Essen zum Überleben genauso wichtig wie Schlafen oder Atmen und daher gilt hier genau dasselbe: Eine Weile können wir mit weniger auskommen. Aber irgendwann fordert der Körper dieses lebensnotwendige Grundbedürfnis Nahrung ein und wir sind machtlos dagegen. Ein gezügeltes Essverhalten erhöht die Wahrscheinlichkeit für Essanfälle, besonders in Verbindung mit einem niedrigen Selbstwertgefühl und einer langjährigen Diätkarriere[2-4]. Stell dir das wie ein Pendel vor: Je öfter und weiter du es in eine bestimmte Richtung auslenkst, umso häufiger und heftiger wird es in die entgegengesetzte Richtung schwingen.

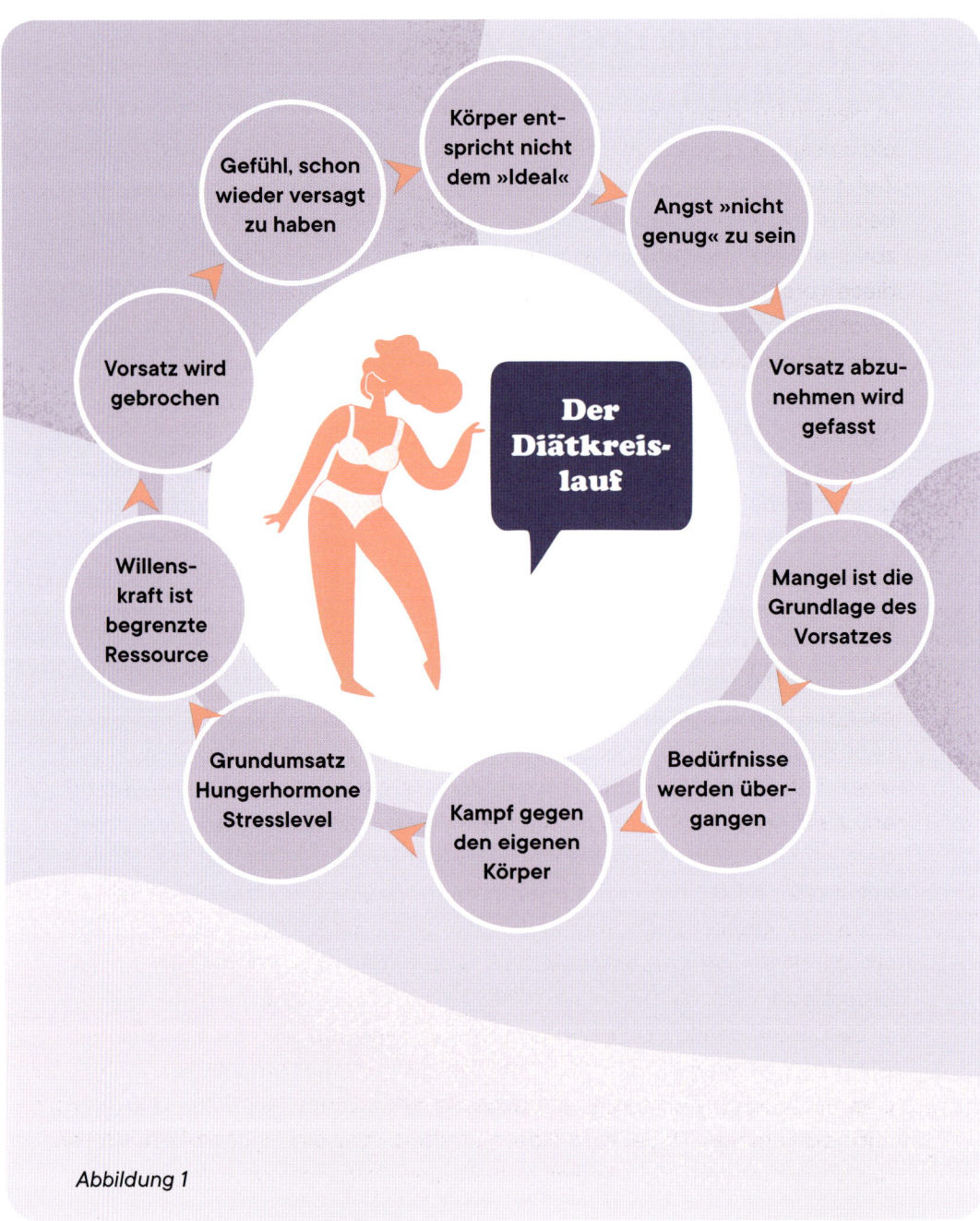

Abbildung 1

Gibt es Regeln, ist es eine Diät

In diesem Buch definieren wir Diäten als eine Ernährungs- oder Lebensweise, die dir sagt, was, wann, wie oder wie viel du essen darfst, mit dem vorrangigen Ziel, Gewicht zu verlieren oder ein niedriges Gewicht zu halten. Diäthalten bedeutet für uns auch, den Botschaften der Diätindustrie mehr Macht einzuräumen als inneren Signalen und Bedürfnissen. Manchmal verbirgt sich diese vorsätzliche Gewichtsreduktion auch hinter Begriffen wie »Wellness«, »Wohlfühlen« oder »Gesundheit«. Hier kannst du dich fragen, wie die Person aussieht, die diesen Lifestyle bewirbt (schlank? weiß? normschön?) und ob du dir vorstellen könntest, ihm zu folgen, wenn du wüsstest, dass du dabei zunehmen würdest. Wir definieren eine Diät außerdem darüber, dass es Regeln gibt und Schuldgefühle, wenn diese Regeln nicht eingehalten werden und dass die Ernährungsweise mit einem gewissen Leidensdruck einhergeht.

Diätmentalität bedeutet nicht einfach nur »auf Diät sein«

Selbstverständlich gibt es bestimmte Krankheiten, Intoleranzen oder Allergien, die es erfordern, eine bestimmte Ernährungsweise einzuhalten. Doch auch das ist möglich, ohne die eigenen Bedürfnisse zu ignorieren oder sich ihnen entgegengesetzt zu verhalten. Aber warum folgen wir überhaupt auferlegten Regeln, anstatt dem eigenen Körper zu vertrauen? Das liegt daran, dass wir in der sogenannten Diätkultur leben. Der Begriff beschreibt ein Glaubenssystem, das den Wert einer Person in erster Linie über das bestimmte Aussehen ihres Körpers definiert. Besonders Schlanksein wird als Statussymbol verehrt und gleichgesetzt mit Gesundheit, Schönheit, Fitness, Erfolg, Disziplin und moralischer Überlegenheit.

Die Diätmentalität ist die Denkweise der Diätkultur, und in ihr tut Mensch alles dafür, um dem »Ideal« des schlanken, jungen, durchtrainierten Körpers – oder wie auch immer das momentane Schönheitsideal aussieht – möglichst nahe zu kommen. Dabei wird dieses Streben über die eigenen Bedürfnisse, das Wohlbefinden und die Gesundheit gestellt. Essgestörte Verhaltensweisen, wie z. B. sich Essen mit Bewegung zu »verdienen«, das Hungergefühl mit Kaffee oder Kaugummi zu unterdrücken, bewusst Mahlzeiten auszulassen oder sich schuldig zu fühlen, nachdem bestimmte Lebensmittel verzehrt wurden, sind in unserer Gesellschaft mittlerweile so normalisiert, dass wir sie gar nicht mehr infrage stellen. Restriktionsdiäten und der damit einhergehende körperliche und mentale Verzicht sind aber weder harmlos noch folgenlos, und das wissen wir nicht erst seit gestern[5].

Gut zu wissen: Die Definitionen von »Diät« und »Diätkultur«

Eine Diät ist eine Ernährungs- oder Lebensweise, die dir sagt, was, wann, wie oder wie viel du essen darfst, mit dem vorrangigen Ziel, Gewicht zu verlieren oder ein niedriges Gewicht zu halten. Das Nichteinhalten der Regeln führt zu Schuldgefühlen, daher geht eine Diät immer mit einem gewissen Leidensdruck einher.

Der Begriff Diätkultur beschreibt eine Reihe von Glaubenssätzen, die den Wert einer Person über das bestimmte Aussehen ihres Körpers definiert. Besonders Schlanksein wird als Statussymbol verehrt und gleichgesetzt mit Gesundheit, Schönheit, Fitness, Erfolg, Disziplin und moralischer Überlegenheit.

Hungern im Auftrag der Regierung

Eine der ältesten und prominentesten Studien, wie sich Restriktion auf Körper, Geist und Seele auswirkt, ist die Minnesota Starvation Study, ein Hungerexperiment, das an der Universität von Minnesota während des Zweiten Weltkriegs zwischen dem 19. November 1944 und dem 20. Dezember 1945 durchgeführt wurde[6]. Aus 400 Freiwilligen wählte der Studienleiter Ancel

Keys 36 psychisch stabile, gesunde Männer aus, die höchst motiviert waren. Denn an dieser Studie teilzunehmen, war ein ehrenhafter Ausweg, um nicht in den Krieg ziehen zu müssen.

Ziel der Studie war zum einen, die optimale Lösung zu finden, wie unterernährte Menschen nach dem Krieg unter den gegebenen Rahmenbedingungen wieder zu Kräften kommen. Zum anderen fragte sich die Regierung in Washington, wie sich Körper und Psyche von Menschen verändern, die gegen den Hungertod kämpfen, und welchen Einfluss dies auf die Gesellschaft und Politik Europas haben könnte.

Die Minnesota-Hunger-Studie gliederte sich in drei Phasen:

① Eine **12-WÖCHIGE KONTROLLPHASE**, in der physiologische und psychologische Beobachtungen durchgeführt wurden, und in der die 36 Teilnehmer alles und so viel, wie sie wollten, essen durften. Die Forschenden ermittelten, dass die Teilnehmer etwa 3400 kcal pro Tag zu sich nahmen.

② Dann kam eine **24-WÖCHIGE HUNGERPHASE** mit nur 1500–1800 kcal pro Tag. Jetzt gab es nur noch Lebensmittel wie Kartoffeln, Steckrüben, Brot und Nudeln, die auch in Europa nach dem Krieg verfügbar waren. Das Ziel war, dass die Teilnehmer etwa 20–25 Prozent ihres Körpergewichts verlieren, aber trotzdem ihren aktiven Lebensstil beibehalten sollten, d. h. ihrer Arbeit nachgehen und mindestens 36 Kilometer pro Woche gehen.

③ Die dritte Phase war eine **20-WÖCHIGE RECOVERY-PHASE**, in der verschiedene Rehabilitationsdiäten eingesetzt wurden, um die Teilnehmer wieder aufzupäppeln. Die Männer wurden hierfür in vier Gruppen aufgeteilt, die täglich jeweils 400, 800, 1200 oder 1600 kcal mehr bekamen als in der Hungerphase.

Psychische und körperliche Folgen der Nahrungsrestriktion

Selbst die Forschenden waren überrascht, wie sehr sich das halbe Jahr extremer Unterernährung auf die Teilnehmer auswirkte. Die meisten Männer berichteten von Phasen, die sie emotional an ihre Belastungsgrenze brachten und verhielten sich im Verlauf des Experimentes zunehmend reizbarer. Bei vielen der bis dahin gesunden Männer waren nun Depressionen, Hysterie und Angststörungen an der Tagesordnung. Viele wirkten teilnahmslos, gleichgültig, antriebslos und hatten ihr sexuelles Interesse verloren. Die Teilnehmer zeigten zudem Anzeichen von sozialem Rückzug und Isolation und berichteten von Störungen der Konzentration, der Aufmerksamkeit und des Urteilsvermögens. Einige Teilnehmer verletzten sich sogar selbst.

Die Forschenden beobachteten aber nicht nur dramatische psychische Folgen, auch der Stoffwechsel der Teilnehmer passte sich der Restriktion an[7,8]. Die Männer bekamen am ganzen Körper Ödeme (Wassereinlagerungen) und ihre Körpertemperatur sank leicht ab, sodass sie sogar im Hochsommer froren. Sie klagten über extreme Müdigkeit, Schwindel, Tinnitus (Ohrgeräusche) und Haarausfall. Ihre Kraft, gemessen mit einem Dynamometer, ging durchschnittlich um 21 Prozent zurück. Ihr Puls verlangsamte sich von im Mittel 55 Schlägen auf 30–40 Schläge pro Minute. Das alles sind untrügliche Zeichen dafür, dass ihre Körper versuchten, an allen Ecken und Enden Energie einzusparen. Eine weitere Messung bestätigte das: Der Grundumsatz der Teilnehmer war am Ende der 6-monatigen Hungerphase um bis zu 39 Prozent gesunken, was einer Verringerung um etwa 600 kcal/d entspricht.

Ihre täglichen Arbeiten zu verrichten, fiel ihnen zunehmend schwerer und zur Bewegung mussten sie sich zwingen, teilweise unter Qualen. Die Rehabilitationsphase brachte nur eine langsame und zähe Linderung. Besonders die Teilnehmer in der niedrigsten Kaloriengruppe hatten nicht das Gefühl, dass sich ihr Zustand verbesserte. Über Monate hinweg berichteten die Männer von einem Hungergefühl, das sich einfach nicht stillen ließ, egal, wie viel sie auch aßen[9].

Diäten erhöhen das Risiko für Fettmasse am Bauch

Besonders interessant waren auch die Änderungen an Körperfett und Muskelmasse während der Studie. Während die Männer in der Hungerphase etwa ein Viertel ihres Gewichts verloren, verringerte sich ihr Körperfettanteil um fast 70 Prozent und die Muskelmasse um rund 40 Prozent. In der Rehabilitationsphase nahmen die Männer mehr an Gewicht zu, als sie zu Beginn der Studie wogen, besonders in Form von Fettmasse. Acht Monate nach Studienende hatte sich ihr Gewicht wieder seinem ursprünglichen Wert angenähert, ihr Körperfettanteil lag jedoch immer noch etwa 140 Prozent darüber. Kommt es nach einer Diät zur erneuten Zunahme, dann lagert der Körper zunächst mehr Fett ein, als er verloren hat, besonders um die Bauchregion, sodass sich der Fettanteil im Verhältnis zur Muskelmasse erhöht. Der Fachbegriff dafür ist Fat Overshooting, ein Überschießen des Fettanteils[8,10]. Das ist eine über Jahrmillionen optimierte natürliche Reaktion des Körpers auf Hungerperioden, die uns vor einem zukünftigen Nahrungsmangel schützt. Für viele Teilnehmer der Minnesota-Hunger-Studie dauerte es Monate, für manche mehrere Jahre, bis sie ihre essgestörten Verhaltensweisen ablegen konnten und ihr ursprüngliches Gewicht wiedererlangt hatten[10]. Wer im Diätkreislauf gefangen ist, wartet in der Regel aber nicht so lange noch entspannt ab, bis sich das Gewicht wieder normalisiert, sondern beginnt im Zeitfenster des Fat Overshootings die nächste Diät. Damit fördern Diäten paradoxerweise genau das Gegenteil von dem, was erreicht werden soll, nämlich eine Zunahme der Fettmasse am Körper sowie einen Gewichtsanstieg[11,12].

Diäten schaden der Gesundheit

Fakt ist: 95–98 Prozent aller Diäten scheitern in den ersten ein bis fünf Jahren[13], etwa zwei von drei Menschen wiegen nach der Diät mehr als vorher[14], und eine von vier Diätkarrieren endet in einer therapiebedürftigen Essstörung[15,16]. Die Wahrscheinlichkeit, aus einer Diätkarriere heraus eine Essstörung zu entwickeln, ist etwa 4- bis 5-mal höher, als mit einer Diät Gewicht zu verlieren und dauerhaft zu halten.

Essstörungen sind schwere psychische Erkrankungen, die die Todesursache Nr. 1 im Teenageralter darstellen[17]. Personen mit einem gestörten Essverhalten meiden häufig soziale Zusammenkünfte wie Feiern und Feste, da sie nicht in ihren Essensplan passen. Diese Isolation kann zu einem geringen Selbstwertgefühl und einer erheblichen emotionalen Belastung beitragen. Nicht jede Diät resultiert in einer Essstörung, aber so gut wie jede Essstörung hat irgendwann einmal mit einer Diät angefangen. Das können wir nicht auf die leichte Schulter nehmen!

Diäten bringen außerdem Hunger- und Sättigungshormone aus dem Gleichgewicht und können ein starkes Verlangen nach Nahrung auslösen[18], das sich in Essanfällen und Binge-Eating-Episoden entladen kann[4]. Diäten sind auch der größte Risikofaktor für Weight Cycling (siehe Seite 84), eine Bezeichnung für starke Gewichtsschwankungen, die unabhängig vom Körpergewicht das Risiko für koronare Herzerkrankungen, Gallensteine und die Gesamtsterblichkeit erhöhen[19–22]. Eine chronisch zu niedrige Energieaufnahme, wie sie bspw. ganz unabhängig vom Gewicht bei einer Magersucht die Regel ist, kann das Wachstum bei Kindern und Jugendlichen verzögern und sogar den Eintritt der Menarche (erste Regelblutung) verhindern[23]. Folgen einer Mangelernährung und/oder Essstörung können sein: Osteoporose, Haarausfall, Zahnschäden, Nierenschäden, Herz-Kreislauf-Erkrankungen, Unfruchtbarkeit und vieles mehr, was nicht unbedingt umkehrbar oder heilbar ist und daher bleibende Schäden verursachen kann[24–26].

Diäten verstärken zudem ein negatives Körperbild und führen zu Minderwertigkeitsgefühlen und einem niedrigen Selbstwertgefühl[27] und halten dadurch die Diätkultur weiterhin aufrecht. Dadurch sind Menschen mit einem hohen Körpergewicht Stigmatisierung und Diskriminierung ausgesetzt (siehe Seite 64 ff.), die nachgewiesenermaßen völlig unabhängig vom Gewicht krank machen[28–34]. Alle diese Punkte sprechen *gegen* Diäten und *für* eine Intuitive Ernährung.

Reflexion: Was haben Diäten dir genommen?

Eventuell hast du schon gewusst oder zumindest geahnt, dass Diäten dir schaden. Leider sehen wir unsere eigenen Diäten im Nachhinein oft durch die rosarote Brille: »Das war doch alles gar nicht so schlimm.« »Ich hätte mich einfach nur mehr anstrengen müssen.« »Das nächste Mal klappt es bestimmt. Ich muss mich nur noch ein einziges Mal so richtig zusammenreißen.« Nein. Leider nein. Auch wenn wir es nicht gerne hören wollen: Die Wahrheit ist, dass wir nach einer Diät meist dicker sind und weniger verbunden mit dem eigenen Körper und den eigenen Bedürfnissen und unserer Gesundheit daher keinen guten Dienst erweisen. Diäten kosten nicht nur eine Menge Geld, sie stehlen auch Zeit, Energie, schränken das Sozialleben ein und schaden der körperlichen und geistigen Gesundheit.

Mithilfe der folgenden Tabelle kannst du dich daran erinnern, was für ein Kampf Diäten wirklich waren, was sie dir genommen haben und ob du das wirklich zurückhaben oder so weitermachen willst (Tabelle 2). Kreuze alle Symptome an, die du schon an dir beobachtet hast, während du auf Diät warst oder einen Lifestyle oder eine »gesunde Ernährungsumstellung« umgesetzt hast.

KÖRPERLICHE AUSWIRKUNGEN

- ○ Langfristige Gewichtszunahme/Weight Cycling/Jo-Jo-Effekt
- ○ Kein Hunger- und/oder Sättigungsgefühl mehr
- ○ Unregelmäßige Periode
- ○ Magen-Darm-Probleme, z. B. Verstopfung
- ○ Kopfschmerzen
- ○ Chronisch kalte Hände und/oder Füße
- ○ Heißhunger
- ○ Essanfälle/Kontrollverluste beim Essen/Binge Eating

MENTALE AUSWIRKUNGEN

- ○ Schuldgefühle
- ○ Schamgefühle
- ○ Versagensgefühle
- ○ Kategorisierung von Lebensmitteln (»gut/schlecht«, »gesund/ungesund«)
- ○ Träume von »verbotenen« Lebensmitteln
- ○ Essensregeln und Schuldgefühle beim Nichtbefolgen
- ○ Essen zu benutzen, um negative Gefühle abzumildern
- ○ Übermäßige und obsessive Beschäftigung mit Essen/Ernährung
- ○ Zählen von Kalorien/Punkten/Makros
- ○ Angst vor Hunger/Sättigung (sich »zu voll« fühlen)
- ○ Stimmungsschwankungen

SOZIALE AUSWIRKUNGEN

- ○ Wenn ich einmal anfange, xy zu essen, habe ich Angst, dass ich nicht mehr aufhören kann.
- ○ Ich versuche, mich an den Mengen/Tellern von anderen zu orientieren.

- ○ Ich habe Angst, was andere Menschen über mein Essverhalten denken.
- ○ Ich habe Angst, was andere Menschen über meinen Körper denken.
- ○ Ich esse ungern in Gesellschaft.
- ○ Ich habe Angst, dass ich aufgrund meines Körpers verurteilt werde, wenn ich neue Leute kennenlerne.
- ○ Ich habe Angst, aufgrund meines Körpers keine:n Partner:in zu finden oder verlassen zu werden.
- ○ Mein Essverhalten und was ich über meinen Körper denke, haben sich negativ auf meine Beziehungen ausgewirkt.
- ○ Ich meide Feste, Feierlichkeiten und soziale Events, weil sie nicht zu meinem Essensplan passen.
- ○ Ich habe mich schon mal isoliert gefühlt aufgrund meines Essverhaltens.

VERHALTENSÄNDERUNGEN

- ○ Ich esse regelmäßig über meine Sättigung hinaus.
- ○ Ich esse mehr, wenn ich gestresst, überfordert, traurig oder ängstlich bin.
- ○ Wenn ich eine Essensregel breche, habe ich ein schlechtes Gewissen.
- ○ Wenn ich eine Essensregel breche, dann esse ich erst recht (»Jetzt ist eh alles egal«).
- ○ Ich mache hauptsächlich Sport, weil ich Kalorien verbrennen und/oder meinen Körper formen will.
- ○ Wenn ich »zu viel« gegessen habe, dann versuche ich das wieder gutzumachen, indem ich Sport mache, Mahlzeiten auslasse oder weniger esse, obwohl ich hungrig bin.
- ○ Ich rede sehr viel über mein Gewicht, meinen Körper, Diäten/Essen.
- ○ Meistens nehme ich im Urlaub zu, weil ich mir dann erlaube, alles zu essen und es oft kein Halten mehr für mich gibt.
- ○ Ich möchte nicht, dass mich mein:e Partner:in nackt sieht.
- ○ Ich vermeide körperliche Nähe und Intimität.

Tabelle 2: Welche Nebenwirkung von Diäten hast du bei dir selbst schon beobachtet?

Gewicht ist keine Frage der Willenskraft

Falls sich jetzt trotz der Fakten ein kleiner Widerstand in dir regt, können wir das gut verstehen. Es ist normal, widersprechen zu wollen, wenn jemand behauptet, dass Diäten nicht funktionieren würden. Schließlich haben wir alle schon die Erfahrung gemacht, dass wir abnehmen, wenn wir weniger essen und uns mehr bewegen, oder? Und haben wir nicht auch alle diese eine Person im Familien- oder Freundeskreis, die eine große Menge Gewicht verloren und das geringere Gewicht gehalten hat?

Wenn wir diese sogenannten »Erfolgsgeschichten« aber genauer unter die Lupe nehmen, wird schnell klar, dass die Verhaltensweisen, mit denen eine Gewichtsabnahme aufrechterhalten wird, nicht unbedingt die gesündesten sein müssen. Menschen, die eine große Menge Gewicht verloren haben und das niedrigere Gewicht über einen längeren Zeitraum halten können, verbringen oft viele Stunden in der Woche mit Sport, überwachen akribisch jeden Bissen, den sie zu sich nehmen und sind in Gedanken Nonstop mit ihrem Essen und ihrem Körper beschäftigt[14]. Eine Studie von 2017 hat gezeigt, dass Menschen, die »erfolgreich« langfristig Gewicht verloren haben, erschreckenderweise dieselben Verhaltensweisen an den Tag legen wie Menschen mit einer diagnostizierten Magersucht[15]. Birgt es nicht eine gewisse Ironie: Was wir Menschen in einer Essstörung auszutreiben versuchen, ist genau dasselbe, was wir Menschen, die abnehmen wollen oder sollen, mit einer Diät beibringen?

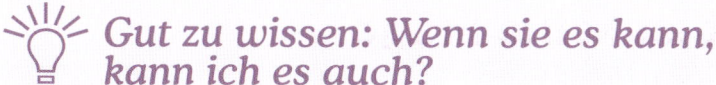 Gut zu wissen: Wenn sie es kann, kann ich es auch?

Wir alle kennen doch diese eine Person, die es geschafft hat, eine große Menge Gewicht zu verlieren und es langfristig zu halten, vermeintlich *ohne* dabei ihr Verhältnis zu ihrem Körper oder ihr Essverhalten an die Wand zu fahren, oder? Diese »Erfolgsgeschichten« locken uns, und die Diätindustrie macht sie sich in ihrem Marketing zunutze mit Botschaften, die in etwa lauten: »Lass die Ausreden und streng dich an! Wenn sie es kann, kannst du es auch!«. Nein. Du bist einzigartig und deine Situation ist es auch. Nur weil jemand anderes irgendetwas kann, heißt das noch lange nicht, dass du dieselben Voraussetzungen hast, um das auch zu tun. Wir alle haben unterschiedliche Kapazitäten, Unterstützung, Verhältnisse, Ressourcen, Lebenserfahrungen, Lebensrealitäten, Gewichtsbiografien, körperliche und mentale Gesundheit und Ziele.

Nicht für jeden Menschen ist es möglich oder überhaupt nötig, in einen »normalgewichtigen« Bereich zu kommen. Zudem wissen wir nie, was hinter einer Abnahme tatsächlich steckt. Nicht nur essgestörte Verhaltensweisen, auch Trauma, Missbrauch, Verlust, Trauer oder eine Krankheit können zu einer Abnahme führen. Wir haben mittlerweile aufgehört zu zählen, wie viele Fitfluencer:innen unter Tränen gebeichtet haben, dass sie während ihrer »Topform« in einer Essstörung steckten. Daher müssen wir sehr vorsichtig sein, wenn wir Gewichtsverluste feiern oder sollten – wenn es nach uns geht – am besten gleich damit aufhören.

Diätforschung auf dem Prüfstand

Auch die Forschung, auf die sich die Diätindustrie stützt, um zu »beweisen«, dass Diäten erfolgreich sind, ist bei näherem Hinsehen mehr als fragwürdig. Es gibt eine Studie, die immer wieder zitiert wird, wenn es darum geht, dass eine langfristige Abnahme ohne Nebenwirkungen möglich sei[35,36]. In der sogenannten Look AHEAD Studie (Action for Health in Diabetes) wurde untersucht, ob ein vorsätzlicher Gewichtsverlust das Risiko für kardiovaskuläre Erkrankungen und die Sterblichkeit bei laut BMI-Definition »übergewichtigen« und »adipösen« Personen mit Typ-2-Diabetes verringert.

An der Studie nahmen insgesamt 5145 Patient:innen teil, deren Hauptziele waren, einen vorsätzlichen Gewichtsverlust von ≥ 7 Prozent des Ausgangsgewichts zu erreichen und ihre körperliche Aktivität in einem mäßig intensiven Bereich auf ≥ 175 Minuten pro Woche zu steigern. Dafür ermutigten die Forschenden die Studienteilnehmer:innen weniger zu essen und sich mehr zu bewegen (der Klassiker!) und unterstützten sie dabei mit allen verfügbaren Ressourcen, die du dir nur vorstellen kannst. Das waren u. a. Dinge, die den durchschnittlichen Diäthaltenden überhaupt nicht zur Verfügung stehen, wie regelmäßige Einzel- und Gruppensitzungen, Überwachung und Unterstützung durch wissenschaftliches Personal, kostenlose Bereitstellung von Abnehmshakes, personalisierte Ernährungspläne, kostenloser Zugang zu Bewegungsangeboten, Personal Training und Medikamente, die eine Gewichtsabnahme unterstützen – und das über Jahre hinweg! Nahmen die Teilnehmer:innen während der Studie wieder an Gewicht zu, bekamen sie eine noch intensivere Unterstützung, mehr Ernährungsberatung und noch bessere Verhaltensstrategien an die Hand.

Trotz all dieser Ressourcen erreichten die Teilnehmer:innen die Studienziele nicht, und die Studie wurde nach knapp zehn Jahren vorzeitig abgebrochen wegen eines fehlenden kardiovaskulären Nutzens. Ist das nicht erschreckend? Selbst diese intensive Lebensstilintervention war *nicht mal ansatzweise* in der Lage, kardiovaskuläre Ereignisse bei mehrgewichtigen Erwachsenen mit Diabetes Typ 2 zu reduzieren. Auch der Gewichtsverlust lag mit 6 Prozent unter dem anvisierten Ziel, und auch wenn sich die Blutzuckerwerte und kardiovaskulären Risikofaktoren anfänglich verbesserten, war von dem Effekt am Studienende kaum noch etwas übrig. Das soll das bestmögliche Ergebnis sein, wenn den Teilnehmer:innen die allerbesten Ressourcen zur Verfügung stehen? Das ist doch ein Witz! Und was ist wohl im Anschluss an die Studie mit den Teilnehmer:innen passiert, als ihnen all diese Interventionen und Ressourcen nicht mehr zur Verfügung standen?

Die drei großen Lügen der Diätindustrie

Durchschnittlich führt der bewusste Wunsch, Gewicht zu verlieren, in 19 von 20 Fällen nicht ans Ziel und langfristig sogar zu einer Gewichtszunahme[13]. Je höher das Körpergewicht ist, umso unwahrscheinlicher ist es, in die laut BMI-Definition »normalgewichtige« Kategorie zurückzukehren. Mit einem Ausgangs-BMI über 30 kg/m² gelingt das durchschnittlich einem von 210 Männern und einer von 124 Frauen. Liegt der BMI über 40 kg/m², erreicht statistisch gesehen nur noch einer von 1290 Männern und eine von 677 Frauen einen BMI von ≤ 25 kg/m²[37]. Die Diät- und Wellnessindustrie hat uns allerdings längst überzeugt, dass wir diese Ausnahme sein können, wenn wir uns nur genügend anstrengen.

Die Wahrheit ist: Wir wollen nicht aufhören zu hoffen, dass Diäten funktionieren, weil sie uns die Aussicht auf ein besseres Leben geben. Sie versprechen einen Ausweg aus dem unglücklichen Verhältnis zu unserem Körper. Es ist einfach nur menschlich, nach Akzeptanz, Freude, Glück, Lebenssinn, Gesundheit zu streben. Die Diätkultur sorgt aber dafür, dass wir an der falschen Stelle suchen. Ja, am Anfang geben uns Diäten das, was sie versprechen. Wir nehmen ab, der Traumkörper rückt in greifbare Nähe und wir spüren diese Diäteuphorie – bis sie dann nachlässt, wir das Gewicht wieder zunehmen und Euphorie von Selbstverachtung abgelöst wird, weil wir schon wieder »versagt« haben. Wir schämen uns, wir sagen schlimme Dinge zu uns selbst und geraten immer weiter in eine Abwärtsspirale aus negativen Gedanken über unseren Körper, einem schlechten Selbstwertgefühl und Selbsthass. Und die Diätindustrie gießt auch noch Öl ins Feuer, indem sie uns die drei folgenden Lügen immer wieder auftischt:

1 **Dein Gewicht ist vollständig unter deiner Kontrolle und wenn du ein bestimmtes Gewicht oder einen bestimmten Körper nicht erreichen kannst, indem du auf das hörst, was ich sage, bist du ein:e Versager:in.**

2 **Aber eigentlich geht es gar nicht um dein Gewicht, sondern um deine Gesundheit.**

3   **Schließlich hast du deine Gesundheit in der Hand und wenn du sie nicht zu deiner obersten Priorität machst und endlich Verantwortung übernimmst, dann wirst du zwangsläufig krank, und dann ist das deine Schuld.**

Die zwei Seiten derselben Medaille

Es klingt aber auch so unfassbar logisch: Wenn du weniger Kalorien isst bzw. mehr Kalorien verbrennst, als du verzehrst, dann nimmst du ab. Kurzfristig klappt das auch, und genau diesen ersten Teil einer ganz natürlichen Reaktion deines Körpers macht sich die Diätindustrie zunutze und nimmt sie als »Beweis«, dass Diäten »funktionieren« (siehe Abbildung 2). Unser Gewicht ist aber kein Verbrennungsmotor, sondern unterliegt einem Regelkreis[38]. Das wesentliche Merkmal eines Regelkreises ist die Rückkopplung von Informationen. Das bedeutet, wenn der Ist- nicht mit dem Soll-Wert übereinstimmt, dann löst das Prozesse aus, die den Ist-Wert wieder dem Soll-Wert angleichen sollen.

Ziel eines Regelkreises ist es, eine Regelgröße, z. B. das Gewicht, konstant zu halten bzw. auf einen gewünschten Soll-Wert zu bringen. Dabei handelt es sich nicht um einen starren Punkt, sondern um einen gewissen Bereich, in dem wir unser Gewicht auf natürliche und gesunde Weise willentlich beeinflussen können. Schätzungsweise liegt der Gewichtsbereich etwa um die 10–20 Pounds (4,5–9 Kilogramm)[39]. In welcher Gewichts*klasse* dieser Bereich liegt, bestimmen wahrscheinlich Faktoren, die größtenteils außerhalb unserer Kontrolle liegen (mehr dazu auf Seite 45 ff., 66, 72).

Restriktive Ernährungsweisen sind im Regelkreis Gewicht eine Störgröße. Zunächst greift wie erwartet das Prinzip »weniger Kalorien rein als raus« und führt kurzfristig zu einer Gewichtsabnahme. Dann aber springt der Regelkreis an, und der zweite Teil dieser natürlichen Reaktion unseres Körpers findet statt. Unser Körper versucht, als Antwort auf die Restriktion Energie zu sparen und uns dazu zu bewegen, mehr und vor allem energiereiche Lebensmittel zu essen. Nur gibt für diesen Teil die Diätindustrie uns die Schuld.

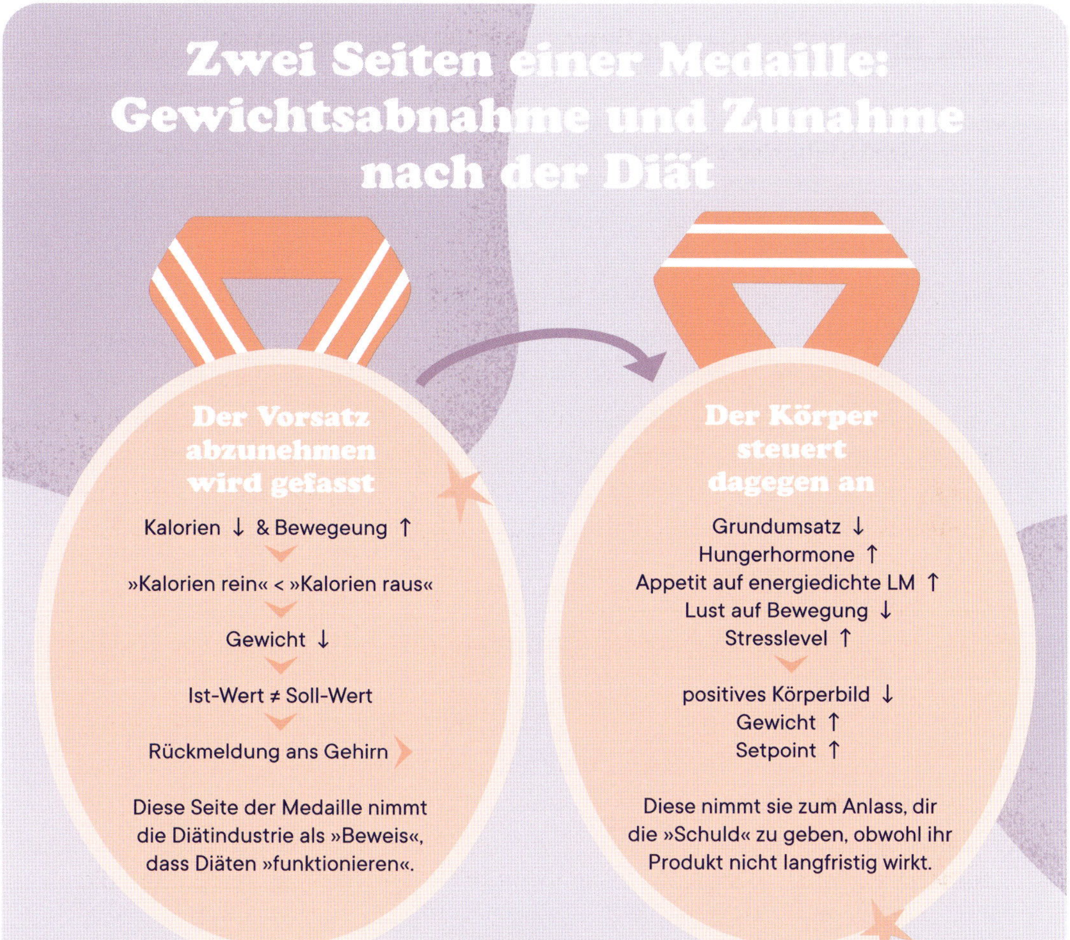

Zwei Seiten einer Medaille: Gewichtsabnahme und Zunahme nach der Diät

Der Vorsatz abzunehmen wird gefasst

Kalorien ↓ & Bewegung ↑
⌄
»Kalorien rein« < »Kalorien raus«
⌄
Gewicht ↓
⌄
Ist-Wert ≠ Soll-Wert
⌄
Rückmeldung ans Gehirn

Diese Seite der Medaille nimmt die Diätindustrie als »Beweis«, dass Diäten »funktionieren«.

Der Körper steuert dagegen an

Grundumsatz ↓
Hungerhormone ↑
Appetit auf energiedichte LM ↑
Lust auf Bewegung ↓
Stresslevel ↑
⌄
positives Körperbild ↓
Gewicht ↑
Setpoint ↑

Diese nimmt sie zum Anlass, dir die »Schuld« zu geben, obwohl ihr Produkt nicht langfristig wirkt.

Abbildung 2

Selbst wenn wir alle dasselbe essen und uns auf dieselbe Weise bewegen würden, wären wir trotzdem alle unterschiedlich. Selbstverständlich ist es nicht das, was uns die Diätindustrie vermittelt, denn sie ist überhaupt nicht daran interessiert, dass du langfristig Gewicht verlierst. Sonst würdest du nicht wiederkommen, um ihr nächstes Produkt zu kaufen.

Die Biologie unseres Körpers gewinnt immer

Selbst wenn wir es schon unzählige Male erfolglos probiert haben, warum fällt es dann trotzdem so schwer, diese Hoffnung loszulassen, dass es vielleicht doch ***die eine*** Diät gibt, die uns schlank macht? Weil eine Hunderte-von-Milliarden-Dollar-Industrie ihre gesamte Marketingexpertise einsetzt, um uns glauben zu lassen, dass wir erst glücklich sind, wenn wir unsere Körper »optimiert« haben – und ein bisschen weniger essen und mehr bewegen ist die »Lösung«. Ein Fernsehformat, das unserer Meinung nach verboten werden sollte, treibt diesen Ansatz auf die Spitze. *The Biggest Loser*, seit 2022 auch bekannt als *Leben leicht gemacht*, ist eine TV-Show, in der mehrgewichtige Menschen gegeneinander antreten, um in möglichst kurzer Zeit möglichst viel Körpergewicht abzunehmen. Dafür treiben sie mehrere Stunden am Tag exzessiv Sport und essen extrem wenig. Sie alle nehmen ab und ihre Transformationen sind teilweise verblüffend, keine Frage!

Die Kandidat:innen haben jedoch kaum eine Chance, das neue Gewicht zu halten. Ihr Körper erlebt diese Extremdiät, die von exzessivem Sport begleitet wird, als lebensbedrohliche Hungersnot und wirft jeden nur denkbaren Überlebensmechanismus an. Analog zu den Teilnehmern der Minnesota-Hunger-Studie sinkt dabei ihr Grundumsatz, Hunger- und Sättigungshormone kommen aus dem Gleichgewicht, wodurch der Appetit auf energiedichte Lebensmittel zunimmt, die Lust an Bewegung geht verloren und das Stresslevel steigt. Eine Studie von 2016 untersuchte 14 der 16 Teilnehmer:innen der 6. Staffel des US-amerikanischen Formats[40]. Von diesen hatten sich sechs Jahre nach der Teilnahme 13 ihrem Ausgangsgewicht wieder angenähert oder es sogar überschritten. Nur eine Teilnehmerin konnte das Gewicht halten, indem sie, wie sie selbst in einem Interview zugegeben hat, mehrere Stunden pro Tag Sport treibt und essgestörte Verhaltensweisen an den Tag legt (siehe Seite 61). Ist das nicht unfassbar? Selbst sechs Jahre nach der Teilnahme hatten sich ihre Körper noch nicht von dem massiven Gewichtsverlust erholt. Die Teilnehmer:innen wogen zwar genauso viel oder mehr als vorher, ihr Grundumsatz war aber durchschnittlich 700 kcal geringer als vor der Teilnahme. Das bedeutet im Klartext, dass sie sechs Jahre nach der Show eine große Hauptmahlzeit pro Tag *weniger* essen müssen, um ihr Ausgangsgewicht vor der Show oder das sogar zusätzliche Gewicht zu *halten*.

Es liegt also nicht an der Willenskraft, dass die meisten der Teilnehmer:innen nach der Show wieder zunehmen. Auch die Tatsache, dass sie im Rampenlicht stehen, dadurch hoch motiviert sind und wirklich alles versuchen, um schlank zu bleiben, kommt gegen die in Jahrmillionen optimierte Biologie unseres Körpers nicht an. Das Rampenlicht verstärkt allenfalls den Druck und die Scham, sodass die Teilnehmer:innen zu essgestörten Verhaltensweisen greifen oder eine Magen-OP als letzten Ausweg sehen, um der Schmach zu entgehen, die mit einer Gewichtszunahme einhergehen würde. Alles unter dem Deckmantel der »Gesundheit«. Würde es bei *The Biggest Loser* aber wirklich um Gesundheit gehen, würden Menschen weder öffentlich beschämt werden, um Drama zu erzeugen, noch würden ihnen essgestörte Verhaltens- und Ernährungsweisen aufgezwungen werden.

Das ist doch keine Diät, das ist ein Lifestyle!

Es ist absolut nichts Schlechtes, sich um die eigene Gesundheit zu sorgen, ganz im Gegenteil. Das Problem: Die Diätkultur hat unsere Definition von Gesundheit mittlerweile so verdreht, dass wir jetzt alle von unserem Aussehen besessen sind und das Gesundheit nennen. Ein restriktives, gezügeltes Essverhalten ist als Lebensstil in unserer Gesellschaft so alltäglich geworden, dass viele von uns Diät halten, ohne es überhaupt zu merken. »Ich achte nur ein bisschen auf meine Ernährung« oder »Ich erlaube mir, alles zu essen, nur nicht zu viel davon« sind ganz typische Sätze, die wir früher selbst gesagt und geglaubt haben.

Der Grat zwischen gesunder Ernährung und essgestörtem Verhalten ist schmal. Zwischen den 1970er- und 2000er-Jahren wurde ganz offen und oft sogar mit Stolz Diät gehalten, bis schließlich im kollektiven Bewusstsein ankam, dass Diäten mehr schaden als nützen. Das war ein Problem für die Diätindustrie, sodass diese auf den »Wellnesszug« aufgesprungen ist und nun Gesundheit, Wohlbefinden und Schönheit in den Fokus rückt. Seitdem tarnen sich Diäten als Lifestyle, Reset, Detox, Plan, Programm oder »gesunde Ernährungsumstellung«. Zum Jahrtausendwechsel machten SlimFast und Atkins-Diät Platz für Saftkuren und ketogene Ernährung. Vollwertkost heißt jetzt Clean Eating und statt Heilfasten gibt es nun Detoxkuren.

Es ist so leicht, darauf hereinzufallen, und wir beide haben mindestens die Hälfte unserer Diätkarrieren geglaubt, gar nicht auf Diät zu sein. Obwohl uns Diäten wieder und wieder enttäuscht haben, wollen wir immer noch abnehmen. Indem uns die Diätindustrie davon überzeugt hatte, dass wir das schaffen könnten »ohne Diät zu machen«, hat sie uns damit als Kund:innen gebunden, sodass wir immer wieder zurückkamen und den nächsten Plan oder Lifestyle ausprobierten.

> »Die Definition von Wahnsinn ist, immer wieder dasselbe zu tun und ein anderes Ergebnis zu erwarten.«
> ALBERT EINSTEIN

Weight Watchers ist nur eines der vielen Beispiele, wie ein erfolgreiches Rebranding vom Abspeckkonzern zum Wellnessunternehmen aussehen kann. Nach 65 Jahren hat sich die Firma 2018 in WW umbenannt und wirbt seitdem mit Slogans wie: »Mach dich mit WW auf den Weg in Richtung Wohlbefinden!«. Punkte werden weiterhin gezählt, Verzicht ist immer noch der Schlüssel zum »Erfolg« – alles unter dem Deckmäntelchen der Gesundheit. Ein weiteres Beispiel: Die Firma Noom wirbt damit, dass sie »Anti-Diät« seien, dabei ermutigen sie ihre Kund:innen, weniger Kalorien zu essen als es dem Tagesbedarf eines Säuglings entspricht. Wir bekommen erzählt, dass stark und gesund das neue Dünn sei (»strong is the new skinny«), aber wenn wir uns die Bilder von den Personen ansehen, die diesen Lifestyle bewerben (schlank? weiß? normschön?), wird schnell klar, dass dünn das neue Dünn ist. Gesund ist einfach nur zu einem Codewort für schlank geworden.

Dieses und weiteres Zusatzmaterial zum Download findest du unter www.suedwest-verlag.de/gesundheit-zusatzmaterial oder wenn du dem QR-Code auf Seite 22 folgst.

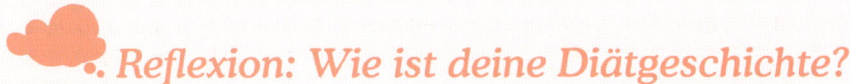

Reflexion: Wie ist deine Diätgeschichte?

Lege nun die rosarote Brille ab und schreibe auf, welche Diäten du bisher in deinem Leben gemacht hast und vergiss auch nicht deine Ernährungsumstellungen und Lebensstil-Veränderungen. Fang mit deiner ersten Diät an, notiere dein Gewicht vor und nach der Diät, die Dauer und wie du dich anschließend gefühlt hast. Die Tabelle 3 hilft dir dabei.

Diät: _____ Jahr: _____

Startgewicht: _____ Zielgewicht: _____

Dauer: _____ Endgewicht: _____

Zielgewicht erreicht?   ja _____   nein _____

Gewicht ein Jahr später: _____

Wie habe ich mich direkt nach der Diät gefühlt?

_____

Wie habe ich mich nach einem Monat gefühlt?

_____

Wie habe ich mich nach einem Jahr gefühlt?

_____

Tabelle 3: Diätgeschichte nachvollziehen

Gesundheit ist nicht abhängig VOM GEWICHT

»Frage: Ist es eigentlich ungesund, dick zu sein? Antwort: Du meinst, weil dicke Leute scheiße behandelt werden? Ja, auf jeden Fall.«
SOFIE HAGEN: HAPPY FAT[176]

Es ist noch nicht so lange her, dass wir selbst dachten, Dicksein sei etwas »Schlechtes« und »ungesund« und dass wir um jeden Preis schlank sein wollten. Das war es, was wir von klein auf gelernt hatten. Was wir gesehen haben, wenn die Erwachsenen um uns herum alles versucht haben, um abzunehmen. Sich gequält haben, um schlank zu sein. Angst hatten, dick zu werden oder sich geschämt haben, dick zu sein. Unsere ganze Umgebung bestätigt uns von klein auf immer wieder, dass Dicksein uns nicht nur weniger liebenswert macht, sondern schlichtweg gefährlich für unsere Gesundheit ist. Aber ist das wirklich so?

Gewicht ist ein schlechtes Maß für Gesundheit

Es ist an der Zeit, Tacheles zu reden: Wer behauptet, dass ein hohes Körpergewicht bestimmte Krankheiten *verursacht*, ignoriert Hunderte Studien, die zeigen, dass wir anhand des Körpergewichts keine verlässliche und konkrete Aussage über die körperliche oder geistige Gesundheit oder das mentale Wohlbefinden einer Person machen können. Forschende haben herausgefunden, dass Ernährung und körperliche Aktivität *zusammen* nur etwa 10 Prozent der Gesundheit einer Bevölkerung ausmachen[41]. Andere gesundheitsfördernde Verhaltensweisen, die wir individuell beeinflussen können, machen weitere 20 Prozent aus[42]. Die Faktoren, die wir nicht unbedingt beeinflussen können, wie Genetik, Sozialstatus, Armut, die individuelle Gesundheitsversorgung, traumatische Erfahrungen, Lebensmittel- und Jobunsicherheit, Beziehungsschwierigkeiten und essgestörte Verhaltensweisen haben einen sehr viel größeren Einfluss, als allgemein angenommen wird.

Das bedeutet im Umkehrschluss: Unsere Gesundheit ist offensichtlich sehr viel weniger von unseren individuellen Entscheidungen abhängig, als wir glauben. Selbst wenn wir uns ausgewogen ernähren, ausreichend bewegen und »optimal« verhalten, z. B. in Bezug auf Schlafgewohnheiten und Stressmanagement, haben wir unsere Gesundheit trotzdem nur bedingt in der Hand.

Korrelation ist nicht gleich Kausalität

Je mehr Studien wir über den Zusammenhang von Gesundheit und Gewicht lesen, umso mehr sind wir davon überzeugt, dass das reine Körperfett extrem überbewertet wird, was seinen Einfluss auf unsere Gesundheit angeht[28, 42–44]. Die nicht saubere Unterscheidung zwischen Korrelation und Kausalität ist ein weitverbreitetes Phänomen, das wir sogar bei Fachgesellschaften und Institutionen sehen, die es eigentlich besser wissen sollten. Sicher hast du schon mal eine Aussage gelesen wie: »Ein hohes Körpergewicht verursacht Bluthochdruck oder Diabetes Typ 2 oder …« (= Kausalität). Dabei gibt es keine einzige Studie, die das zweifelsfrei belegt. Richtig wäre, zu schreiben: »Ein hohes Körpergewicht ist mit einem erhöhten Risiko für Bluthochdruck oder Diabetes Typ 2 *assoziiert*« (= Korrelation)[45].

Das macht den Unterschied aus: Die Korrelation misst eine Beziehung von zwei Variablen (z. B. Körpergewicht und Gesundheit), ohne eine Richtung der Beziehung vorzugeben. Das bedeutet, es gibt einen Zusammenhang, aber wie dieser genau aussieht und ob er möglicherweise durch weitere unberücksichtigte Faktoren zustande kommt, ist unklar. Das ist wie mit dem Ei und dem Huhn: Wir wissen nicht, ob zuerst das Ei oder zuerst das Huhn da war. Wir wissen nur, dass beide häufig gemeinsam auftreten. Bei der Kausalität hingegen gilt, dass die Variable A zu einer Zunahme oder Abnahme von Variable B führt, es also einen ursächlichen Zusammenhang gibt. Einfaches Beispiel: Weil es geregnet hat (Ursache), sind die Straßen nass (Wirkung).

Beim Thema Gewicht dagegen scheinen die Logik und die wissenschaftliche Unvoreingenommenheit an vielen Stellen auszusetzen. Da heißt es dann verkürzt einfach: Dein hohes Körpergewicht macht krank und bringt dich anschließend ins Grab. Diese Denkweise ist schon so »normal« geworden, dass wir gar nicht mehr infrage stellen, ob das Körpergewicht oder die reine Fettmasse wirklich für Krankheiten oder einen früh(er)en Tod verantwortlich gemacht werden kann. Die Studien, die gemacht werden, um zu bestimmen, ob und warum dicke Menschen ein erhöhtes Risiko für bestimmte Krankheiten haben, sind sogenannte Beobachtungsstudien, deren Aussagekraft allein durch das Studiendesign sehr eingeschränkt ist. Sie werden auch »epidemiologische Studien« genannt und sammeln Belege, was die wahrscheinlichste Erklärung für einen Zusammenhang ist. Ob ein gewisser Faktor die Ursache für etwas ist, lässt sich mit ihnen allerdings nicht beweisen.

Im Leben gibt es vielfältige eventuell unbekannte und schwer messbare Einflüsse, die sich unter Umständen auch noch gegenseitig beeinflussen. Ein Beispiel: Eine bestimmte Ernährungsweise geht häufig auch mit bestimmten anderen Verhaltensweisen einher, die einen Einfluss auf die Gesundheit haben. So haben Studien gezeigt, dass Vegetarier:innen statistisch gesehen gesünder sind als Menschen, die Fleisch verzehren[46-49]. Zu behaupten, dass der Verzicht auf Fleisch gesünder macht, wäre zu kurz gedacht (und ist übrigens auch falsch). Die Studien zeigen nämlich auch, dass Vegetarier:innen generell einen aktiveren Lebensstil und einen höheren Bildungsgrad haben, weniger Alkohol trinken und weniger rauchen als Fleischesser:innen. All das sind Co-Faktoren, die nachweislich und ganz unabhängig von der Ernährung einen positiven Einfluss auf die Gesundheit haben.

Schlank bedeutet nicht automatisch gesund

Aber was genau ist eigentlich Gesundheit? Die Weltgesundheitsorganisation (WHO) definiert Gesundheit als »einen Zustand eines vollständigen körperlichen, geistigen und sozialen Wohlbefindens und nicht nur als die Abwesenheit von Krankheit oder Gebrechlichkeit«. Auch wenn wir nicht immer derselben Meinung wie die WHO sind (die beispielsweise auch behauptet, dass ein hohes Körpergewicht die *Ursache* für Diabetes Typ 2 sei und munter Korrelation und Kausalität vermischt), finden wir diese Definition sehr treffend. Gesund sein bedeutet nicht nur, nicht krank zu sein, sondern sich auch wirklich rundum wohlzufühlen und zwar körperlich, geistig und emotional. Das Problem ist, dass unsere Gesellschaft sehr oft gesund *sagt*, aber eigentlich schlank *meint*. Ein Paradebeispiel dafür, dass es in unserer Gesellschaft wichtiger ist, »gesund auszusehen« als tatsächlich gesund zu sein, ist folgender Facebook-Post (übersetzt):

»*Ich bin eine schlanke Person, die kaum Sport macht und regelmäßig Drogen und Alkohol konsumiert, deren Ernährung fast ausschließlich aus Pizzaschnecken und Zimties [gezuckerte Müsli-Chips] besteht, und ich kann mich nicht daran erinnern, wann mich das letzte Mal jemand ekelhaft genannt hat oder mir gesagt hat, dass mein Körper unzumutbar sei oder sich jemand Sorgen um meine Gesundheit macht [...].*«

Als Indikatoren für Gesundheit werden hauptsächlich das Aussehen und das Körpergewicht herangezogen, vor allem in Form des Body-Mass-Index (BMI), während die geistige Gesundheit in Zusammenhang mit dem Gewicht immer noch kaum jemand auf dem Schirm zu haben scheint.

Der BMI ist keine Diagnose

Der BMI war eigentlich nie dafür gedacht, die Gesundheit eines Individuums abzubilden. Er wurde von dem belgischen Astronomen und Mathematiker Adolphe Quetelet erfunden, der angeblich Zeit seines Lebens davon besessen war, im menschlichen Wesen logische Gesetzmäßigkeiten aufzudecken und den »idealen Menschen« mit Formeln zu beschreiben. Dafür untersuchte er männliche weiße schottische Soldaten. Anhand ihrer Werte entwickelte er die Formel der Körpermassenzahl, die er zunächst Quetelet-Index nannte[50].

Anfang des letzten Jahrhunderts entdeckten Versicherungsgesellschaften den Quetelet-Index und erstellten ohne jegliche wissenschaftliche Grundlage(!) Tabellen, um Menschen mit einem höheren Körpergewicht teurere Beiträge zu berechnen. Es ist hauptsächlich Ancel Keys zu verdanken – ja, genau demselben Arzt, der auch das Minnesota-Hunger-Experiment durchgeführt hatte –, dass die Maßzahl 1972 den Einzug in Arztpraxen gefunden hat[51] und von da an als Body-Mass-Index genutzt wurde, um das Gesundheitsrisiko von Menschen durch eine reine Blickdiagnose abzuschätzen.

Durch die Einseitigkeit, mit der der BMI erstellt wurde – anhand der Daten von jungen weißen Soldaten –, werden zudem nicht nur Frauen, die natürlicherweise einen anderen Körperbau und eine andere Fettverteilung haben als Männer, in eine Schablone gepresst. Statistisch gesehen überschätzt er außerdem das Krankheitsrisiko von People of Color und unterschätzt gleichzeitig das Krankheitsrisiko von Menschen asiatischer Herkunft[52–56].

Dass der BMI ein willkürlicher Standard ist, zeigt sich schon allein daran, dass über die Jahre die Grenzen zwischen »Normalgewicht« und »Übergewicht« immer wieder verschoben wurden. Beispielsweise hat die US-amerikanische Gesundheitsbehörde (NIH) 1998 den Grenzwert von »Normalgewicht« zu »Übergewicht« von 27,8 auf 25 heruntergekorrigiert. Dadurch waren auf einen Schlag 30 Millionen US-Amerikaner »übergewichtig« und wurden nun als potenziell krank eingestuft, obwohl sie nicht ein Gramm zugelegt und auch sonst nichts an ihrem Lebensstil geändert hatten. Dass zwei große Pharmafirmen gerade zu dem Zeitpunkt neue »Abnehmpillen« auf den Markt brachten, war bestimmt nur Zufall, oder vielleicht doch nicht?

Essen ist keine Medizin

Bestimmt kennst du das Zitat von Hippokrates: »Lass Nahrung deine Medizin sein und Medizin deine Nahrung!« Was wir essen, hat sicher eine große Wirkung auf unseren Körper – das ist überhaupt keine Frage. Das macht Essen aber noch lange nicht zur Medizin. Medizin umfasst im weitesten Sinne alle Handlungen, die zur Erkennung, Behandlung und wenn möglich zur Heilung und zur Vorbeugung von Krankheiten des Menschen unternommen werden. Erstens kann Nahrung das gar nicht leisten. Wir könnten die gesündesten Lebensmittel jeden Tag essen, ohne Medizin wäre die Wahrscheinlichkeit sehr viel höher, dass wir sehr viel früher und sehr viel kränker sterben würden, als wir das heutzutage tun. Zweitens müssen Menschen essen, ob sie krank oder völlig gesund sind. Es ist eine der Voraussetzungen, um leben zu können, und allein diese Tatsache widerspricht der Essen-ist-Medizin-Philosophie.

Wenn wir Essen und Medizin gleichsetzen, dann tun wir weder unserer Nahrung noch der Heilkunst einen besonders großen Gefallen. Essen ist so viel mehr als Medizin! Essen ist untrennbar mit sozialen Interaktionen und der Gemeinschaft verbunden. Essen ist Kultur, Liebe und Freude. Lebensmittel in Medizin zu verwandeln, beraubt sie dieser positiven Eigenschaften. Eine gesunde Beziehung zu Lebensmitteln ist für das Wohlbefinden eines Menschen unerlässlich, aber nicht, weil sie medizinische Eigenschaften haben. Nahrung ist Nahrung und Medizin ist Medizin. Beides ist unfassbar faszinierend und kann sich prima ergänzen. Aber das eine kann das andere nicht ersetzen.

Nochmal zur Erinnerung: Wir behaupten nicht, dass es gar keinen Zusammenhang zwischen Gewicht und Gesundheit gäbe. Zu einem gewissen Grad gibt es den sicher, besonders im ganz unteren und ganz oberen Bereich des Gewichtsspektrums. Das sind aber die Ausnahmen, und die Personen, die sich an den Extremen des Gewichtsspektrums befinden, machen nur einen kleinen Teil der Bevölkerung aus. Diese Ausnahmen herzunehmen, um Menschen Angst zu machen, dass sie krank werden, wenn sie »das Falsche« essen und ein »zu hohes« Körpergewicht haben, ist einfach nur irreführend. Diese Botschaften führen dazu, dass Menschen nicht aus Selbstfürsorge, sondern aus Scham heraus, z. B. aufgrund ihres Gewichts, oder aus Angst, z. B. vor einer Gewichtszunahme, Entscheidungen treffen. Wie positiv kann das sein, was dabei herauskommt?

✏️ Journaling: Abschiedsbrief an die Waage

Aber nicht nur Angst und Scham, sondern auch Vergleiche hindern dich daran, Frieden mit dem Essen und deinem Körper zu schließen. Wir nennen die Dinge, die dich zum Vergleichen anregen und dazu führen, dass du deinen Körper und dein Essverhalten in Zahlen siehst, Werkzeuge der Diätkultur. Das können Vorher-Nachher-Bilder sein, aber auch Maßband, Kalorientabellen, Fitnesstracker, Makros- oder Punktezählen, Ernährungstagebücher, Was-esse-ich-an-einem-Tag-Posts auf Social Media und natürlich die Waage. Sie alle führen dazu, dass wir an der Diätmentalität festhalten. Für viele Menschen bestimmt das Wiegen als Start in den Tag bereits, ob dieser »gut« oder »schlecht« wird.

Falls du die Waage nicht schon längst abgeschafft hast, ist möglicherweise jetzt der Zeitpunkt gekommen, um dich für immer von ihr zu verabschieden. Ihr einen Abschiedsbrief zu schreiben, kann die Entscheidung erleichtern, dich nicht mehr zu wiegen. Falls die Waage nicht dein Diätwerkzeug ist, mit der du bisher deinen »Erfolg« gemessen hast, kannst du den Abschiedsbrief genauso gut an deinen Fitnesstracker, das Maßband oder ein Kleidungsstück von früher schreiben, in das du seit Jahren versuchst, wieder reinzupassen.

Frage dich, wie du dich gefühlt hast, wenn du dein Diätwerkzeug benutzt hast und wie diese Handlung oder die Zahl, die du dort gesehen hast, deinen weiteren Tagesverlauf beeinflusst hat. Hast du abhängig vom Ergebnis eher fürsorgliche Verhaltensweisen an den Tag gelegt oder dich vielleicht sogar bestraft? Geh, wenn es für dich machbar ist, tief in dieses Gefühl hinein, während du den Brief schreibst, und denk immer daran: Eine Zahl bestimmt nicht deinen Wert!

Gesundheitsfördernde Verhaltensweisen

Den Schalter in Richtung Wohlbefinden umlegen

Möglicherweise fragst du dich gerade, warum du dir überhaupt die Mühe machen sollst, deine Gesundheit und dein Wohlbefinden zu verbessern, wenn du doch gar nicht so viel Einfluss hast? Ca. 30–40 Prozent deiner Gesundheit liegen in deiner Hand; das ist vielleicht weniger, als du bisher gedacht hast, aber es ist doch noch eine ganze Menge. Außerdem glauben wir fest daran, dass es deine Lebensqualität und dein Wohlbefinden verbessern wird, wenn du dich gut um dich selbst kümmerst. Es ist möglich, ein hohes Alter bei bester Gesundheit anzustreben und gleichzeitig selbstfürsorglich und genussvoll zu leben. Denn frag dich mal, wie glücklich du wirklich sein kannst, wenn der Spaß auf der Strecke bleibt?

Eine andere Befürchtung, die unsere Klient:innen und Patient:innen so gut wie immer mit in die Beratung bringen, ist, dass es ungesund sein könnte, keine Kalorien mehr zu zählen und nicht mehr zum Bodyforming ins Fitnessstudio zu gehen. Da können wir dich beruhigen. Wenn du Diäten aufgibst, heißt das nicht, dass dir deine Gesundheit egal ist, ganz im Gegenteil! Diäten hinter dir zu lassen, bedeutet, dass du dein mentales Wohlbefinden und deine körperliche Gesundheit über deine Sehnsucht nach einem schlankeren Körper stellst. Du entscheidest dich *für* dich selbst und stellst deine Bedürfnisse über ein gesellschaftlich konstruiertes »Ideal« von Schönheit. Wenn uns die letzten beiden Pandemie-Jahre eins gelehrt haben, dann, dass es Zeit ist, einmal innezuhalten und uns zu fragen: Was ist wirklich wichtig? Was macht mich glücklich? Worauf kann ich verzichten? Und die vielleicht wichtigste Frage: Sollte mein Gewicht mich weiter davon abhalten, das beste Leben zu leben, das ich verdient habe?

Vor 20 Jahren wäre es noch undenkbar gewesen, dass dicke Frauen selbstbewusst bauchfreie Tops und Miniröcke tragen und gar nicht daran denken, ihre Körper zu verstecken. Dass Werbekampagnen ganz selbstverständlich Plus-Size-Models wie Ashley Graham (ca. Größe 44/46) oder Tess

Holliday (ca. Größe 52) einbinden und große Bekleidungsmarken ihre Mode an einer Vielfalt von Körpern zeigen. Wir fangen so langsam ernsthaft an, Körperdiversität und Körperakzeptanz zu feiern – allerdings nur bis zu einem gewissen Punkt. »Zu anders« oder »zu dick« darf es dann doch nicht sein. Spätestens wenn das Körpergewicht so hoch ist, dass jemand nur noch schnaufend die Treppe hochkommt oder eine Krankheit entwickelt, die dem Gewicht »zugeschrieben« wird, dann hört es leider mit der Körperakzeptanz auf und die Gewichtsstigmatisierung beginnt.

Die Prinzipien von Health at Every Size®

Wir ackern seit Jahrzehnten an der Figur und der Gesundheit von mehrgewichtigen Menschen rum, ohne wirklich etwas zu verändern. Zu allem Überfluss verschwenden wir unsere Zeit damit, darüber zu streiten, ob Dicksein ungesund ist oder nicht. Wie wäre es zur Abwechslung mal, eine Diskussion über Respekt und Menschenwürde zu führen und auch mehrgewichtigen Menschen zuzugestehen, direkt gesundheitsfördernde Verhaltensweisen zu wählen, anstatt mit dem Finger auf sie zu zeigen?

Hier kommt Health at Every Size® oder kurz HAES® (sprich: »Heyz«) ins Spiel. HAES ist ein gewichtsneutrales, medizinisch erprobtes Konzept für mehr Körperakzeptanz, Gesundheit und Wohlbefinden, das seine Ursprünge in den 1970er-Jahren in der Fett-Akzeptanz-Bewegung hat. 2003 hat die Association for Size Diversity and Health (ASDAH) die HAES-Prinzipien konkret in Worte gefasst und sich die Begriffe Health at Every Size und HAES markenrechtlich schützen lassen.

Gut zu wissen: Was ist Health at Every Size®?

Health at Every Size®

- ist ein gewichtsneutraler Ansatz, der körperliche Vielfalt akzeptiert und respektiert und weder ein bestimmtes Körpergewicht schlechtmacht, noch ein anderes verherrlicht.
- ist nicht gegen eine Gewichtsabnahme, da es durchaus möglich ist, dass einzelne Menschen Gewicht verlieren, wenn sie mit dem HAES®-Ansatz allgemein gesündere Lebensgewohnheiten entwickeln, sie wird aber nicht konkret oder aktiv angestrebt.
- lehnt es ab, Menschen »die Schuld« an ihrer Gesundheit zu geben.
- unterstützt gesundheitsorientierte Verhaltensweisen, die in einem wirklich ganzheitlichen Konzept zu mehr Wohlfinden beitragen und die individuellen körperlichen, emotionalen, sozialen, spirituellen und wirtschaftlichen Bedürfnisse berücksichtigen.
- erkennt die Voreingenommenheit von Gesundheitsdienstleister:innen wie Ärzt:innen oder Ernährungsberater:innen an und arbeitet daran, Diskriminierung und Stigmatisierung aufgrund des Gewichts oder einer anderen Eigenschaft der eigenen Identität aufzuheben.
- berücksichtigt Identität und Verschiedenheit der Menschen, bspw. den ethnischen Hintergrund, die Geschlechtsidentität, den sozioökonomischen Status, und wie diese Identitäten mit Gewichtsstigmatisierung in Beziehung stehen.
- unterstützt ein positives Verhältnis zu Bewegung, das Menschen aller Größen, Formen und Fähigkeiten erlaubt, sich nach ihren eigenen Maßstäben körperlich zu betätigen.
- empfiehlt Intuitive Ernährung und ein genussvolles Verhältnis zum Essen und nimmt Abstand von Essensregeln und Verhaltensweisen, die darauf abzielen, Gewicht zu verlieren oder auf einem für den Körper zu niedrigen Niveau zu halten.

Du kannst dir HAES wie ein Haus vorstellen (siehe Abbildung 3), in dem die insgesamt fünf Prinzipien von HAES verbaut sind. Das Fundament besteht daraus, die **RAHMENBEDINGUNGEN FÜR GESUNDE VERHALTENSWEISEN UND GESUNDHEITSFÖRDERNDE VERHÄLTNISSE** zu schaffen. Getragen wird HAES von drei Säulen, die sich sowohl auf individueller als auch gesellschaftlicher Ebene abspielen:

- **Förderung von KÖRPERRESPEKT UND KÖRPERAKZEPTANZ unabhängig von Größe, Umfang oder Körperform**

- **Essen für das WOHLBEFINDEN DANK INTUITIVER ERNÄHRUNG, die zugleich den natürlichen Umgang mit Nahrung stärkt**

- **KÖRPERLICHE BEWEGUNG, bei der der Spaß im Vordergrund steht**

Zusammengehalten wird diese Struktur durch das gemeinsame Dach, das aus der Förderung der sozialen Gerechtigkeit in der Gesundheitsversorgung, dem Zugang zu einer vorurteilsfreien Behandlung und einer respektvollen medizinischen Versorgung besteht (zusammengefasst: **GEWICHTSINKLUSIVITÄT**). Dieses Bild eines Hauses veranschaulicht auch hervorragend, warum es so wichtig ist, das Thema Dicksein auf systemischer Ebene anzugehen: Ist kein Dach da, das das Gebäude schützt, und kein Fundament, das einen stabilen Halt bietet, dann können individuelle gesunde Verhaltensweisen immer nur auf wackeligen Füßen stehen. Ein gutes Fundament sorgt zudem für den nötigen Halt, um gesunde Verhaltensweisen auch wirklich zu verankern.

Selbstfürsorge statt Selbsthass

HAES basiert primär auf Selbstfürsorge und ermutigt dich, das Vertrauen in deinen Körper wiederherzustellen und bei Entscheidungen deiner Körperweisheit und Intuition zu folgen. Unser Alltag und unsere Routinen halten uns jedoch viel zu oft davon ab, wirklich in uns hineinzuhören und zu erkennen, was wir brauchen. Stress und Belastung durch Beruf, Familie oder andere He-

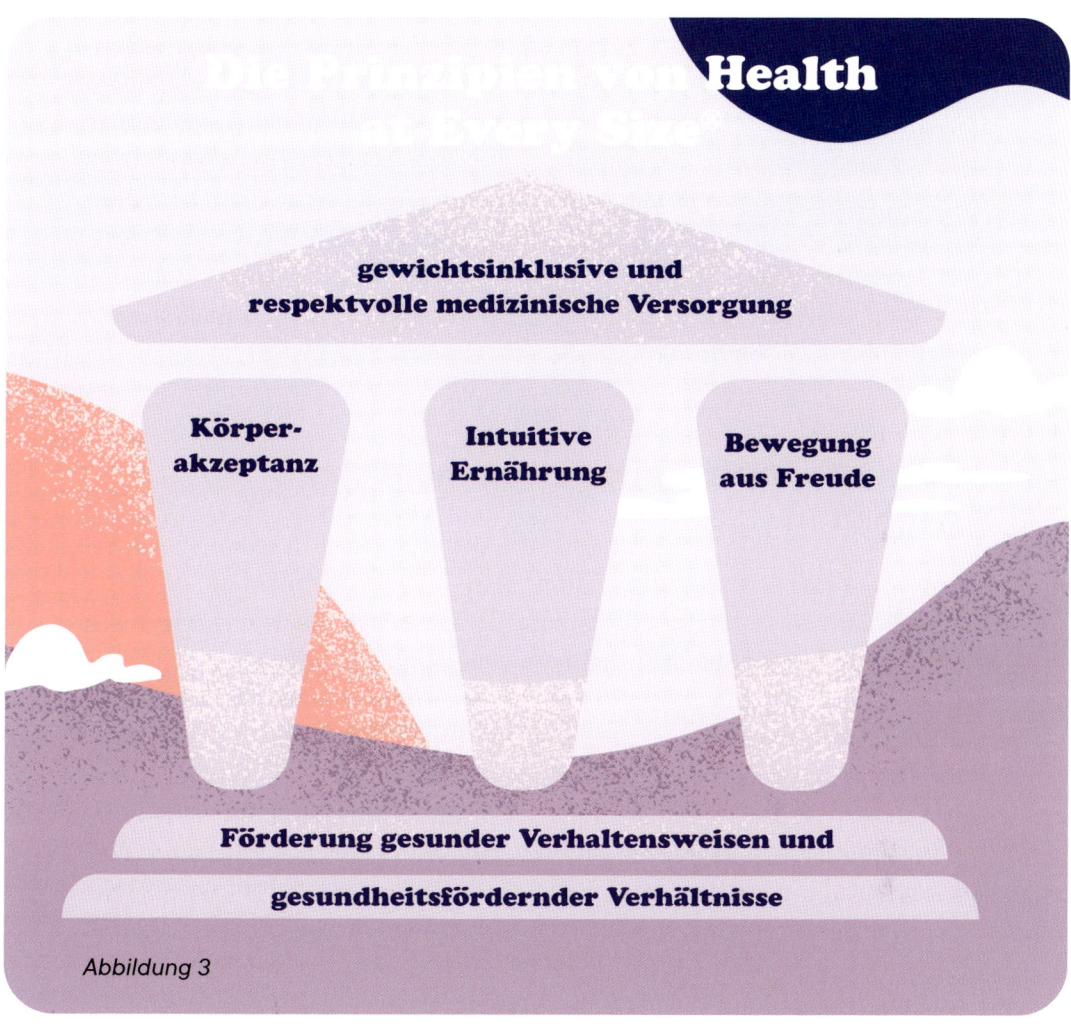

Abbildung 3

rausforderungen stehen häufig der Erfüllung unserer Bedürfnisse im Weg, und oft kommt in solchen Situationen die Selbstfürsorge zu kurz. Selbstfürsorge bedeutet ganz konkret, Verantwortung für das eigene Wohlergehen zu übernehmen, die Beziehung zu sich selbst positiv zu gestalten und die eigenen Bedürfnisse ernst zu nehmen und zu pflegen (siehe Seite 17, 89 ff.).

Studien haben gezeigt, dass ein positives Körperbild und ein hoher Selbstwert mit einer höheren Lebensqualität[57], mehr Gesundheit und Wohlbefinden[58] und einem geringeren Risiko für körperliche Leiden, aber auch mentale Erkrankungen wie bspw. Depressionen und Angststörungen einhergeht[59,60]. Wenn die Beweggründe für Lebensstiländerungen dagegen darin bestehen, Beschämung und Stigmatisierung zu vermeiden, erhöht das unser Stresslevel, sodass potenziell gesunde Verhaltensweisen nicht mal ansatzweise den Effekt haben, den sie haben könnten. Es kommt also nicht nur darauf an, welche Verhaltensweisen gewählt werden, sondern auch, welche Motivation dahintersteht.

Schädliche Verhaltensweisen möglichst ausschalten

Eine weitere Herausforderung, mit der viele unserer Klient:innen zu kämpfen haben, ist, dass sie gar nicht wissen, wie sie sich wirklich gesund verhalten können, wenn sie ihre Diätmentalität abgelegt haben und ihre Motivation nicht mehr der möglichst schlanke Körper ist. Sie haben so lange »gesund« gesagt, wenn sie eigentlich »dünn« meinten, dass ihnen gar nicht mehr klar ist, welche Verhaltensweisen wirklich gesundheitsfördernd sind. Aber schauen wir zuerst einmal, welche es ganz sicher nicht sind.

Von allen Gesundheitsrisiken ist Rauchen wahrscheinlich am schädlichsten. Wissenschaftler:innen des Deutschen Krebsforschungszentrums (DKFZ) ermittelten basierend auf Daten von Teilnehmern:innen der Heidelberger EPIC-Studie, wie verschiedene Lebensstil-Risikofaktoren die durchschnittliche Lebenserwartung einer heute 40-jährigen Person verringern könnten und wie sich Risikokombinationen auf die geschätzte Lebenserwartung auswirken[61]. Die Berechnung ergab, dass starke Raucher durchschnittlich 9,4 Lebensjahre ans Zigarettenrauchen verlieren und Raucherinnen im Schnitt 7,4 Jahre ihres Lebens. Auch ein übermäßiger Alkoholkonsum (mehr als vier Drinks pro Tag) verringerte die Lebenserwartung um 3,1 Jahre (nur bei Männern) und ein hoher Verzehr von hochverarbeitetem rotem Fleisch (≥ 120 g/Tag) um 2,4 Jahre bei Frauen und 1,4 Jahre bei Männern.

Auch Schlanksein kann die Lebensdauer verkürzen

In derselben Studie verkürzte auch »Adipositas« (BMI ≥ 30 kg/m^2) die Lebenserwartung signifikant und zwar um 3,1 Jahre bei Männern und 3,2 Jahre bei Frauen. Bedeutet das nun, dass dicke Menschen doch früher sterben und ihr Körpergewicht daran schuld ist? Nein, das ist keine überzeugende Schlussfolgerung aus dieser Studie, denn im Gegensatz zum Rauchen beispielsweise, was eine einzelne Verhaltensweise darstellt, ist Gewicht kein Verhalten. Alle Raucher:innen rauchen, sie teilen ein spezifisches, ganz klar definiertes Verhalten, das sie von Nichtraucher:innen unterscheidet. Dicke Menschen dagegen sind in ihrem Verhalten so unterschiedlich wie jede beliebige Gruppe von Menschen. Sie teilen keine »typischen« Verhaltensweisen (das anzunehmen, ist stigmatisierend!), die sich von denen dünner Menschen unterscheiden. Tatsächlich gibt es dicke und dünne Menschen mit genau denselben Verhaltensweisen[62]. Hinzu kommt, dass das Studiendesign auch hier weder Rückschlüsse darauf gibt, was diese Verkürzung der Lebenszeit verursacht haben könnte, noch die Berechnung in der Lage ist, Co-Faktoren zu berücksichtigen, die auf gesellschaftlicher Ebene mit einem hohen Körpergewicht einhergehen (dazu mehr ab Seite 66, 196).

Interessanterweise verkürzte auch ein BMI von kleiner 22,5 kg/m^2 die Lebenserwartung signifikant: 3,5 Jahre bei Männern und 2,1 Jahre bei Frauen. Eine Metaanalyse von 2014 bestätigte das Ergebnis[63]. Sie zeigte, dass die Lebenserwartung in einem BMI-Bereich zwischen 17 und 19 kürzer war als im Bereich zwischen 35 und 38 kg/m^2 (bei 38 kg/m^2 lag der Cut-off der Studie, d. h. wie der Zusammenhang zwischen BMI und Sterblichkeit in einem noch höheren BMI-Bereich ist, wurde leider nicht betrachtet). Aber liegt nicht genau in dieser BMI-Größenordnung zwischen 17 und 19 kg/m^2 unser Schönheitsideal, das nicht nur in den Augen der Gesellschaft als »gesund« gilt, sondern auch von Ärzt:innen und Gesundheitsdienstleister:innen so wahrgenommen wird? Genauso ist es. In einer Studie von 2015 hatten 1327 Teilnehmer:innen aus 10 verschiedenen Ländern die Aufgabe, ein Set mit 21 Fotokarten nach Attraktivität anzuordnen[64]. Die geschätzte höchste Attraktivität lag bei einem BMI zwischen 18,4 und 21,4 kg/m^2.

In einer anderen Studie von 2012 wurden 80 Student:innen gebeten, weibliche 3-D-Computermodelle zu manipulieren, um sie maximal attraktiv zu machen[65]. Der primäre Prädiktor für weibliche Schönheit war ein relativ niedriger BMI in Kombination mit einem vergleichsweise kurvigen Körper. Der »ideale Körper« aus weiblicher Sicht hatte dabei einen BMI von 18,9 und aus männlicher Sicht einen BMI von 18,8 kg/m^2. Auch die Frauen auf den Playboy Centerfolds der letzten 50 Jahre, den Ausklapp-Postern in der Mitte des Magazins, liegen fast alle im Bereich von 17 bis 20 kg/m^2 [66–68]. Selbst der BMI von Marilyn Monroe, die allgemein als »üppig« gilt, lag mit 19 kg/m^2 nicht besonders weit vom Untergewicht entfernt. Ja, tatsächlich wog Marylin Monroe bei einer Größe von 1,66 Metern gerade mal 53 Kilogramm und würde heute etwa Kleidergröße 34 tragen.

Dem heutigen Schönheitsideal zu entsprechen, ist möglicherweise doch nicht so gesund, wie allgemein angenommen wird. Trotzdem bekommen Menschen mit einem BMI unter 22,5 kg/m^2 nicht vorgeworfen, dass sie das Gesundheitssystem belasten würden, selbst schuld an ihren Krankheiten wären oder bereits mit einem Bein im Grab stünden, wie es sich Menschen mit einem hohen BMI tagtäglich anhören müssen.

Bewegung wirkt sich immer positiv aus

Blenden uns die verinnerlichten Vorurteile gegenüber dicken Menschen möglicherweise so sehr, dass wir den Einfluss des Körpergewichts auf die Gesundheit maßlos überschätzen, nur weil das ins negative Bild passt? Sehen wir uns dazu eine Studie von 2012 an, in der Forschende den Zusammenhang zwischen gesunden Lebensgewohnheiten und Sterblichkeit in einer Stichprobe von 11.761 Teilnehmer:innen untersuchten[44]. Als gesunde Lebensgewohnheiten kristallisierten sich heraus:

- viel Obst und Gemüse zu essen (5 oder mehr Portionen pro Tag),
- regelmäßige körperliche Aktivität (> 150 min/Woche moderate Anstrengung),
- mäßiger bis kein Alkoholkonsum (Frauen ≤ 12 g und Männer ≤ 24 g Alkohol/Tag. Das entspricht einem kleinen Bier (ca. 250 ml) und einem kleinen Glas

Wein (ca. 125 ml) für Männer und für Frauen höchstens die Hälfte pro Tag, aber auch bei dieser Alkoholmenge sollten mindestens zwei alkoholfreie Tage pro Woche eingelegt werden),
- nicht zu rauchen.

Spannend war: Setzten die Teilnehmer:innen *nur eine* der gesunden Lebensgewohnheiten um, sank ihr Risiko, vorzeitig zu sterben in allen BMI-Kategorien dramatisch. Setzten sie *alle* gesunden Gewohnheiten um, war nicht nur das absolute Risiko, früher zu sterben, minimal, es gab auch keine Unterschiede mehr bezüglich des Sterblichkeitsrisikos in den einzelnen BMI-Kategorien.

Ein weiteres Indiz, dass der Einfluss des Körpergewichts auf die Gesundheit und Lebenserwartung wahrscheinlich überschätzt wird, liefert eine Metaanalyse von zehn Studien aus dem Jahr 2012[69]. Sie untersuchte den Zusammenhang von BMI und Gesamtsterblichkeit. Ihr zufolge lebt ein aktiver Mensch mit einem hohen Körpergewicht statistisch gesehen sogar länger als ein schlanker, inaktiver Mensch. Bei guter Kardio-Fitness hatten Menschen mit einem BMI im »übergewichtigen« oder »adipösen« Bereich ein ähnliches Risiko wie »normalgewichtige« Menschen.

Am schlechtesten schnitten auch hier die Couch-Potatoes ab: Sie hatten völlig unabhängig vom Gewicht ein doppelt so hohes Risiko, früher zu sterben, wie aktive Menschen. Die Autor:innen der Studie riefen daher alle Gesundheitsdienstleister:innen auf, sich im Hinblick auf die Lebenserwartung mehr auf Sport und Bewegungsmaßnahmen zu konzentrieren und weniger auf solche, die allein der Gewichtsreduzierung dienen.

Diese Ergebnisse sind im Einklang mit denen einer Harvard-Studie von 2018, die den Einfluss von Lebensstilfaktoren auf eine vorzeitige Sterblichkeit und Lebenserwartung in der US-Bevölkerung abschätzte. Auch sie empfiehlt körperliche Bewegung zu einer täglichen Priorität zu machen[70]. Im Idealfall bringen zweieinhalb Stunden moderate körperliche Aktivität oder eineinviertel Stunden Bewegung mit hoher Intensität pro Woche 4,5 Jahre mehr Lebenszeit. Das sind pro Tag etwas mehr als 20 Minuten flottes Gehen oder 10 Minuten Zirkeltraining, was laut der Studie die Lebenszeit in jeder Gewichtsklasse verlängere.

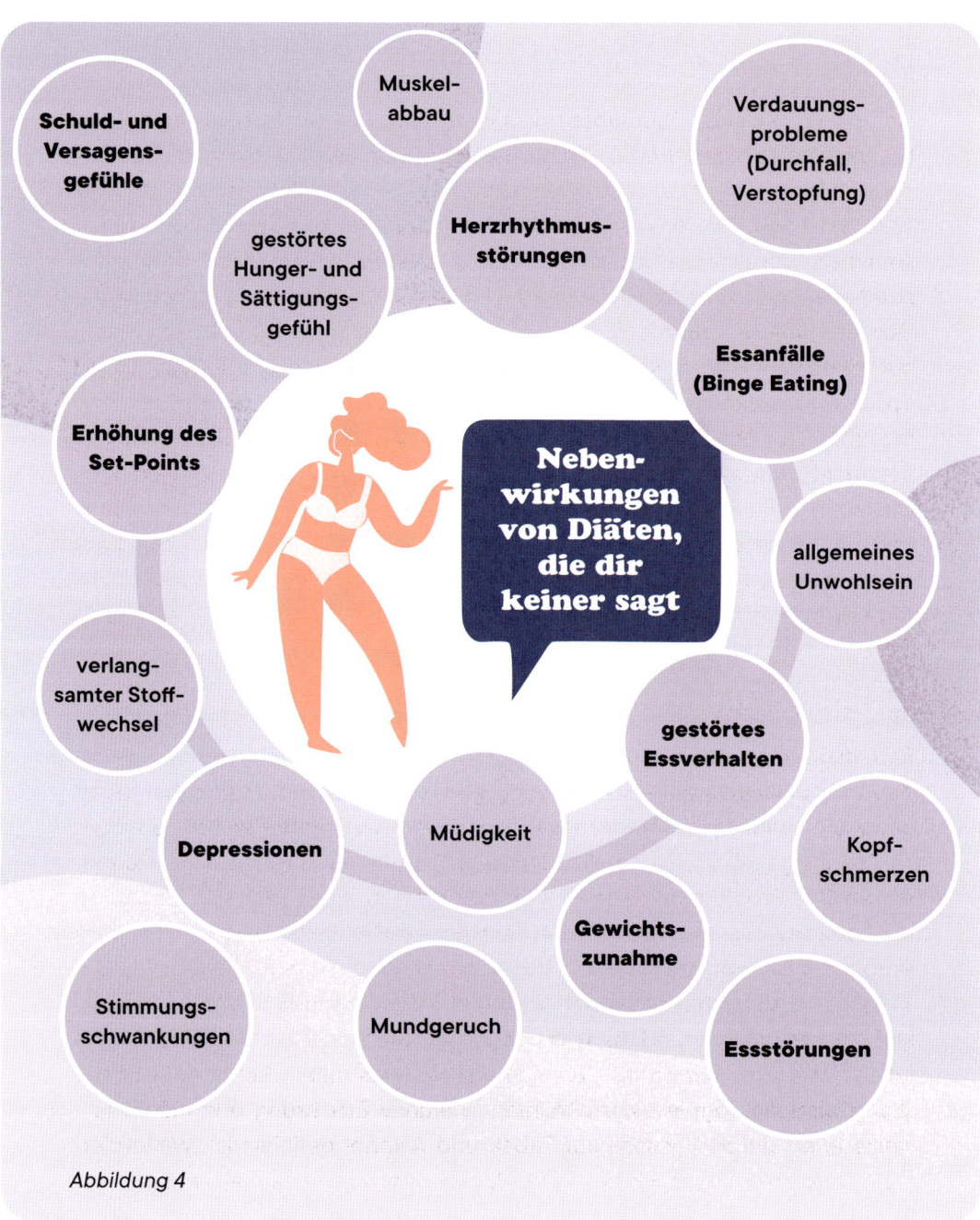

Abbildung 4

Die Motivation ist entscheidend

Halten wir also fest: Viel Obst und Gemüse essen, wenig bis keinen Alkohol trinken, nicht rauchen und einen aktiven Lebensstil führen sind gesunde, risikomindernde Verhaltensweisen, die sehr viel mehr Einfluss auf die Gesundheit haben als das Gewicht selbst. Ja, die Studien zeigen auch, dass, statistisch gesehen, der schlankere Körper der gesündere Körper ist, das bestreiten wir gar nicht. Daraus aber den Schluss zu ziehen, dass Menschen, die Gewicht verloren haben, im Anschluss dieselben Voraussetzungen in Bezug auf Gesundheit und Krankheit haben, wie Menschen, die schon immer schlank waren, ist in unseren Augen einer der größten Denkfehler, die wir nur machen können. Eine Diäthistorie verändert den Stoffwechsel nicht nur nachhaltig (wie wir in Kapitel 1 auf S. 28 ausgeführt haben), mit Ratschlägen wie »Reduzieren Sie Ihr Gewicht« oder »Halten Sie ein ›gesundes‹ Gewicht«, nehmen wir bewusst in Kauf, Menschen kränker zu machen, denn es besteht immer die nicht zu unterschätzende Gefahr, dass dies schwere unbeabsichtigte Nebenwirkungen nach sich zieht (siehe Abbildung 4).

Sind Essensregeln grundsätzlich problematisch?

Falls du immer noch nicht ganz überzeugt bist: Es gibt Menschen, die genau diese risikominimierenden Kriterien »perfekt« erfüllen und scheinbar einen gesunden Lebensstil führen, aber ganz sicher nicht länger leben, sondern statistisch gesehen eher früher sterben. Warum? Weil sie eine Essstörung haben. Das Problem mit essgestörten Verhaltensweisen im Allgemeinen und mit Essstörungen im Speziellen ist, dass sie von der Gesellschaft oft nicht als Problem wahrgenommen, sondern sogar noch bestärkt und gefeiert werden.

Essgestörte Verhaltensweisen wirken oberflächlich betrachtet erst einmal nicht besorgniserregend, ganz im Gegenteil. Menschen in einer Essstörung fallen zu Beginn eher positiv durch einen »sehr gesunden« Lebensstil auf, der durch Disziplin, regelmäßiges Training, »cleane« Ernährung und möglicherweise auch durch Verzicht auf Tabak und Alkohol definiert ist. Wir dürfen nicht vergessen, dass wir bei vielen Menschen nur das sehen, was sie uns

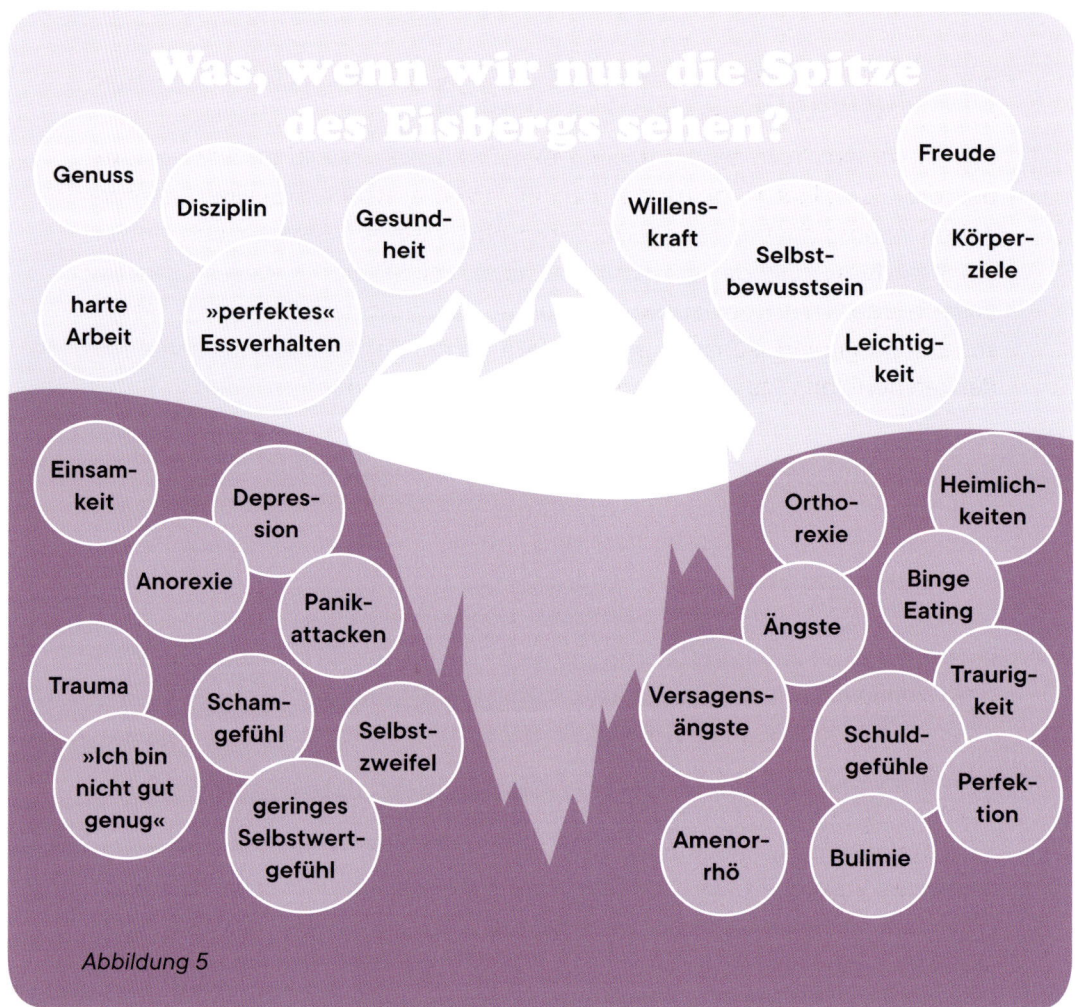

Abbildung 5

zeigen wollen, und weniger das, was unter der Oberfläche verborgen bleibt (siehe Abbildung 5). Natürlich wollen wir nicht behaupten, dass jede Person mit einem gesunden Lebensstil eine Essstörung hat. Manche Menschen haben strikte Regeln in ihrer Ernährung, folgen ihnen mit Freude und fühlen sich gut dabei. Problematisch wird es dann, wenn sich das Ganze verselbstständigt. Beispielsweise, wenn es wichtiger wird, einen bestimmten Körper zu haben, als auf die eigenen Bedürfnisse zu reagieren, nur weil sie außerhalb der eigens definierten Essensregeln liegen. Dann wird es Zeit, sich zu fragen, wie sich diese Regeln darüber hinaus auf das eigene Leben auswirken. Hat dein Aussehen Vorrang vor allem, was dir sonst noch wichtig ist? Schränkt das die Flexibilität in deinem Leben ein? Verpasst du einmalige Gelegenheiten, kannst du bestimmte Momente nicht genießen, weil du dir Sorgen machst, dass diese soziale Situation (Fest, Feier, Kinobesuch etc.) deinen Essens- oder Trainingsplan akut gefährdet? Auch wenn es in unserer Gesellschaft normalisiert ist, ist es alles andere als normal, falls sich all deine Gedanken nonstop ums Essen und deinen Körper drehen.

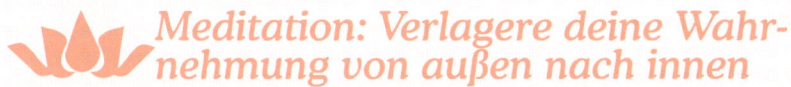 Meditation: Verlagere deine Wahrnehmung von außen nach innen

Diese Meditation (oder auch andere Achtsamkeitstechniken, falls du mit Meditation nichts anfangen kannst) hilft dir dabei, deine Aufmerksamkeit nach innen zu richten. Die meiste Zeit sind wir von allen möglichen Reizen vom Außen abgelenkt, sodass wir unsere inneren Signale nicht mehr richtig hören können. Die Wahrnehmung dieser Signale (Hunger, Durst, Appetit, Müdigkeit etc.) sind aber die Voraussetzung dafür, wirklich bedürfnisorientiert leben zu können. Versuche daher, dir regelmäßig Zeit für deine Meditationspraxis zu nehmen. Wenn du kannst, mache die Meditation gerne täglich oder mehrmals wöchentlich, aber auch hier gilt wie immer: kein zusätzlicher Druck!
Finde den Zeitabstand, der zu dir passt und dir guttut.
Diese und alle weiteren geführten Meditationen findest du unter www.suedwest-verlag.de/gesundheit-zusatzmaterial oder wenn du dem QR-Code folgst.

Der Einfluss von Stigmatisierung und Diskriminierung

In unserer Gesellschaft ist niemand einfach nur dick, ein hohes Körpergewicht wird als »Makel« angesehen. Da es nicht verborgen werden kann, geht es automatisch mit allen möglichen negativen gesellschaftlichen Begleiterscheinungen einher, die eine immense Auswirkung auf die Gesundheit, das Wohlbefinden und die Lebensqualität haben können. Laut einer repräsentativen Umfrage des Max-Planck-Instituts von 2018 sehen 78 Prozent der Deutschen ein hohes Körpergewicht als »Verschulden« an[71]. Ganz nach dem Motto: Du als dicker Menschen hast »die Leistung« schlank zu sein »verweigert«, bist daher selbst schuld an deiner Misere und nun dafür verantwortlich, deine Situation aus eigener Kraft zu ändern.

Aber Schuld und Verantwortung sind nicht dasselbe (siehe Seite 105). Der Glaube, dass das Körpergewicht vollständig der eigenen Kontrolle unterliegt und beliebig verändert werden kann, ist einer der wichtigsten Einflüsse auf die Entstehung und Aufrechterhaltung von Gewichtsstigmatisierung, in Form von zwischenmenschlicher Ablehnung, Herabwürdigung von mehrgewichtigen Menschen, Stereotypisierung und struktureller Diskriminierung.

Der Begriff »strukturelle Diskriminierung« beschreibt die Benachteiligung einzelner Gruppen, die in der Organisation der Gesellschaft begründet liegt. Sie ist häufig nicht auf den ersten Blick erkennbar und doch allgegenwärtig, da sie in alle unsere Interaktionen eingebettet ist. Beispielsweise haben Studien gezeigt, dass dicke Menschen bei gleicher Qualifikation bei Bewerbungen weniger häufig für den Job eingestellt werden und allgemein weniger verdienen als ihre schlanken Kolleg:innen[72–74]. Andere Beispiele sind die Verweigerung spezieller medizinischer Verfahren (z. B. Ablehnung einer künstlichen Befruchtung bei BMI > 40 kg/m^2), eine schlechtere medizinische Versorgung (z. B. statt einer Behandlung lediglich der Ratschlag »Nehmen Sie erst einmal ab!«)[75–77] oder viel subtilere Dinge wie zu kleine Sitze in Restaurants, Kinos oder Flugzeugen, die Weigerung, Arbeitskleidung in großen Größen bereitzustellen (obwohl diese hergestellt werden), Dickenwitze,

Hast-du-abgenommen-»Komplimente« oder schlanke Körper als »normal« zu bezeichnen.

Gewichtsstigmatisierung bezieht sich allgemein auf eine negative Einstellung gegenüber Menschen mit einem hohen Körpergewicht. Stigmatisierung (von griech. *Stigma:* Stich, Wundmal) bedeutet, dass einem Menschen allein aufgrund seiner Zugehörigkeit zu einer bestimmten sozialen Gruppe negative Eigenschaften zugeschrieben werden, und beinhaltet Stereotypen, Vorurteile und Diskriminierung (siehe Seite 68). Diese Einstellungen äußern sich häufig in abwertenden Verallgemeinerungen (z. B. dass dicke Menschen »faul« seien oder »keine Willenskraft« besäßen), sozialer Ablehnung (z. B. wird Dicksein als »unattraktiv« wahrgenommen) und Vorurteilen (z. B. die Annahme, alle dicken Menschen haben oder bekommen Diabetes). Menschen mit einem hohen Körpergewicht müssen sich anhören, dass sie das Gesundheitssystem belasten – beispielsweise wird das Raucher:innen, Drogenkonsument:innen oder Extremsportler:innen nicht kollektiv vorgeworfen – und dass ihr Körper unattraktiv sei. Sie müssten sich nur etwas mehr zusammenreißen, weniger und gesünder essen, sich mehr bewegen, und dann hätten sie auch keine Gewichtsprobleme – so die Annahme. Stigmatisierung ist also die negative Stereotypisierung und Diskriminierung ist das Verhalten, das aus diesen Vorurteilen resultiert.

Frauen werden aufgrund des Gewichts stärker diskriminiert

Studien zeigen auch, dass mehrgewichtige Frauen stärker diskriminiert werden als mehrgewichtige Männer (was nicht weiter verwunderlich ist, da die Gesellschaft allgemein weiblich gelesene Personen sehr viel stärker über ihr Aussehen und männlich gelesene Personen sehr viel stärker über ihre Leistung definiert). Wissenschaftler:innen der University of Exeter haben Beweise dafür gefunden, dass allein ein höheres Körpergewicht einer Frau zu geringeren Lebenschancen führt, indem sie bei fast 120 000 Menschen zwischen 37 und 73 Jahren 70 genetische Varianten untersuchten, die mit dem Body-Mass-Index in Verbindung stehen[78]. Laut der Studie verdient eine Frau, die aus keinem anderen Grund als ihrer Genetik 6,3 kg schwerer ist (entspricht 1 Stone, einer englischen Maßeinheit für Gewicht) 1500 £ (ca. 1800 €) weniger pro Jahr als eine schlankere Frau. Genetische Variationen, die eine Frau ein bisschen dicker machen, machen sie also auch deutlich ärmer.

Dick aus Disziplinlosigkeit?

Die Prävalenz (Häufigkeit) der »Adipositas« ist in den vergangenen Jahren sowohl bei Frauen als auch bei Männern in Deutschland deutlich gestiegen, keine Frage[79]. Während sie im Jahr 2003 noch bei rund 13 Prozent lag, betrug sie im Jahr 2017 16 Prozent bei beiden Geschlechtern. Auch die altersstandardisierten Prävalenzen steigen kontinuierlich, daher lässt sich die Zunahme des Körpergewichts in der Erwachsenenbevölkerung seit 2003 nicht allein auf die demografische Alterung (Anstieg des Durchschnittsalters in der Bevölkerung) zurückführen.

Aber können wir überhaupt unterscheiden, ob es das Körpergewicht selbst ist, das Menschen krank macht oder sind es die Faktoren, die automatisch mit Mehrgewicht in einer fettfeindlichen Gesellschaft einhergehen? Sind dicke Menschen wirklich »willensschwach« und »unfähig«, eine Diät durchzuziehen, oder führen erst Fettfeindlichkeit und Diäten dazu, dass wir als Gesellschaft dicker werden? Also was, wenn das gestiegene Körpergewicht gar kein individuelles »Versagen« ist, sondern ein strukturelles Problem, das sowohl von der Regierung als auch vom Gesundheitssystem immer weiter verstärkt wird? Was, wenn die Kampagnen, die die sogenannte »Adipositas-Epidemie« bekämpfen sollen, sie stattdessen erst so richtig ankurbeln?

Früher dachte man, dass »ein Tritt in den Hintern« genau das Richtige sei, um Menschen zum Abnehmen zu bewegen. Studien haben aber gezeigt, dass Stigmatisierung, aber auch »gut gemeinte Ratschläge« nur selten zu einer Abnahme führen[32]. Ganz im Gegenteil: Sticheleien, Ausgrenzung und sozialer Druck triggern eher Frustessen (zur Stresskompensation oder als Bewältigungsmechanismus), Gleichgültigkeit (»jetzt ist sowieso alles egal«) oder Bewegungsmangel (beispielsweise aus Scham)[33]. Eine wahrgenommene Gewichtsdiskriminierung war mit einer fast 60 Prozent höheren Wahrscheinlichkeit verbunden, inaktiv zu sein und einer 30 Prozent niedrigeren Wahrscheinlichkeit, mindestens einmal pro Woche moderate oder intensive Aktivitäten auszuüben[80]. Unabhängig vom BMI sind Personen, die aufgrund ihres Gewichts eine ungerechte Behandlung erleben, körperlich weniger aktiv als Personen, die keiner Gewichtsdiskriminierung ausgesetzt sind[81]. Je höher zudem das Körpergewicht, umso mehr sind Menschen Gewichtsstigmatisierung ausgesetzt und umso häufiger berichten sie von gewichtsbezogenem, übergriffigem Verhalten[32,80].

Ein internalisiertes Stigma ist schädlicher als Vorurteile von außen

Dicke Menschen erleben aber nicht nur Abwertung von außen, sondern denken häufig genauso schlecht über sich selbst wie ihre Umwelt[81]. Psycholog:innen sprechen von Internalisierung. Die Folge: Betroffene entwickeln häufiger eine Abneigung gegen den eigenen Körper, setzen sich mit unrealistischen Abnehmzielen unter Druck und stehen unter ständigem Stress, da sie pausenlos mit dem eigenen Gewicht hadern. Die Abwertung der eigenen Person kann schließlich in einer Verschlechterung der psychischen und körperlichen Gesundheit enden. Studien haben gezeigt, dass ein internalisiertes Gewichtsstigma ein stärkerer Risikofaktor für eine schlechte körperliche und mentale Gesundheit ist als die bloße Stigmatisierung von außen[82]. Wer ein Gewichtsstigma verinnerlicht hat, ist anfälliger für Depressionen, hat häufiger ein negatives Körperbild und ein geringes Selbstwertgefühl und strebt offensiver danach, einen schlanken, vermeintlich »perfekten« Körper zu erreichen, was zu einem ungesunden Essverhalten einschließlich Essanfällen führen kann und im Diätkreislauf gefangen hält[28–30,83].

Je massiver das internalisierte Gewichtsstigma, desto stärker ausgeprägt sind zudem essgestörte Verhaltensweisen und emotionales Essen, bei dem die Nahrungszufuhr durch das Erleben von Emotionen reduziert oder gesteigert wird[84]. Zudem steigt das Risiko für Herz-Kreislauf-Erkrankungen, Diabetes Typ 2 und damit assoziierte Gesundheitsprobleme, wenn Personen stigmatisiert werden oder sich selbst stigmatisieren[85,86]. Menschen, die Gewichtsdiskriminierung erlebt hatten, hatten in einer Studie von 2014 mit 7394 Teilnehmer:innen zudem höhere Spiegel an C-reaktivem Protein, das als Biomarker für systemische Entzündungen gilt[87]. In einer Studie von 2015 mit über 18.000 Teilnehmer:innen war Gewichtsdiskriminierung mit einem Anstieg des Sterblichkeitsrisikos um fast 60 Prozent assoziiert[88].

Gewichtsdiskriminierung fördert chronische Entzündungen

Die Gründe und Mechanismen, die hinter einer Erhöhung des C-reaktiven Proteins stehen, sind noch nicht eindeutig geklärt. Es wird vermutet, dass der dadurch ausgelöste Stress ein Hauptgrund für die gesundheitlichen Auswirkungen der Gewichtsstigmatisierung ist[32]. Eine Studie von 2016 mit 365 mehrgewichtigen Teilnehmer:innen (BMI ≥ 30 kg/m^2), die darauf abzielte, die physiologischen Auswirkungen der wahrgenommenen Gewichtsdiskriminierung zu untersuchen, zeigte, dass die mittleren Cortisolkonzentrationen im Haar (die ein Indikator für chronische Stressbelastungen sind) bei denjenigen, die Gewichtsdiskriminierung erfahren hatten, um 33 Prozent höher war, als bei denen, die keine erlebt hatten[89]. Die Cortisolkonzentration im Haar war dabei im Durchschnitt umso höher, je dicker die Teilnehmer:innen waren (siehe Seite 96).

Stress fördert zudem chronische Entzündungen im Körper und begünstigt eine erhöhte Fettspeicherung um die Bauchorgane[90–94]. Eine Diät zu machen, um das Bauchfett zu »bekämpfen«, ist aber auch in dem Fall keine gute Idee: Studien haben gezeigt, dass nicht nur eine Kalorienreduktion an sich, sondern schon das Schreiben eines Ernährungstagebuchs oder das Tracken von Kalorien – ohne sich dabei beim Essen einzuschränken! – die Gesamtproduktion von Cortisol erhöht[95]. Wenn dann noch gefährliche Diätmethoden und eine schlechte Selbstfürsorge dazukommen, erhöht sich das Risiko für Krankheiten weiter[96].

Was macht krank: Stigmatisierung oder Gewicht?

Fakt ist: Stigmatisierung und Diskriminierung erhöhen ganz unabhängig vom Gewicht das Risiko für alle möglichen Krankheiten – und interessanterweise genau diejenigen, die gerne auf ein hohes Körpergewicht »geschoben« werden[97]. Forschende, die sich langjährig mit dem Einfluss von Stigmatisierung auf Gesundheit beschäftigt haben, gehen sogar so weit, dass sie die übliche Kausalität umkehren: Nicht das hohe Körpergewicht selbst, sondern die Ausgrenzung und Stigmatisierung verursachen die körperlichen und psychischen Probleme, unter denen mehrgewichtige Menschen leiden. Stigmatisierung sabotiere zudem massiv gesundheitsbewusste Verhaltensweisen[90,92]. Wer also besorgt ist, dass dick_fette Menschen ungesund sind und nicht berücksichtigt, dass Beschämungen, Vorurteile und Diskriminierung deren mentale Gesundheit gefährden, lebt unreflektiert die eigene Fettfeindlichkeit aus.

✎ *Journaling: Der Körper ist ein Instrument*

Aktuelle Studien legen die Vermutung nahe, dass selbst kurze Schreibübungen, die sich auf die Körperfunktionalität beziehen, effektiv den Einfluss von Gewichtsstigmatisierung bei Frauen reduzieren können[98,99]. Die folgende Übung hilft dir dabei, dich darauf zu konzentrieren, was dein Körper *kann* und den Fokus davon wegzulenken, wie er *aussieht*. Journaling funktioniert am besten mit Stift und Papier, denn das zapft auch dein Unterbewusstsein an. Denke nun daran, was dir dein Körper schon alles ermöglicht hat, wofür du dankbar bist. Versuche mindestens fünf Dinge zu finden. Dann nimm dir Zeit und denk wirklich über diese Dinge nach. Lass Bilder dazu in deinem Kopf entstehen – entweder aus der Erinnerung heraus oder erschaffe neue in deiner Fantasie. Dann wähle mindestens drei der Dinge aus und schreibe auf, warum du dankbar dafür bist. Lass die Worte einfach ungefiltert aus dir raus und aufs Papier fließen.

Was dick_fette Menschen tatsächlich KRANK MACHT

> »Was wir hören, ist oft nur eine Meinung, kein Fakt. Was wir sehen, ist oft nur eine Perspektive, nicht die absolute Wahrheit.«
> **UNBEKANNT**

Eine große Hürde in der Diskussion um Gesundheit und Gewicht ist, dass wir Menschen nicht gerne von einer festen Meinung ablassen. Wir haben einen großen Drang, »recht zu haben« und uns mit unserem »Wissen« in Sicherheit zu wiegen. Wenn diese »Wahrheit« aber immer mehr Menschen verletzt und diskriminiert, sollten wir mutig genug sein, diese Meinung einmal auf den Kopf zu stellen und komplett zu hinterfragen.

Eine neue Perspektive auf die Gesundheitsversorgung von dicken Menschen

Wir wissen, wie schwierig es ist, das zu hinterfragen, was wir bereits unser Leben lang glauben. Aber dürfen wir zulassen, dass wir mit unseren Glaubenssätzen uns selbst und anderen Menschen schaden? Wir sehen vor allem fünf Gründe, warum es notwendig ist, aus unserer Komfortzone herauszukommen, das Gesamtbild anzuschauen und eine neue Perspektive einzunehmen, anstatt weiterhin – weil es so bequem ist und wir das schon immer so gemacht haben – anzunehmen, dass das Gewicht einfach so die Gesundheit bestimmt.

 Mehrgewichtige Menschen werden schlechter medizinisch versorgt.

Leider hören wir es immer wieder in persönlichen Gesprächen, von Follower:innen und in unseren Beratungen: Anstatt einer evidenzbasierten Therapie bekommen dicke Menschen viel zu oft einfach nur den Ratschlag abzunehmen. Dadurch verstreicht wertvolle Zeit, in der nicht nach der Ursache für die Beschwerden gesucht wird. Viel zu häufig werden Untersuchungen verweigert und Diagnosen nicht gestellt, aus dem Glauben heraus, mit einem reduzierten Gewicht würde sich das gesundheitliche Problem von selbst erledigen. Wer sich beim Arztbesuch aber nicht gesehen oder nicht gut behandelt fühlt, wird im Zweifelsfall das nächste Mal später oder gar nicht mehr hingehen, sodass die Krankheit unter Umständen schon fortgeschrittener und dadurch schlechter heilbar ist. Studien haben zudem gezeigt, dass sich Ärzt:innen für dicke Menschen im Durchschnitt weniger Zeit nehmen und sie weniger gründlich untersuchen[77]. Schon allein aus diesen Gründen ist es wenig verwunderlich, dass dick_fette Menschen statistisch gesehen kränker sind. Aber es geht noch weiter.

2   **Viele Krankheitsrisiken sind unabhängig vom Gewicht erklärbar.**

Menschen, die mehrgewichtig sind, haben statistisch gesehen auch mehr Diäten in ihrem Leben gemacht. Diese führen zu Weight Cycling (siehe Seite 84), umgangssprachlich auch Jo-Jo-Effekt genannt, das gewichtsunabhängig das Risiko für Bluthochdruck, Herz-Kreislauf-Erkrankungen, Osteoporose, Frakturen, Gallensteine, Verlust von Muskelmasse, chronische Entzündungsreaktionen und bestimmte Krebsarten erhöht[19, 21, 22]. Ein hohes Körpergewicht geht zudem mit Vorurteilen, Diskriminierung und Gewichtsstigmatisierung einher, die chronische Stressreaktionen im Körper auslösen, die ohne jeden Zweifel gesundheitsschädlich sind[31, 32, 92].

3   **Gesundheit liegt größtenteils nicht in unserer Hand.**

Zwillingsstudien haben gezeigt, dass sowohl das Körpergewicht als auch die Gesundheit eine hohe genetische Komponente haben[100, 101]. Zudem fallen weitere Faktoren, die wir nicht unbedingt in der Hand haben, wie Sozialstatus, Armut, die individuelle Gesundheitsversorgung, traumatische Erfahrungen, Lebensmittel- und Jobunsicherheit, Beziehungsschwierigkeiten und essgestörte Verhaltensweisen, Studien zufolge sehr viel stärker ins Gewicht als das Gewicht selbst[41, 42, 70].

4   **Der BMI ist ein schlechtes Maß sowohl für Körperfett als auch Gesundheit.**

Alle paar Monate kommt der gleiche Kommentar von Expert:innen: »Der BMI ist ungenau und fehleranfällig«. Sie werden nicht müde zu betonen, dass es beim BMI immer Ausnahmen gäbe, bspw. soll Arnold Schwarzenegger zu seiner Zeit als Bodybuilder einen BMI von 31 kg/m² bei einem Körperfettanteil von gerade mal 6–8 Prozent gehabt haben. Die Nachricht macht Schlagzeilen, alle stimmen zu und dann machen alle weiter wie bisher: Der BMI wird beim Arztbesuch standardmäßig ausgerechnet, Versicherungen erhöhen ihre Policen aufgrund des BMI, und er dient als diskriminierender Cut-off bei Verbeamtungen, polizeilichen Eignungsprüfungen oder Fruchtbarkeitsbehandlungen. Dabei versagt der BMI in ca. 50 Prozent aller Fälle, den Körperfettgehalt richtig vorherzusagen – und das nicht nur bei Arnold Schwarzenegger, sondern auch bei Lieschen Müller von nebenan[52, 102–105]. Das liegt daran, dass er weder die Muskelmasse noch die Knochendichte, die allgemeine Körperzusammensetzung, ethnische Einflüsse oder Geschlechterunterschiede berücksichtigt.

Ein weiterer Aspekt, der gegen den BMI als Gesundheitsindikator spricht, ist: Wäre das Gewicht bzw. das Fettgewebe allein für die Krankheiten verantwortlich, müssten dann nicht Fettabsaugungen zwangsläufig die Blutwerte verbessern, die Risikofaktoren für koronare Herzerkrankungen oder Diabetes Typ 2 darstellen? Laut einer kleinen 2004 im New England Journal of Medicine veröffentlichen Studie, die 15 »adipöse« Frauen (8 mit normaler Glucosetoleranz und 7 mit Diabetes Typ 2) vor der Liposuktion und 10–12 Wochen danach untersuchte, tun sie das aber nicht (größere Studien wären hier wünschenswert!)[106]. Die Autor:innen der Studie schlussfolgerten daraus, dass durch die Verringerung der Fettgewebemasse allein die metabolischen Vorteile der Gewichtsabnahme nicht erreicht werden. Das wundert uns nicht, da wir davon überzeugt sind, dass sich diese Vorteile eher gesundheitsfördernden Verhaltensweisen zuschreiben lassen als dem Gewichtsverlust an sich.

 Unbewusste Vorurteile führen zu falschen Schlussfolgerungen.

Hast du schon mal etwas von »selektiver Wahrnehmung« gehört? Mit diesem Begriff wird das psychologische Phänomen bezeichnet, dass bei der Wahrnehmung nur bestimmte Aspekte der Umwelt aufgenommen und andere ausgeblendet werden. Einfach gesagt: Wir sehen oft nur das, was wir sehen wollen (siehe Abbildung 6). An sich ist selektive Wahrnehmung nichts Schlechtes, denn sie schützt uns vor einer geistigen Überlastung, hilft uns, Wichtiges von Unwichtigem zu unterscheiden und dementsprechend zu filtern. Gefährlich wird es dann, wenn wir dadurch immer nur unsere bereits vorhandenen Vorstellungen und Urteile bestätigen und auch falsche Schlussfolgerungen nicht mehr überprüfen.

Ein Beispiel: Eine Ärzt:in empfiehlt einer Patient:in eine Gewichtsabnahme, weil sie schon häufig die Erfahrung gemacht hat, dass sich dadurch Beschwerden und Krankheiten verbessern. Ohne weitere Reflexion bestätigt sie das automatisch immer wieder in ihrem Glaubenssatz, dass der schlankere Körper auch der gesündere Körper ist und eine Abnahme in so gut wie jedem Fall die Gesundheit verbessert. Was sie dabei ausblendet: Eine Diät geht häufig auch mit der Veränderung von anderen Verhaltensweisen einher, wie z. B. mehr Bewegung, einem besseren Stressmanagement, mehr Schlaf, mehr Obst und Gemüse (ist häufig in unbegrenzter Menge erlaubt aufgrund der relativ geringen Energiedichte) oder weniger Alkohol (da dieser kalorienmäßig

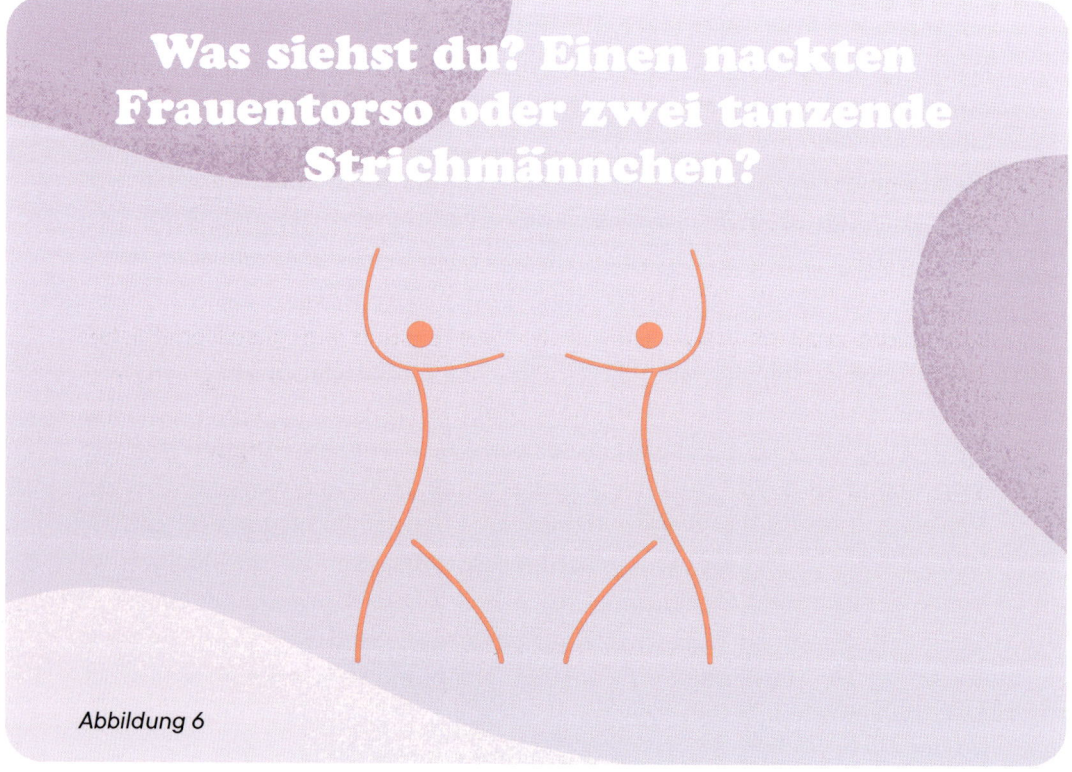

Abbildung 6

sehr zu Buche schlagen würde). Diese Veränderung des gesamten Lebensstils hat unabhängig vom Gewicht einen gesundheitsfördernden Einfluss, den sie dann aber fälschlicherweise der Abnahme zuschreibt.

Die Ärzt:in sieht infolge ihrer selektiven Wahrnehmung ausschließlich die Gewichtsabnahme und die verbesserten Blutwerte und übersieht dabei eventuell sogar, wenn die Patient:in in essgestörte Verhaltensweisen abgleitet. Wenn die Kilos dann wieder zurückkommen, geht die Patient:in möglicherweise aus Scham nicht mehr zu ihrer Ärzt:in, sodass diese gar nicht mitbekommt, dass die Veränderungen nicht nachhaltig sind. Sie hat keinen Grund, an ihren Glaubenssätzen zu zweifeln und empfiehlt der nächsten Patient:in wieder eine Diät.

Der gewichtszentrierte Gesundheitsansatz ist überholt

Halten wir also fest: Der gewichtsorientierte Ansatz zur Gesundheitsförderung basiert auf veralteten Annahmen, die nicht durch hochwertige fundierte und evidenzbasierte Beweise gestützt werden. Es ist an der Zeit, unsere selektive Wahrnehmung abzulegen und stattdessen anzufangen, das System zu ändern, um allen Menschen, egal in welchem Körper, den Zugang zu einer empathischen, vorurteilsfreien und respektvollen Gesundheitsversorgung zu ermöglichen. Wir dürfen damit aufhören, die gesamte Verantwortung dem Individuum zuzuschreiben und endlich die Lösung auf gesellschaftlicher Ebene suchen. Gleichzeitig sollst du dich deiner Umgebung aber nicht ausgeliefert fühlen. Wir geben so viel Macht nach außen ab und vergessen häufig, wie viel Macht in uns steckt. Die folgende Meditation hilft dir dabei, dir diese Macht zurückzuholen.

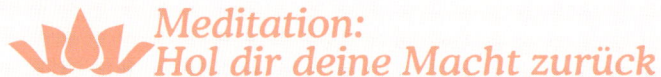
Meditation: Hol dir deine Macht zurück

Unsere Kraft, unsere Konzentration und unser Fokus können nur in eine Richtung gehen. Wir können nicht gleichzeitig rechts, links, oben und unten im Blick behalten. Wenn wir uns auf neue, gesündere Verhaltens- und Denkweisen konzentrieren wollen, ist es wichtig, die ungesunden Stimmen um uns herum leise zu schalten und die eigene innere Stimme zu verstärken. Das tun wir mit folgender Meditation.

Immer wenn wir uns über das Verhalten und die Meinung anderer ärgern, geben wir etwas von der eigenen Macht ab. Wir geben Kraft und Aufmerksamkeit an Dinge ab, die uns schaden und die wir nicht mehr in unserem Leben wollen. Es ist nicht möglich, sich gleichzeitig auf zwei entgegengesetzte Dinge zu fokussieren. Wir können entweder glauben, was jemand uns vorwirft (z. B. selbst schuld am Gewicht zu sein) oder uns eine eigene Meinung bilden (was du ja gerade machst) und diese Überzeugung immer stärker verinnerlichen. Wenn du dich von der Meinung anderer, die meist sehr unqualifiziert ist, beeindrucken lässt, gibst du ein bisschen Sicherheit und Stärke von der neuen, gesünderen Überzeugung ab und drehst dich im Kreis. Diese Meditation soll dir helfen, bei dir und deinen neuen Gedanken zu bleiben und sie dir zu eigen zu machen.

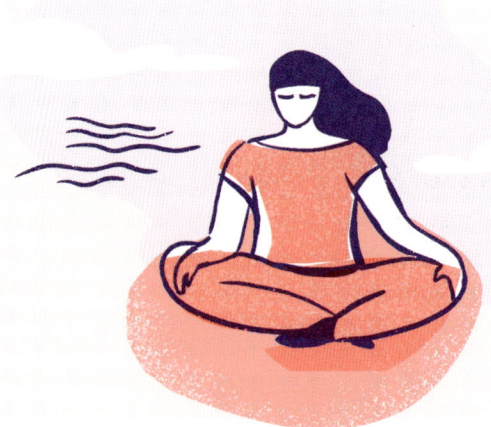

Diese und alle weiteren geführten Meditationen findest du unter www.suedwest-verlag.de/ gesundheit-zusatzmaterial oder wenn du dem QR-Code auf Seite 22 oder 63 folgst.

Auswirkungen von Schlafmangel und Stress auf Körper und Gewicht

Mal Hand aufs Herz: Wie viele Stunden hast du letzte Nacht geschlafen? Bist du erholt aufgewacht und aus dem Bett gesprungen? Oder ist dein Wecker nur knapp einem Crash entronnen, weil er es gewagt hat, zu klingeln? Schlaf ist einer der am meisten unterschätzten Faktoren, wenn es um die Gesundheit, aber auch um das Gewicht geht. Die Schlafdauer scheint ein wichtiger Regulator für Körpergewicht und Stoffwechsel zu sein. Eine Studie mit 1024 Teilnehmer:innen der Wisconsin Schlaf-Kohorte zeigte, dass Menschen mit einer Schlafdauer von weniger als 8 Stunden tendenziell schwerer waren und das Gewicht umso höher war, je kürzer die Schlafdauer war[107]. Eine kürzere Schlafdauer war zudem assoziiert mit niedrigeren Spiegeln des Sättigungshormons Leptin und höheren Spiegeln des Hungerhormons Ghrelin. Beides wirkt appetitsteigernd.

Das bestätigte auch eine Studie mit 256 Jugendlichen, die von mehr Heißhunger auf Süßigkeiten, einer eher unausgewogenen Ernährung und einer höheren Energieaufnahme berichteten, je schlechter ihre Schlafeffizienz war, das Verhältnis aus Schlafdauer und Zeit im Bett[108,109].

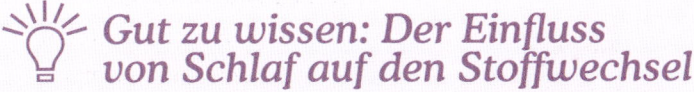
Gut zu wissen: Der Einfluss von Schlaf auf den Stoffwechsel

Schlafentzug und Schlafstörungen stehen in Zusammenhang mit Veränderungen in der Hypothalamus-Hypophysen-Nebennierenrinden-Achse (HPA-Achse), die zu einer neuroendokrinen Dysregulation führen[110]. Durch die Ausschüttung von Glukokortikoiden wie bspw. Cortisol werden die Glukose- und Insulinspiegel erhöht und gleichzeitig der Adiponectin-Spiegel im Blut gesenkt. Adiponectin ist ein von Fettzellen abgegebenes Hormon, das vielfältige Wirkungen auf den Lipid- und Glukosestoffwechsel hat. Insbesondere erhöht es die Empfindlichkeit der Zielgewebe auf Insulin und reguliert dadurch zusammen mit anderen Hormonen das Hungergefühl und die Nahrungsaufnahme[111]. Ein niedriger Adiponectin-Spiegel erhöht zusammen mit genetischen Faktoren das Risiko, Diabetes Typ 2 zu bekommen[112]. Zudem gibt es Hinweise darauf, dass Menschen mit niedrigem Adiponectin ein erhöhtes Darmkrebsrisiko haben[113].

Ein gesunder Schlaf fördert daher auf mehreren Ebenen das Wohlbefinden und die Gesundheit (siehe »Gut zu wissen«). Es bringt aber nicht unbedingt etwas, sich einfach vorzunehmen, mehr zu schlafen. Häufig spiegelt sich eine zu kurze Schlafdauer in mangelnder Selbstfürsorge wider, sodass es sich lohnt hier anzusetzen (siehe Seite 17, 54). Aber auch »zu viel« Schlaf kann mit einem höheren Körpergewicht assoziiert sein. Während bei Männern mit längerer Schlafdauer der Trend eher zu einem niedrigeren Gewicht geht, steht bei Frauen der BMI in einem U-förmigen Verhältnis zur Schlafdauer[114]. Das bedeutet, dass sowohl eine sehr kurze als auch eine sehr lange Schlafdauer in Zusammenhang mit einem höheren Körpergewicht steht. Eine sehr lange Schlafdauer kann ein Anzeichen für zu wenig Antrieb sein (hier stellt sich auch wieder die Frage nach dem Warum) oder eine (angehende) Depression und eventuell für eine geringe Schlafeffizienz (schlechter Schlaf oder nächtliches Wachsein könnte die Zeit, die im Bett verbracht wird, verlängern). An dieser Stelle bringt es nichts, konkrete Zahlen zu nennen, wie lange du schlafen sollst, da die passende Schlafdauer sehr individuell ist.

Akuter Stress ist eine überlebensnotwendige Reaktion des Körpers

»Stress« bezeichnet die eigene körperliche und psychische Reaktion sowie die wahrgenommene Belastung durch bestimmte äußere Reize. Stress ist an sich nichts Schlechtes, sondern aktiviert uns, sodass wir Herausforderungen meistern können und dient dazu, sich an verändernde Situationen und Umweltbedingungen anzupassen. Wir brauchen die Stressreaktion, um diese zu bewerten, schnell handeln zu können und damit überlebensfähig zu sein und zu bleiben.

Ist sie kurz und vorübergehend, macht sie uns nicht nur leistungsfähiger, sondern stärkt auch das Selbstvertrauen und setzt Glückshormone frei. Körperlich zeigt sie sich darin, dass

- **der Blutdruck steigt,**
- **die Muskeln sich anspannen,**
- **die Atmung schneller und flacher wird,**
- **sich der Blutzuckergehalt erhöht, um potenziell Energie bereitzustellen,**
- **vermehrt Blut in die Muskeln geleitet wird, um die Sauerstoffaufnahme der Muskelfasern zu optimieren,**
- **die Verdauung gehemmt wird und**
- **sexuelle Lust und Funktionen unwichtiger werden.**

Chronischer Stress ist gesundheitsschädlich

Hält der Stress aber dauerhaft an, was dazu führt, dass der Körper in einem permanenten Alarmzustand ist, kann sich das negativ auf die Gesundheit auswirken[115]. Chronischer Stress schwächt das Immunsystem, man wird anfälliger für Infektionen, und hält der Stress an, können wiederkehrende oder chronische Krankheiten die Folge sein[116]. Häufig werden Probleme mit dem Verdauungssystem, Durchfall, Verstopfung, aber auch Reizdarm oder Magengeschwüre genannt. Mit der Zeit kann eine anhaltende Belastung des Körpers durch Stress zu weiteren schwerwiegenden Gesundheitsproblemen wie

Herzerkrankungen, Bluthochdruck, Diabetes und anderen Krankheiten führen, einschließlich psychischer Störungen wie Depressionen oder Angstzuständen[117,118]. Interessanterweise sind auch das alles Krankheiten, die gerne mit einem hohen Körpergewicht in Verbindung gebracht werden. Zufall – oder vielleicht doch nicht?

Wir möchten Menschen dazu anregen, die Situation differenzierter zu betrachten. Diese ganzen typischen »Wohlstandskrankheiten«, für die gerne das Körpergewicht verantwortlich gemacht wird, lassen sich nämlich auch völlig unabhängig vom Gewicht durch Stress erklären.

Gestresst zu sein gehört »zum guten Ton« – leider!

Ich (Antonie) war früher eine absolute Stressnudel (und bin es teilweise noch immer, obwohl ich extrem daran arbeite). Ich habe gar nicht begriffen, wie sehr eine solche Art zu leben eine Bedrohung für meine Gesundheit darstellen kann. Chillen war in meinen Augen nur was für Weicheier und einfach mal nichts machen absolute Zeitverschwendung. Diese Ansicht ist leider so weit verbreitet: Selbstfürsorge, Pausen machen und aktiv entspannen – das grenzt in unserer Leistungsgesellschaft fast schon an Faulheit. Dabei sollten wir unbedingt mal versuchen, weniger zu leisten und »fauler« zu sein – das würde unserer Gesundheit so guttun!

Wir sagen so oft: »Ich bin im Stress« oder »Ich fühle mich gestresst«, aber was bedeutet das genau? Eine Definition ist, dass Stress dann entsteht, wenn ein äußerer oder innerer Reiz als unangenehm empfunden wird. Es hängt allerdings stark von der Qualität des Reizes ab sowie von der individuellen Bewertung eben dieses Reizes und der persönlichen Einstellung, ob jemandem etwas Stress bereitet. Mich (Antonie) stressen beispielsweise große Menschenansammlungen und laute Geräusche, während Petra früher nachts nicht alleine sein konnte (Petras Geschichte dazu findest du auf Seite 157, bei mir ist das wahrscheinlich eine reine Reizüberflutung). Die jeweils andere Situation empfinden wir dagegen nicht als bedrohlich, sie stresst uns nicht.

Stress wird oft nicht bewusst wahrgenommen

Stress ist also höchst subjektiv, und jeder Mensch hat ein anderes Stressempfinden. Es gibt aber eine Reihe von Stressfaktoren, sogenannte Stressoren, die sehr viele Menschen als belastend empfinden. Das sind beispielsweise Konflikte am Arbeitsplatz, in der Familie oder in der Partnerschaft, Termindruck, Doppelbelastung durch Familie und Beruf oder durch eine Pflegesituation in der Familie, traumatische Ereignisse wie Trennung, Krankheit, Misshandlung, Tod einer nahestehenden Person oder der Verlust des Arbeitsplatzes.

Es gibt aber auch noch vermeintlich »harmlosere« Dinge, die Stress auslösen können, die wir vielleicht gar nicht als stressig empfinden. Zum Beispiel die bereits genannte Reizüberflutung, die mittlerweile permanent stattfindet. Früher hast du auf den Zug gewartet oder an der Kasse angestanden und hast dich gelangweilt. Das hat deinem Körper zwischendurch mal die Möglichkeit gegeben abzuschalten. Heute zückst du sofort das Handy, sobald die Waren auf dem Kassenband liegen oder du am Bahnsteig angekommen bist – wir sind da keine Ausnahme.

Oder allein die Tatsache, dass wir immer erreichbar sind und unsere E-Mails, Termine etc. dank unseres Handys nur einen Knopfdruck entfernt sind. Dadurch haben wir Schwierigkeiten abzuschalten. Gerade wenn wir das Handy mit ins Bett nehmen, kann das dazu führen, dass wir schlechter schlafen. Oft spüren wir den Stress kaum, obwohl wir gestresst sind, weil wir die Stressfaktoren im Außen suchen. Da finden wir sie aber nicht, weil sie in unserem Inneren sind. Vielleicht sind es auch Sorgen und Ängste, die wir gar nicht so bewusst wahrnehmen, weil sie schon immer da waren, oder auch die eigenen Leistungsansprüche.

Loslegen: Finde deine Achtsamkeitspraxis

Auch wenn es sich hier wieder um eine gesellschaftliche Herausforderung handelt, ist es wichtig, auch individuelle Strategien zu kennen, um den eigenen Stresspegel zu senken. Bestimmt hast du schon einmal gehört, dass Bewegung den Cortisolspiegel senkt, aber das reicht nicht aus. Damit wir echte Entspannung erfahren, müssen wir auch das vegetative oder autonome Nervensystem miteinbeziehen (siehe Seite 91ff.).

Über die Atmung lässt sich ganz direkt das vegetative Nervensystem beeinflussen. Langsames, tiefes Atmen, langes Ausatmen, Seufzen – all das trägt zur Aktivierung des Parasympathikus bei. Du kannst dir natürlich auch gleich eine mentale Entspannungstechnik aussuchen, wie z. B. jegliche Art von Achtsamkeitstraining, Yoga, Meditation oder Mindfulness-Based Stress Reduction (MBSR) – all das ist sozusagen Entspannungsatmung de luxe.

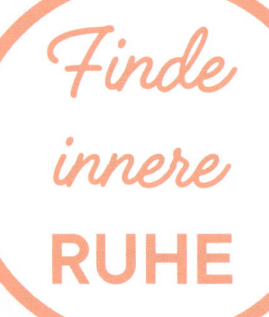

Falls das nichts für dich ist, kannst du achtsame Entspannung auch in den Alltag einbauen, indem du bspw. bewusst spazieren gehst und deine Umgebung mit allen Sinnen aufnimmst oder dich drei Minuten unter die Dusche stellst, einfach gar nichts machst und dich nur darauf konzentrierst, wie das Wasser auf dich runterprasselt. Du kannst selbst beim Kaffeekochen meditieren, indem du jede Handlung ganz bewusst ausführst und im Kopf beschreibst.

Meditation heißt einfach nur, den Autopiloten auszuschalten und bewusst im Hier und Jetzt zu sein. Nimm dir für die nächste Woche drei Dinge vor, die du ausprobieren willst und finde deine Achtsamkeitspraxis. Keine Sorge, das muss nicht ausufern, wenn du nicht willst. Studien geben Hinweise darauf, dass schon wenige Minuten täglich in Achtsamkeitsübungen investiert, das Wohlbefinden und die Gesundheit verbessern können[119–123].

Der Effekt starker Gewichtsschwankungen

Aber nicht nur Stress und Schlafmangel sind problematisch, auch der Einfluss von Weight Cycling auf die Gesundheit wird immer noch massiv unterschätzt. Egal, wie wir es drehen und wenden: Die allermeisten Diäten funktionieren nicht. Innerhalb eines Jahres nach dem Gewichtsverlust werden 80 Prozent der Menschen das Gewicht, das sie vor der Diät hatten, wieder erreichen[14]. Innerhalb von zwei Jahren sind das bereits 85 Prozent und innerhalb von drei Jahren sind es über 95 Prozent[13, 124].

Dem Argument, dass bestimmte Diäten oder Ernährungsumstellungen besser seien als andere, können wir an der Stelle auch gleich den Wind aus den Segeln nehmen: 2020 erschien im *British Medical Journal* eine Studie, die 14 bekannte und beliebte Reduktionsdiäten miteinander verglich[125]. Von Low Carb über Low Fat bis hin zur Kalorienreduktion war alles dabei. Mit jedem der Diätprogramme verloren die Teilnehmer:innen kurzfristig Gewicht, nach 6 Monaten waren sie am leichtesten und nahmen dann alles wieder zu. Mit den Gesundheitsparametern war es dasselbe: Sie verbesserten sich kurzfristig, aber der Effekt war nach einem Jahr so gut wie verschwunden – selbst wenn sich die Teilnehmer:innen weiterhin an die Diät hielten.

Wie können wir angesichts dieser Zahlen immer noch einen vorsätzlichen Gewichtsverlust »verschreiben«, wenn wir bereits wissen, dass die wahrscheinlichste Folge daraus gesundheitsschädliches Weight Cycling sein wird? Wie können wir bei Interventionen zur »Behandlung« eines hohen Körpergewichts immer noch auf ein intellektuelles Umlernen und die Willenskraft zur »Optimierung« des Essverhaltens setzen? Dass diese Praxis immer noch Standard ist, ist einfach völlig unverständlich – vorausgesetzt wir haben keine monetäre Bereicherung im Sinn, sondern wirklich das Wohl der Patient:innen. Davon gehen wir persönlich im Allgemeinen aus, da die allermeisten Gesundheitsdienstleister:innen diesen Beruf wahrscheinlich überhaupt nur ergriffen haben, weil sie Menschen helfen möchten.

Weight Cycling macht dick und erklärt gewichtsunabhängig Krankheitsrisiken

Alle erhöhten Krankheitsrisiken, die einem hohen Körpergewicht zugeschrieben werden, lassen sich auch durch Weight Cycling erklären – und zwar völlig unabhängig vom Gewicht[21]. Besonders bei Menschen, die zu Beginn ihrer Diätkarriere laut Definition im »normalgewichtigen« Bereich waren, war Weight Cycling im Anschluss an einen vorsätzlichen Gewichtsverlust stärker mit Krankheitsrisiken für Diabetes Typ 2, Bluthochdruck und koronare Herzkrankheiten verbunden. Warum? Je geringer der anfängliche Körperfettanteil von Diäthaltenden ist, desto größer ist der absolute Anteil der verlorenen Muskelmasse und desto größer ist der absolute Anteil der zugenommenen Fettmasse nach der Diät (siehe auch Seite 28 ff.), was das Verhältnis von Muskelmasse zu Fettmasse stärker verschiebt[11].

Eine schon etwas ältere Studie, die 2004 im *International Journal of Obesity* erschienen ist, hat Weight Cycling mit einer größeren Gewichtszunahme, weniger körperlicher Aktivität und einem höheren Vorkommen von unkontrollierbaren Essattacken und Binge Eating assoziiert[126]. Auch ein erhöhtes kardiovaskuläres und Sterblichkeitsrisiko tauchen in Studien, die den Einfluss von Weight Cycling auf die Gesundheit untersuchen, immer wieder auf, neben einem höheren Risiko für Frakturen aufgrund von Osteoporose, Gallensteine, Verlust von Muskelmasse, chronische Entzündungsreaktionen, Bluthochdruck, einige Krebsarten und Herz-Kreislauf-Erkrankungen.

Selbstverständlich wirst du auch Studien finden, in denen Weight Cycling keinen Einfluss die Gesundheit hat. Wir erklären uns das so: Es gibt unterschiedliche Definitionen, was Weight Cycling ist, und es macht wohl einen Unterschied, wie lange und exzessiv Weight Cycling betrieben wird.

Große Gewichtsschwankungen scheinen gefährlicher zu sein als kleine, und es gibt sogar Forschende, die überzeugt sind, dass Weight Cycling das erhöhte Risiko für Herz-Kreislauf-Erkrankungen *vollständig* erklären könnte, das man bei Menschen in höheren BMI-Kategorien sieht[43]. Sie glauben, dass der Zusammenhang zwischen einem höheren Körpergewicht und der Gesundheit besser dem Weight Cycling zugeschrieben werden sollte als der

Fettmasse an sich[127]. Uns überrascht das kein bisschen, da Menschen, die mehr Weight Cycling in ihrem Leben erfahren haben, statistisch gesehen nicht nur dicker sind, sondern auch eine längere Diätgeschichte haben. Vergleichen wir undifferenziert den Gesundheitszustand von dicken und dünnen Menschen, bleibt das immer ein Vergleich zwischen Äpfeln und Birnen. Sobald wir die soziale Ungerechtigkeit in der Gesundheitsversorgung beseitigt haben, können wir gerne nochmal in aller Ruhe diskutieren, welchen Einfluss das Gewicht auf die Gesundheit tatsächlich hat.

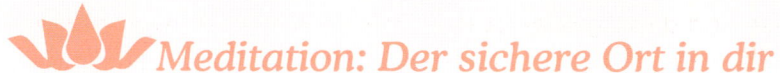 Meditation: Der sichere Ort in dir

Der sichere Ort, dein Safe Space, stellt eine innere Ressource dar, denn an diesen Ort kannst du immer zurückkommen. Alles ist möglich, was dich nährt, entspannt und dich zu Atem kommen lässt. Hier kannst du ausruhen, auftanken und bist vor allen Gefahren sicher. Nichts und niemand kann hier eindringen, weder aus der Vergangenheit noch aus der Gegenwart. Hier ist nur Platz für Heilung, Wohlbefinden, Geborgenheit, Liebe und Zugehörigkeit. Alles ist erlaubt, was guttut, ob es nun die gute Fee, Tiere, Fabelwesen oder Minions sind. Verletzte Anteile fühlen sich wohl und geborgen, alles, was zu dir gehört, ist willkommen und sicher. Du kannst dich hier aufhalten, um Spaß zu haben, zu spielen oder zu heilen. Nur du kannst diesen Ort besuchen, aber jeden mitnehmen, der dir gute Gesellschaft leistet. In einer Meditation oder einfach einer tiefen Entspannung kannst du diesen Ort kreieren, du kannst Orte mit einbinden, die du kennst und liebst, das Wetter und die Lichtverhältnisse bestimmen, den Duft, die Natur drum herum, leichte Musik oder Meeresrauschen – was immer dir hilft, zu entspannen und dich sicher zu fühlen. Lass deiner Fantasie freien Lauf und nimm dir Zeit, diesen Ort zu kreieren. Wenn du ihn klar vor deinem inneren Auge hast, kannst du ihn malen, ihm ein Symbol zuordnen oder eine Farbe. Suche einen Gegenstand aus, der diesen Ort für dich symbolisiert, um dich so leichter mit dem sicheren Ort verbinden zu können.

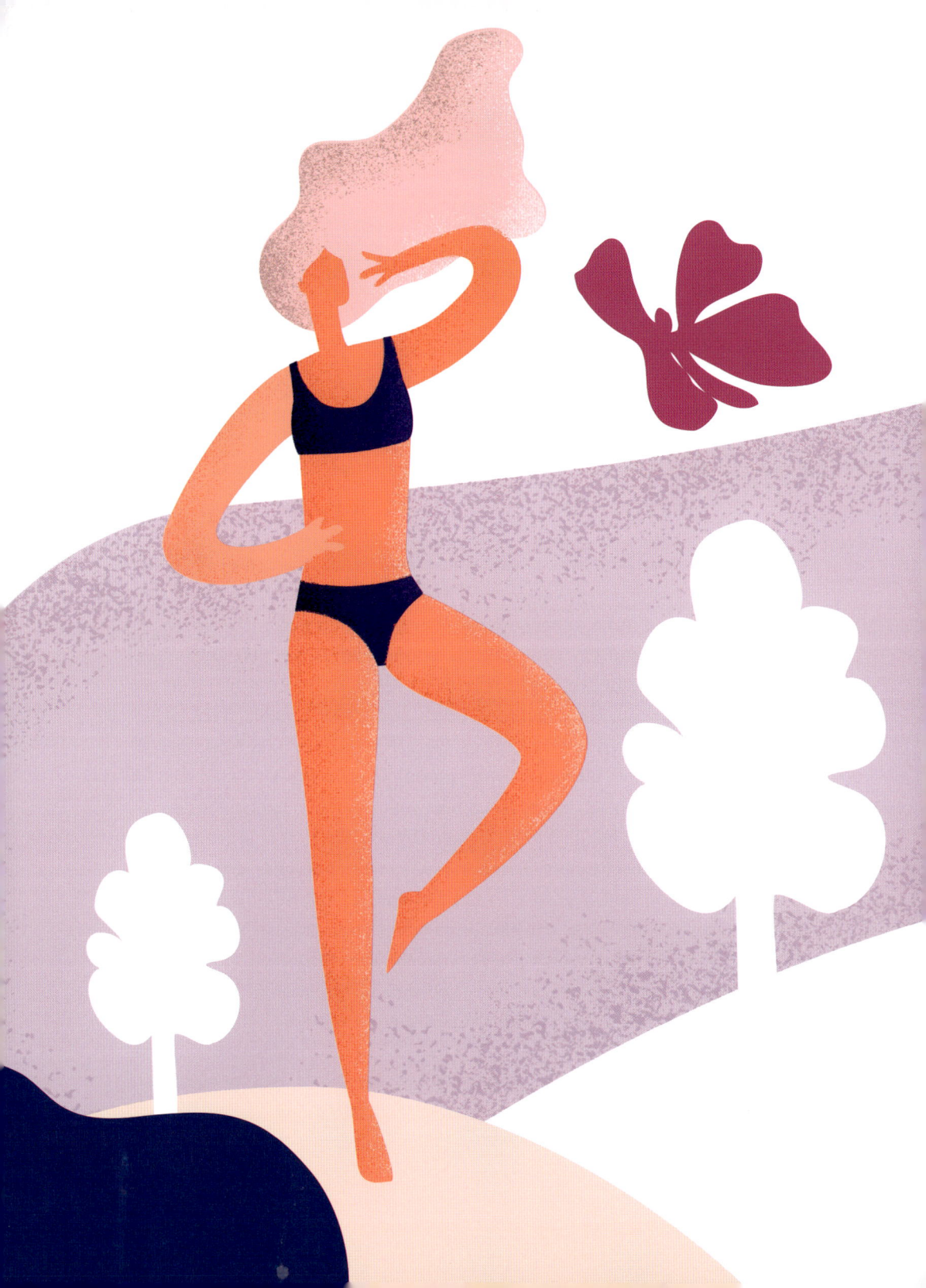

Unsere wirklichen Bedürfnisse
KENNEN UND LEBEN

2

Warum wir tun, WAS WIR TUN

»Wir machen das Beste aus dem, was wir wissen, und wenn wir es besser wissen, machen wir es besser.«
MAYA ANGELOU

Wir haben schon skizziert, was gesunde Verhaltens- und Ernährungsweisen sind. Wenn die Motivation aber nicht aus dir selbst kommt und – noch schlimmer – diese Empfehlungen gegen deine Bedürfnisse gehen, dann wirst du sie langfristig nicht umsetzen können. Deshalb wollen wir dir zeigen, wie du Vertrauen, Respekt und Wertschätzung für den eigenen Körper erschaffst und so Freude daran findest, dich liebevoll um dich selbst zu kümmern, dich ausgewogen zu ernähren und wirklich gesunde Verhaltensweisen zu wählen. Wie du deine Bedürfnisse erkennst, was du tun kannst, um sie zu befriedigen und wie du lernst, liebevoll und mitfühlend mit dir umzugehen, darum geht es jetzt.

Wir sind bedürfnisgetrieben

Alles, was du fühlst, denkst und machst, hat einen Sinn. Auch wenn du es vielleicht im ersten Moment nicht glauben kannst: Die Familientüte Chips, die ganze Tafel Schokolade oder der große Teller Spaghetti Bolognese, den du gerade komplett verdrückt hast, hatte einen guten Grund. All unser Verhalten unterliegt einer gewissen Logik, bestimmten Mustern und vor allem dem übergeordneten Prinzip, unser Überleben zu gewährleisten. So wie das Essen unser Überleben auf körperlicher Ebene sichert – wir sprechen nicht grundlos von *Lebens*-Mitteln und *Nähr*-Stoffen –, so kann es auch auf seelischer Ebene unser Wohlbefinden steigern oder unsere Angst mindern.

An dieser Stelle kommt häufig der Einwand: Ja, aber was, wenn das viele »ungesunde« Essen uns umbringt? Gegenfrage: Was, wenn Essen die einzige erlernte Möglichkeit unseres Körpers, unseres Nervensystems und unserer Psyche ist, unser Überleben zu sichern? Was, wenn wir uns so bedroht, verletzlich, bewertet und ängstlich fühlen, dass wir uns permanenter Lebensgefahr ausgesetzt sehen? Vielleicht denkst du jetzt, welche Lebensgefahr soll denn das sein, wenn jemand in der reichen westlichen Welt wohnt und den ganzen Tag die Möglichkeit hat zu essen?

Wir Menschen sind soziale Wesen und bestehen aus mehr als nur einem Körper und einem rationalen Verstand. So viele menschliche Bedürfnisse, die wir haben, gehen über Essen, Trinken, Schlafen und Sex hinaus. Wir wollen uns verbunden fühlen, teilhaben an dem Leben unserer Mitmenschen und vor allem gesehen und bedingungslos geliebt werden. In einer Welt, wo dem Äußeren ein höherer Wert zugemessen wird als dem Inneren, ist es gar nicht so einfach, sich sicher, beschützt und aufgehoben zu fühlen. Auf den folgenden Seiten wollen wir dir vermitteln, dass auch all die Dinge, die du in deiner Wertvorstellung vielleicht (noch) ablehnst, trotzdem natürlicherweise in uns verankert sind.

Es geht darum, zu erfahren, dass wir die Welt oder die Menschen darin nicht in »gut« und »böse« unterteilen können, sondern darum, anzunehmen, was ist. Mit Neugierde zu fragen: Was mache ich da gerade und warum? Was kann ich stattdessen tun, was meine Bedürfnisse besser befriedigt, als immer nur zu essen oder nicht zu essen? Was *genau* brauche ich jetzt, um mich beruhigen und annehmen zu können? Über Bedürfnisse könnte man eine ganze Buchreihe schreiben, daher reißen wir im Folgenden unterschiedliche psychologische Erklärungen an, die uns die Augen geöffnet und inspiriert haben, tiefer zu tauchen. Du darfst nun eine kleine Reise zu dir selbst antreten. Wir geben dabei ein bisschen den Erklär-Bär, versuchen aber in erster Linie, dich für deine eigene Psyche und deine eigene Geschichte zu sensibilisieren. Wir hoffen, die Übungen helfen dir, dich liebevoll und ergebnisoffen zu hinterfragen und neue Seiten an dir zu entdecken.

Erfüllte Bedürfnisse als Voraussetzung für Gesundheit und Wohlbefinden

Je besser unsere Bedürfnisse befriedigt werden, umso wohler und gesünder fühlen wir uns. Bedürfnisse sind tief verankert in unserem Nervensystem, unserem Gehirn und somit in unseren Gewohnheiten. Alles, was wir tun, soll in irgendeiner Weise unserer Bedürfnisbefriedigung dienen. Ob wir eine bestimmte Figur anstreben, Diät leben oder übermäßig essen, wir eine Essstörung oder ein essgestörtes Verhalten aufweisen, all das dient unbewusst der Erfüllung von Bedürfnissen. Doch oft wissen und fühlen wir selbst nicht mehr, was wir wirklich wollen und brauchen. Von außen strömen so viele Einflüsse auf uns ein, dass wir längst den Überblick und die Orientierung verloren haben.

Unser Erleben, Denken und Handeln empfinden wir oft als widersprüchlich. Wir fragen uns: Warum konnte ich mich beim Essen nicht zurückhalten, obwohl ich eigentlich abnehmen will? Warum habe ich es nicht zum Sport geschafft, obwohl ich weiß, dass er meinen Rückenschmerzen gutgetan hätte? Das liegt daran, dass in diesen Situationen nicht nur ein einziges Bedürfnis vorherrscht, sondern eine ganze Menge Bedürfnisse miteinander wettstreiten. Ich möchte zwar die Schmerzen loswerden, aber vielleicht bieten sie mir auch die unbedingt erforderliche Ruhe, die ich brauche, und die ich mir sonst nicht zugestehen würde. Ich möchte mich bewegen, aber dann setzt wieder

der Kalorienzählmodus ein, und ich kann meinen eigenen Ansprüchen an meine körperliche Leistungsfähigkeit nicht gerecht werden. Vielleicht würde ich gerne Sport machen, aber ich schäme mich vor den anderen und finde keine Sportkleidung in meiner Größe. Hier könnten wir unzählige Beispiele nennen.

Bedürfnisse sind nicht immer alle gleichwertig, sondern werden je nach Situation, Mensch und Erfahrung von unserer Psyche und unserem Nervensystem priorisiert, d. h. einige Bedürfnisse sind wichtiger als andere. Diese Priorisierung erfolgt unbewusst und ist tief in unserem Überlebenssystem (Gehirn und Nervensystem) verankert. Um dir die Logik deiner Bedürfnisse näherzubringen, erklären wir dir im Folgenden eine ganze Menge Theorie – aber wir brauchen diese als Basis, um zu verstehen, warum wir tun, was wir tun und wie wir es tun.

Unsere komplexe innere Welt

In einer immer komplexeren Welt haben sich unser Nervensystem und unser Gehirn entwicklungsphysiologisch nach und nach weiterentwickelt. Zuerst hat sich im Gehirn und im Autonomen Nervensystem (ANS), das alle nicht willentlich gesteuerten Vorgänge im Körper regelt, alles entwickelt, was unser Überleben sichert. Angefangen hat es mit dem Stammhirn und dem Limbischen System. Dieses »alte« System arbeitet extrem schnell und undifferenziert, dafür aber lebensrettend und -erhaltend. Im Notfall läuft alles unbewusst und automatisiert ab. Wir denken nicht darüber nach, wie unser Herz schlägt, der Stoffwechsel funktioniert und warum wir schwitzen. Alle diese Vorgänge laufen unter unserem bewussten Radar ab. Dies ist die Ebene der Instinkte, die bei uns immer noch vorhanden ist, wie bei Tieren.

Der neuere Gehirnpart, der Neokortex, unser Großhirn, ist langsamer als die älteren Gehirnregionen, dafür aber auch wesentlich differenzierter und weniger anfällig für Fehlalarme. Er versetzt uns in die Lage, das Verhalten des »alten Gehirns« und komplizierte Denkkonstrukte zu verstehen. Hier erschaffen wir Vorstellungen von Begriffen wie Zeit, Selbstgefühl und moralischen Urteilen. Der Neokortex macht es uns möglich, zwischen logischen Fakten, dem Bauchgefühl und der Stimme des Herzens abzuwägen, um gute Entscheidungen zu treffen. Hier unterscheiden wir uns deutlich von den Tieren und haben sehr viel mehr Zugriff auf unseren Willen und unsere Überzeugungen.

Die heimliche Macht des Unterbewussten

Fühlen wir uns bedroht und attackiert (egal, ob sozial, emotional, psychisch oder körperlich), übernehmen Stammhirn und Limbisches System die Führung. Das ANS steht auf Flucht und Angriff (was das bedeutet, erklären wir noch näher anhand der Polyvagal-Theorie auf S. 142). Das Herz schlägt rasend schnell, die Atmung ist schnell und flach, der Blutdruck steigt, Energiereserven aus der Leber werden in Form von Glukose (Zucker) ins Blut gepumpt. Wir haben in den Überlebensmodus geschaltet und reagieren nur noch, statt bewusst Entscheidungen vorzunehmen. Auf unseren menschlichen logischen Verstand haben wir nur Zugriff, wenn wir uns sicher fühlen.

Der Unterschied zwischen Bewusstsein und Unbewusstem ist nicht nur sehr groß, es ist auch wichtig, beide zu beachten, wenn wir uns gesund verhalten wollen. Maja Storch beschreibt das in ihrem Buch *Mein Ich-Gewicht* wie folgt[128]: »*Der Mensch verfügt über zwei Systeme, die Handlung hervorbringen können. Das eine System ist an das Bewusstsein gekoppelt, es arbeitet mit Sprache und Logik. Das andere System arbeitet ohne Kenntnisnahme des Bewusstseins, also unbewusst.*«

Wie rational wir als Menschen auch sein mögen, Wissenschaftler:innen gehen davon aus, dass unser Gehirn 80 Prozent seiner verfügbaren Energie für bewusste Vorgänge einsetzt und nur 20 Prozent für das Unbewusste bleiben (deshalb ist es so automatisiert). Unsere Entscheidungen werden aber bis zu 99 Prozent (hier variieren die Zahlen von 85–99 Prozent) vom Unbewussten getroffen. Wer also denkt, dass eine Diät mit ausreichend Rationalität und Willenskraft dauerhaft machbar ist, kann das eigene Gehirn leise lachen hören.

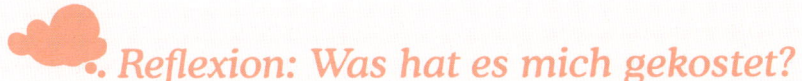
Reflexion: Was hat es mich gekostet?

Wenn du so zurückdenkst an deine Diätvergangenheit, vielleicht geht es dir wie uns und du denkst: »Oh je, was habe ich mir alles versagt aus dem Glauben heraus, nur Spaß haben zu dürfen, wenn ich schlank bin.« Mach eine Liste, was die Diät dich gekostet hat: nicht schwimmen gehen, nicht den Bikini stolz tragen, nicht das Licht beim Sex anlassen oder mit Genuss in der Öffentlichkeit essen. Schreibe auf, was du dir zurückerobern möchtest, wenn du endlich durch bist mit der Diätmentalität und fühle, wie viel Energie frei werden kann.

Wie Bedürfnisse uns leiten

Die physiologischen Bedürfnisse Essen, Trinken, Atmen, Schlaf, Wärme und Sexualität dienen der Erhaltung des Körpers und unserer Art, stärken unser Immunsystem und unseren Kreislauf und sind meist als Instinkte verankert. Die Erfüllung dieser physiologischen Bedürfnisse regelt unter anderem unser Stammhirn (siehe Abbildung 7). Es nimmt Informationen direkt über die Verbindung zum Rückenmark aus dem Körper auf und sendet Signale zurück, die der Befriedigung dieser Bedürfnisse dienen. Übermittelt beispielsweise der Magen Hunger, gibt das Gehirn die Rückmeldung an den Körper: »Mach dich auf die Suche nach etwas zu essen«. Unsere Instinkte provozieren unsere Handlung ohne Rücksprache mit dem rationalen Verstand (Neokortex). Sind wir beispielsweise ausgehungert, unterzuckert und deshalb schon übel gelaunt (»hangry«), kann der Stress so groß sein, dass wir weder anderen noch unseren eigenen Emotionen gegenüber aufgeschlossen und entspannt sein können, sondern retten, was es noch zu retten gibt. Ohne groß nachzudenken, soll zügig Abhilfe geschaffen werden, wenn es um unsere Grundbedürfnisse geht.

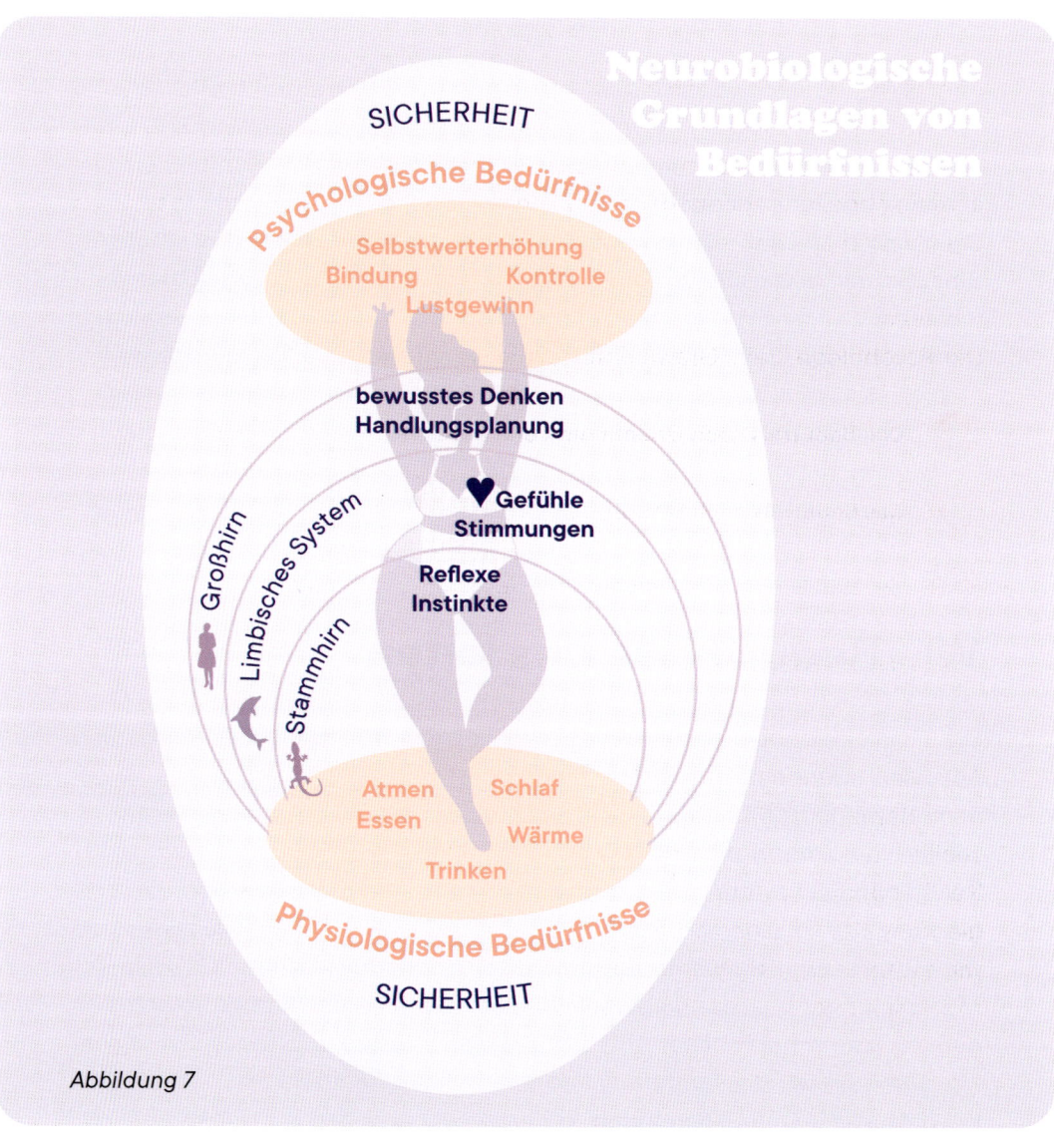

Abbildung 7

Betrachten wir Diäten aus der Perspektive des Gehirns und des ANS, sehen wir, dass wir uns durch die Vorenthaltung von Nahrung in eine Art Überlebensmodus katapultieren. Allerdings kann das Stammhirn nicht unterscheiden, ob wir wirklich wegen einer Notsituation nichts zu essen haben oder ob wir »freiwillig« hungern. Je mehr Diäten und Restriktionen wir hinter uns haben, umso schneller reagiert das Gehirn. Es ist bereits sensibilisiert, um immer schneller dagegenhalten zu können. Das ist ein Grund, warum Diäten beim ersten Mal so viel leichter fallen als beim zweiten, dritten oder fünfzigsten Versuch. Unser Gehirn lernt, die »Gefahr« besser und schneller zu eliminieren.

Der Psychologe Klaus Grawe unterteilt in vier grundsätzliche Bedürfnisse[129]:

1. **Das Bedürfnis nach Orientierung und Kontrolle,**
2. **das Bedürfnis nach Bindung,**
3. **das Bedürfnis nach Lustgewinn/Unlustvermeidung und**
4. **das Bedürfnis nach Selbstwerterhöhung/-schutz.**

Alle vier Grundbedürfnisse sind ebenbürtig und streben gleichermaßen nach Befriedigung. So tragen sie dazu bei, dass wir uns sicher fühlen. Wir versuchen, unsere psychischen Bedürfnisse (im Innern) mit dem Erleben in der Realität überein zu bringen. Das bezeichnet Grawe als »Konsistenz«. Je höher die Konsistenz ist, desto gesünder ist der Organismus, und desto mehr sind wir mit uns und der Welt im Frieden. Doch unsere Bedürfnisse scheinen oft nicht miteinander vereinbar zu sein.

Das Bedürfnis nach Sicherheit verlangt nach Kontrolle

Unser Bedürfnis nach Sicherheit ist besonders stark. Es zeigt sich in dem Wunsch, ein Dach über dem Kopf zu haben, unsere Kinder versorgen und beschützen zu können oder darin, finanzielle Sicherheit durch Arbeit zu erlangen. Sicherheit verlangt in der Regel nach Ordnung und Gesetzen, um möglichst viel Kontrolle über die eigene Lebenssituation zu erfahren. Ist unser Bedürfnis nach Sicherheit bedroht, wie z. B. durch Arbeitslosigkeit, Trauma oder Verlust, kommt es zur Aktivierung des Überlebensmodus. Je nachdem, was genau wir als »sicher« gelernt haben, versuchen wir, den Zustand zu verbessern. Gelingt das nicht und erleben wir eine zu große Unsicherheit, die wir nicht verarbeiten können, behilft sich das Unbewusste, indem es kompensiert. Das kann durch übermäßiges Essen sein, ebenso wie die Betäubung von Schmerz durch Alkohol oder Drogen. Aber auch wie wir Beziehungen leben, ob wir uns isolieren oder anhänglich sind, kann Ausdruck von Bedrohung sein. So können nicht nur Süchte nach Substanzen, sondern auch nach Handlungen entstehen. Sucht ist – ganz vereinfacht gesagt – nur ein Versuch, das Bedürfnis nach Sicherheit zu befriedigen.

Stress drückt den Alarmknopf unseres Systems

Wir alle haben zudem den Wunsch nach Zugehörigkeit, Freunden, Verbindung, Liebe, Mitgefühl, Fürsorge und Kommunikation. Diese werden dem Limbischen System des Gehirns und einem Teil des Parasympathischen Nervensystems (ein Anteil des ANS) zugeschrieben. Wie ein Thermometer, das permanent die psychische Wohlfühltemperatur misst und mit alten gesammelten Werten vergleicht, schätzt unser Nervensystem die momentane Lage ein und steuert ganz automatisch und unbewusst auf eine Entscheidung zu, die unser Wohlbefinden steigert. Es treibt uns an, uns auf Dinge zuzubewegen, Beziehungen und Verbindungen mit anderen einzugehen oder sie zu meiden, uns zu verstecken oder uns sogar tot zu stellen.

Fühlen wir uns längerfristig gestresst, bspw. durch Einsamkeit, ständige Diätgedanken, Schlafmangel oder Angst, wird eine Kaskade von Botenstoffen und Hormonen frei, die vom Hypothalamus über die Hypophyse zur Nebennierenrinde wirken, wo es dann zur Ausschüttung von Cortisol, einem Stresshormon, kommt. Cortisol und Adrenalin (ein anderes Stresshormon, das bei Gefahren wie Schreck, Angst, Anspannung ausgeschüttet wird) bewirken die sofortige Bereitstellung von Energie und gewährleisten somit unsere Handlungsfähigkeit. Bleibt die Stressempfindung (Gefahr) zu lange bestehen, kann Cortisol zu erheblichen gesundheitlichen Problemen und vermehrter Fetteinlagerung führen. Menschen, die Traumata erlitten haben, leiden besonders unter einem dauerhaft erhöhten Cortisolspiegel. Schon kleinste Erregungen können dann zu einer überschießenden Cortisolreaktion führen und langfristig Nervengewebe schädigen.

Bedürfnisbefriedigung erhöht unseren Selbstwert

Je mehr und besser unsere Bedürfnisse befriedigt sind, umso besser geht es dagegen unserem Selbstwert. Was genau ist das überhaupt? Wir alle möchten uns selbst verwirklichen, unsere Potenziale und Talente ausleben und streben nach persönlichem Wachstum. Wir haben einen Wunsch nach Spiritualität, den Wunsch zu teilen und andere teilhaben zu lassen. Wir möchten uns selbst achten und wertschätzen, aber auch von außen geachtet und wertgeschätzt werden. Außerdem haben wir alle den Wunsch nach Selbstwerterhöhung. Viele Menschen streben heute z. B. nach Status und Statuserhalt durch Geld, Macht, Wohlstand und Karriere. Andere sind besonders ehrgeizig im Sport oder streben ein bestimmtes Körperziel an. Unser Status sagt aus, zu welcher Gruppe von Menschen wir uns selbst zählen – und Gewicht und Körper sind eine Form von Status-Währung.

Für die Erfüllung unserer komplexen Bedürfnisse nutzen wir die neueren Bereiche unseres Gehirns, wie den Kortex und den präfrontalen Kortex – im Zusammenspiel mit allen anderen Hirnregionen. Wie wir uns das Zusammenspiel der Gehirnregionen vorstellen können, demonstriert das Handmodell des Gehirns nach Daniel J. Siegel[130]. Der renommierte Hirnforscher verdeutlicht damit, dass wir die Kapazität des ganzen Gehirns brauchen, um unser gesamtes Potenzial zu entfalten (siehe Abbildung 8). Siegel spricht von einem »integrierten Gehirn«, wenn alle Teile (sowohl alt als auch neu) in Kommunikation miteinander stehen. Es darf kein Notfallhebel (Gefahrenmeldung) betätigt werden, wir müssen uns ruhig und entspannt fühlen. Im Handmodell entspricht dies der geschlossenen Faust. Besonders, wenn es um eine Neu-

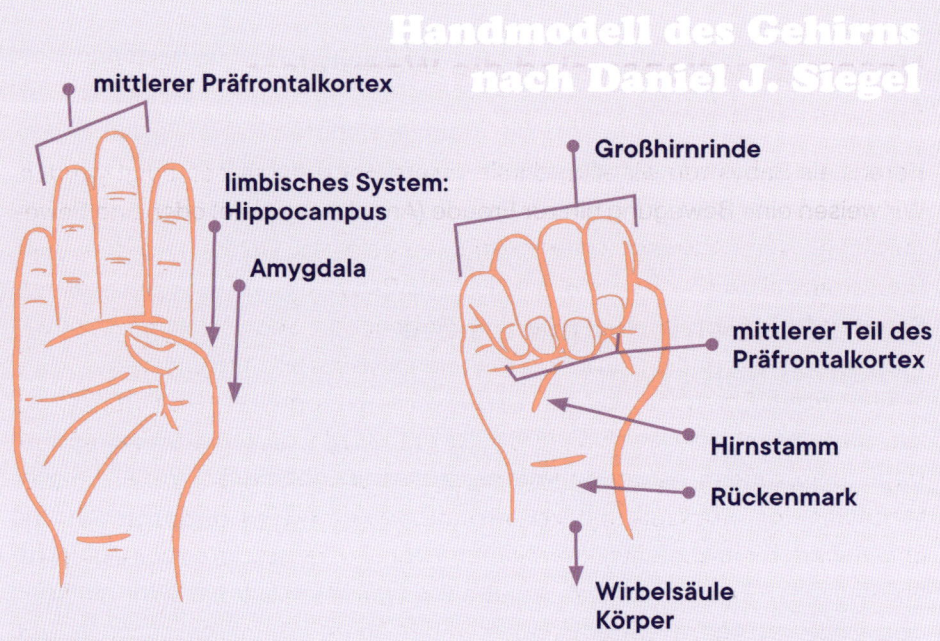

Das Handmodell zeigt die drei Bereiche des Gehirns und das Handgelenk als Rückenmark. Der Handballen steht für das Stammhirn und der Daumen für das Limbische System, dem wir grob unsere Emotionen zuordnen. Die Finger repräsentieren den Kortex, der für komplexere Zusammenhänge gebraucht wird. Nur wenn alle Hirnregionen in Kontakt zueinander stehen, nennen wir das Gehirn »integriert«, und wir können auf dessen volle Leistung zurückgreifen. Gefahr sorgt für das Öffnen der Hand.

Abbildung 8[130]

orientierung für unsere Gesundheit geht, wir alte, hinderliche Muster ablegen und neue, gesündere entwickeln wollen, brauchen wir die Power des integrierten Gehirns.

Um die Techniken, die Neuropsychotherapeut:innen wie Siegel entwickelt haben, nutzen zu können, müssen unsere Grundbedürfnisse befriedigt sein. Sprich ein hungriger, durstiger, müder, ängstlicher Mensch kann weder gut denken noch fühlen.

Unsere Emotionen sind die Wegweiser zu unseren Bedürfnissen

Bereits als Babys tun wir alles, damit unsere Bedürfnisse befriedigt werden. Wir weisen eine Bewegung hin zur Freude (Annäherungsziele) oder eine Bewegung weg vom Schmerz auf (Vermeidungsziele). Im Gehirn wird dies über Neurotransmitter (Botenstoffe) aktiviert. Als Babys können wir uns nur durch Schreien bemerkbar machen. Werden wir beachtet und versorgt, lernen wir, dass wir etwas ausrichten können, man nennt das »Selbstwirksamkeit«.

Alle unsere Emotionen können wir einer Hin-zu- oder Weg-von-Bewegung zuordnen. Wir streben nach Spaß und Belohnung (Dopamin wird ausgeschüttet) und versuchen, negativen Reaktionen auf unser Verhalten durch Verhaltenshemmung, Rückzug und Vermeidung aus dem Weg zu gehen (Acetylcholin wird ausgeschüttet). Bei der Weg-von-Bewegung unterscheiden wir, ob wir fliehen (Angst) oder abgestoßen werden (Ekel). Menschen verfügen über zwölf grundlegende Emotionen: Angst, Trauer, Scham und Schuld sind die defensiven Emotionen und sorgen für Rückzug und Verteidigung. Freude, Liebe und Interesse hingegen bewegen uns auf ein Ziel zu. Ärger, Ekel und Verachtung bewirken Abstoßung. Die Emotionen Stolz und Überraschung können sowohl negativ als auch positiv besetzt sein. Eine Überraschung kann angenehm oder unangenehm sein. Stolz kann verdient sein oder sich als falscher, unverdienter Stolz in Hochmut ausdrücken.

Emotionen wahrzunehmen, gibt uns Richtungsweisung im Prozess, unsere Bedürfnisse zu erkennen und entsprechend handeln zu können. Emotionen unterliegen unterschiedlichen, kulturübergreifenden, für alle Menschen gleichen Auslösern (Triggern; siehe Tabelle 4). Wollen wir im Leben etwas verändern, um uns anders zu fühlen, ist es hilfreich, eine Hin-zu-, statt einer Weg-von-Bewegung anzustreben. Ein Annäherungsziel wäre bspw., ein besseres Verhältnis zum eigenen Körper anzustreben, ein Vermeidungsziel, den eigenen Körper ekelhaft zu finden und deshalb abnehmen zu wollen. Positive Ziele lösen positive Gefühle und Assoziationen aus. Wollen wir lediglich eine Diskriminierung vermeiden, werden Bilder von Schmerz und Scham in unserem Gehirn wach.

GEFÜHL	EIN HINWEIS AUF:
Angst	Bedrohung des körperlichen oder psychischen Wohlbefindens
Trauer	Verlust von uns wichtigen Dingen/Menschen
Scham	Bedrohung der sozialen Ich-Identität (Ich bin falsch, nicht genug, nicht wertvoll.)
Schuld	Mein Verhalten verletzt meine Werte, eine andere Person nimmt Schaden.
Freude	Bedürfnisbefriedigung, ein Wunsch erfüllt sich, ich habe mein Ziel erreicht.
Liebe	Teilen angenehmer Gefühle, beide öffnen und verbinden sich.
Interesse	Etwas ist neu und attraktiv.
Ärger	Zielhindernis, meine Werte sind verletzt, Ungerechtigkeit
Ekel	Psycho-physische Verunreinigung (schlechter Geruch/Geschmack, schlechtes Verhalten)
Verachtung	Unmoralisches Handeln
Überraschung	Etwas ist unerwartet und wird dann als negativ oder positiv bewertet.
Stolz	Ich habe etwas erreicht, das ich mir vorgenommen hatte und bewerte das Ergebnis positiv.

Tabelle 4: Emotionen helfen dabei, Bedürfnisse zu verstehen

Die meisten Diäten, Ernährungsumstellungen, Sport-Regimes und alle Programme, die uns bei der Gewichtsreduzierung helfen sollen, sind von der Motivation durchzogen, einen »Makel« loszuwerden, endlich »richtig« auszusehen, zu fühlen, zu essen und zu leben. Lass dich inspirieren, dich als den schönen, wertvollen Menschen anzunehmen, der du heute schon bist, egal, wie viel du wiegst oder wie du aussiehst. Auch, wenn du dir (noch) nicht vorstellen kannst, dass sich dick_fette Menschen gut und attraktiv fühlen können – sie können das durchaus.

Reflexion: Inneren Frieden finden
(angelehnt an Übungen aus dem Buch : »Imagination als heilsame Kraft« von Luise Reddemann)

Erinnere dich an eine Situation in deinem Leben, in der du dich ganz in Frieden mit dir selbst gefühlt hast, also im Einklang mit dir selbst. Erinnere dich an so viele Einzelheiten, wie du brauchst, um diese Empfindung noch einmal spüren zu können. (…) Und jetzt denke an eine Situation aus den letzten Tagen, wo du dich uneins, in Unfrieden mit dir selbst gefühlt hast. Und wieder erinnerst du dich der Einzelheiten, die du benötigst, damit du sie spüren kannst. (…) Und jetzt stell dir vor, dass dieser Teil, der in Frieden mit sich sein kann, zu dem anderen, der in Unfrieden mit sich ist, hingeht und freundlichen, liebevollen, akzeptierenden Kontakt mit ihm aufnimmt. Durch die Worte oder Berührungen oder durch beides, so wie es für dich stimmig erscheint. Es sollte auf jeden Fall etwas Unterstützendes, Liebevolles sein. (…) Und jetzt stell dir vor, dass du diese beiden Ichs in dein Herz hineinnimmst. Denn genau genommen bist du ja das alles. Das Ich von heute umschließt beide Zustände. Und dann kannst du dir vorstellen, dass du eingehüllt oder umschlossen bist von einem Licht, das für dich Frieden bedeutet. (…) Für viele Menschen ist das blau, himmelblau, wie ein Sommerhimmel in Italien, eine Farbe, die Frieden gibt. Und wenn das für dich so ist, dann kannst du dir vorstellen, dass du in diesem Licht sitzt oder dass das Licht durch dich hindurchfließt. Aber wenn du eine andere Farbe als stimmig ansiehst, nimm diese eigene Farbe. (…) Kehre dann mit deiner Aufmerksamkeit zurück in den Raum.

Essen als Ersatz für unerfüllte Bedürfnisse

Um unsere unterschiedlichen Bedürfnisse zu managen und auszubalancieren, entwickeln wir bereits in der Kindheit sogenannte motivationale Schemata. Das sind Verhaltensstile, um unsere Grundbedürfnisse (physisch wie psychisch) zu befriedigen und sie vor Verletzung zu schützen. Entsprechend gibt es annähernde und vermeidende motivationale Schemata. Wächst ein Kind in einer Welt auf, die auf die Befriedigung seiner Bedürfnisse eingestellt ist, wird es hauptsächlich annähernde motivationale Ziele entwickeln und viel Erfahrung mit einer positiven Befriedigung machen. Gedanken sind dann beispielsweise: Ich bin immer gut versorgt worden, habe gelernt, mich und meine Bedürfnisse ernst zu nehmen und ihnen nachzukommen. Ich achte darauf, was ich gerne esse, wie ich mich danach fühle, wie hungrig und satt ich bin und ob ich Lebensmittel gut vertrage oder nicht.

Wächst ein Kind dagegen in einer Umgebung auf, in der die eigenen Grundbedürfnisse immer wieder verletzt, bedroht oder enttäuscht werden, entwickelt es Vermeidungsschemata, um sich vor Verletzung zu schützen. Sind Bedürfnisse wie Hunger, Durst oder Liebe, Zuwendung und Unterstützung nicht angemessen erfüllt worden, fühlt es einen Mangel – auch noch später im Erwachsenenalter. Diesen versucht die Person auszugleichen, z. B. indem sie Hunger vermeidet, sich bestimmte Lebensmittel vorenthält oder so viel isst, bis ihr übel ist. Eine andere Strategie wäre, den Hunger so lange zu ignorieren, bis sie ihn nicht mehr wahrnimmt.

In einer tatsächlich verletzenden Umgebung kann Vermeidung als angepasstes Verhalten angesehen werden. Ein Beispiel: Du hast als dickes Kind Sport gemacht und bist dafür ausgelacht oder gedemütigt worden. Wenn dir Sport danach keinen Spaß mehr macht, ist dies ein gut nachvollziehbares Vermeidungsschema, das dir heute möglicherweise den Weg zur positiven Bedürfnisbefriedigung, z. B. gesund zu sein und dich mit Freude zu bewegen, verstellt. Es gibt dann mehr gut ausgebaute neuronale Netze, die auf Vermeidung programmiert sind, als solche, die auf Aktivierung ausgerichtet sind[129].

Ein klassisches Beispiel dafür, dass die realen Erfahrungen nicht mit den anvisierten Zielen übereinstimmen, sind Diäten. Du startest mit dem Ziel, es dieses Mal zu schaffen und x Kilo abzunehmen. Erst verlierst du ein paar Pfunde, um dann einem unkontrollierten Essanfall zu erliegen. Das bezeichnet Grawe als »Inkongruenz«, die Widersprüchlichkeit zwischen dem realen und idealen Selbstbild. Als »Diskordanz« bezeichnet er die Nichtvereinbarkeit zweier oder mehrerer gleichzeitig aktivierter motivationaler Ziele, wie z. B. den Wunsch nach Genuss, ausreichendem Essen und einer schlankeren Figur als sie deinem natürlichen Körpertyp entspricht.

Können wir unsere Bedürfnisse nicht befriedigen und damit keine Konsistenz herstellen, greifen wir zu sogenannten Konsistenzsicherungsmechanismen. Als solche werden Abwehrmechanismen, Coping-Strategien und Emotionsregulation z. B. durch Essen bezeichnet. Im Volksmund würde man sagen, wir suchen uns Ersatzbefriedigungen.

Diskordanz und Inkongruenz haben einen enormen Einfluss auf die psychische Gesundheit und sind mit starken Emotionen verbunden. Traumatische Inkongruenzerfahrungen, wie Hunger durch Vernachlässigung oder Missbrauch durch Menschen, die einen beschützen sollten, haben dauerhafte schädliche Auswirkungen auf unsere Psyche. Sie führen dazu, dass unsere Vermeidungsschemata überwiegen und hindern uns so daran, unsere Bedürfnisse zu befriedigen (selbst wenn die Gefahr nun theoretisch gebannt ist). Dieses geht mit schlechtem Wohlbefinden und schlechter psychischer Gesundheit einher[129].

Der Spagat zwischen Anpassung und Selbstbehauptung

Manchmal geben wir auch unsere persönliche Freiheit auf, weil wir Angst haben, verlassen zu werden. Auch das entspringt dem Wunsch nach Sicherheit, denn als Gruppe können wir leichter überleben als der Einzelne. Kommt es zu einer Überanpassung, geben wir ein Stück unseres Selbst auf. Dadurch verlieren wir den Bezug zu den eigenen Bedürfnissen und nehmen uns selbst nicht so wichtig wie andere Personen.

Unserer Erfahrung nach sind mehrgewichtige Frauen oft überangepasst, da ihnen gerne Faulheit unterstellt wird. Das bestätigt auch eine DAK-Studie, die zeigt, dass mehrgewichtige Menschen tatsächlich als faul, undiszipliniert und als weniger sympathisch wahrgenommen werden[131]. Um nicht undiszipliniert und faul zu erscheinen, unterdrücken sie die eigene Meinung und die eigenen Bedürfnisse, da sie sich mangelhaft und abgelehnt fühlen – obwohl sie teilweise nach außen sehr selbstbewusst und selbstbestimmt auftreten (können).

Die Kontrolle über das Essen

Je nachdem, welche Erfahrungen wir als Kinder mit dem Thema Kontrolle gemacht haben, entwickeln wir eine Grundüberzeugung dazu, ob Vorhersehbarkeit und Kontrollmöglichkeiten bestehen, ob es sich lohnt, sich für eine Sache zu engagieren oder nicht. Bei unserem Kontrollbedürfnis geht es darum, uns sicher zu fühlen und möglichst viel Handlungsspielraum zu haben. Die Diätkultur vermittelt uns, dass Kontrolle beim Essen unumgänglich sei. Deshalb zählen wir Kalorien, Nährwerte, Makros und Mikros, Punkte, die Minuten zwischen den Mahlzeiten usw. Je größer unser Handlungsspielraum ist (oder zu sein scheint), umso sicherer fühlen wir uns. Besonders, wenn wir ein paar Kilos verlieren, sehen wir dies als Bestätigung, dass unsere Handlung eine positive Folge hat (Selbstwirksamkeit) und wiederholen sie stetig.

Leider führt diese falsche Überzeugung nach und nach in einen massiven Kontrollverlust, da unser Körper sein Soll-Gewicht mit allen Mitteln verteidigt (siehe Abbildung 2). Die Erfahrung, nach einer Abnahme wieder zuzunehmen, Essanfälle und Heißhungerattacken zu erleben, beschert uns dann Ohnmachtserfahrungen, die umso stärker ausfallen, je heftiger wir mit Diäten und Regeln gegen uns selbst ankämpfen. Kontrollverluste, egal, in welchem Bereich unseres Lebens, sind schwer auszuhalten, da sie unser größtes Bedürfnis, das nach Sicherheit, korrumpieren. So entwickeln wir Überzeugungen wie: Jetzt ist eh alles egal, ich schaffe es sowieso nicht. Vielleicht ist dir schon mal aufgefallen, dass solche Sätze gerne einen Essanfall zur Folge haben.

Eine Frage der Schuld

Wird das Bindungsbedürfnis in der Kindheit nicht ausreichend befriedigt, hat das Kind nur die Möglichkeit, entweder die Mutter (alternativ die Bindungsperson) oder sich selbst negativ zu bewerten. Entscheidet es sich für die Variante »meine Mutter ist böse«, ist es dieser hilflos ausgeliefert und erlebt Kontrollverlust, Hilflosigkeit und Ohnmacht. Entscheidet es sich für »ich bin böse«, nimmt es die Schuld auf sich. Dadurch hat es das Gefühl, mehr Kontrolle über die Situation zu haben.

Es denkt, es kann durch ein angepasstes Verhalten die Situation verändern. Es strengt sich an, keine Fehler mehr zu machen, der Mutter zu gefallen, abzunehmen, besser in der Schule zu werden, immer das Zimmer aufzuräumen oder sich unsichtbar zu machen – um jeden Preis. Die Schuld auf sich zu nehmen, z. B. für das eigene Gewicht oder dafür, dass die Mutter schreit und schlägt, ist nicht nur falsch, sondern auch schädlich für das Kind – aber oft der einzige Ausweg.

Wer Schuld auf sich nimmt, hat das Gefühl, einen Ausgleich für einen »Makel« erbringen zu müssen. Oft erfolgt dies in Überanpassung, je nachdem, was unser Gegenüber als wertvoll erachtet. In dieser Situation befinden sich mehrgewichtige Menschen, da die Gesellschaft ihnen die Schuld an ihren Krankheiten gibt. Wenn wir den Wert einer Person bspw. an ihrem Gewicht, der Körperform oder Hautfarbe festmachen, stellen wir dadurch aber auch ihren Selbstwert in Frage. Das ist gewaltvoll und ungerecht allen Menschen gegenüber.

Der Unterschied zwischen Schuld und Verantwortung

An dieser Stelle ist es uns wichtig, zwischen Schuld und Verantwortung zu unterscheiden. Schuld ist eine mit Absicht begangene Tat. Wer z. B. einen Krieg anzettelt, um seine persönlichen Ziele zu verfolgen, jemanden überfällt oder vergewaltigt, nimmt Schuld auf sich. Schuldzuweisungen führen gewöhnlich auf keinem Wege zu positiven Ergebnissen, sondern eher dazu, dass

Menschen sich verteidigen oder offensiv werden. Schuld ist in die Vergangenheit gerichtet und kann daher nicht zur Lösung eines Problems beitragen. Das Prinzip Verantwortung ist dagegen nach vorne orientiert und eröffnet damit die Möglichkeit, eine Situation in eine neue Richtung zu lenken. Verantwortung bezeichnet die mit einer bestimmten Aufgabe verbundene Verpflichtung, dafür zu sorgen, dass alles einen möglichst guten Verlauf nimmt und möglichst kein Schaden entsteht.

Wir gehen in der systemischen Therapie davon aus, dass jeder Mensch jederzeit nach bestem Wissen und Gewissen, entsprechend seiner individuellen Möglichkeiten gehandelt hat. Wenn du Essen als Überlebensstrategie erlernt hast oder einem großen Körpertyp entsprichst, hast du daher weder Schuld auf dich geladen, noch trägst du Verantwortung für deine Gene oder Lebensumstände als Kind. Allerdings hast du heute die Verantwortung für dein Tun und kannst deine Motive und Lernerfahrungen im besten Fall nutzen, um ein gesünderes Verhalten zu erlernen.

Essen: Lust gewinnen und Unlust vermeiden

Stell dir vor, du hattest einen heftigen Tag im Büro, hattest kaum Zeit, um in Ruhe dein Mittagessen zu essen, hast noch einen Rüffel von deinem Chef bekommen und fühlst dich nun mies. Du kommst frustriert nach Hause, aber niemand ist da, der dich trösten könnte. Du fühlst dich gedemütigt, alleine und hast Hunger. Du möchtest den Schmerz loswerden, weißt aber gerade nicht wie. Du weißt nicht, was du tun sollst, wohin mit deinen Gefühlen. Du hast niemals wirklich gelernt, mit einer solchen Situation umzugehen, und die Strategien, die dir einfallen, sind nicht die richtigen und wirken nicht nachhaltig.

Indem du dich dann mit einer großen Pizza und einer Tüte Süßigkeiten vor deine Lieblingssendung setzt, hast du vielleicht nicht dein Ursprungsbedürfnis befriedigt, aber die Situation verbessert und deinen dir jetzt gerade zur Verfügung stehenden Handlungsspielraum genutzt. Das ist die gerade bestmögliche Lösung und sie ist o. k. Langfristig macht es zwar Sinn, sich mit der Angst vor dem Chef, einem Arbeitsplatzwechsel oder anderen Lösungen zu beschäftigen, aber JETZT gerade war es das, was möglich war. Je weniger wir unser Verhalten verurteilen und uns selbst runtermachen, umso mehr Kraft und Aufmerksamkeit können wir in die Entwicklung besserer Annäherungsziele stecken.

Aber Essen hilft einfach am besten

Vielleicht willst du jetzt einwenden: Nichts hilft so gut wie gutes Essen oder Süßigkeiten! Das ist ein Satz, den ich (Petra) oft gedacht habe. Nach einem langen frustrierenden Arbeitstag (damals noch in der Wirtschaft) hatte ich oft keine Kraft oder Lust mehr, zu meditieren oder mich anzustrengen. Ich wollte einfach nur nichts »müssen« müssen und zur Ruhe kommen. Ich wollte nichts »Sinnvolles« machen, alleine die Idee, aktiv etwas tun zu müssen, nervte mich. Ich hatte sowieso schon das Gefühl, mein ganzes Leben bestünde nur aus Pflichten. Ich war dauerbeschäftigt mit Arbeiten, Haushalt, Kochen, eine gute Partnerin sein, eine gute Freundin, gute Tochter usw. Antonie ging es ähnlich. Sie hatte immer das Gefühl, es müsse erst »alles erledigt sein« und sie müsse »genug Leistung erbracht« und »alle Erwartungen erfüllt haben«, bis sie sich endlich mal eine Pause »gönnen« dürfte. Dieser Zustand ist aber nie eingetreten. Wie auch? Mit Haus, Hund, Partner und kleinen Kindern gibt es einfach immer etwas zu tun.

Nach einem harten Tag wollte ich (Petra) häufig für eine kurze Weile mal »nur ich« sein. Das sollte nicht anstrengend sein, wenig kosten und keine Zeit fressen, niemandem zur Last fallen und doch ein kleines heimliches Vergnügen bringen – also aß ich. Nicht in Unmengen, aber eben die Lebensmittel, von denen ich befürchtet hatte, dass sie mich »dick« machen, die »verboten« sind und die man sich »verdienen« muss. Warum habe ich so wenig andere Möglichkeiten für mich nutzen können? Weil ich damals noch nicht die »Erlaubnis« gefühlt habe, dies zu tun – das ist heute anders, bei uns beiden. Seitdem wir mehr auf unsere Bedürfnisse achten und sie honorieren, besonders in Form von Pausen tagsüber und kleinen Zeitinseln, in denen wir einfach mal »nichts tun«, brauchen wir abends den Ausgleich nicht mehr, uns mit Essen »aktiv zu entspannen«.

Gestalte dein Leben nach deinen Wünschen

Wir alle haben den Wunsch nach Spaß, Lust und Freude. Hier geht es um die Aktivierung unseres Belohnungssystems im Gehirn. Belohnung und Freude durch das Erreichen von Zielen, aber auch durch das Essen bestimmter Lebensmittel oder Gerichte, kennen wir aus vielen Kulturen. Wir feiern, erleben Gemeinschaft und Genuss mittels Essen und Trinken. Viele gute Erinnerungen aus der Kindheit sind mit Essen verbunden. Oft reicht der Geruch einer bestimmten Speise, und wir fühlen uns heimisch und wohl. Auf der anderen Seite sind wir Frauen aber traditionell auch oft »verpflichtet«, all die Köstlichkeiten auf den Tisch zu bringen, und wieder ist mehr die »Pflicht« und weniger die Freude am Start.

Abwechslung beim Essen und geschmackliche Abenteuer durch Restaurants und edle Lebensmittel haben unseren Wunsch nach Freude gut erfüllt, aber mehr haben wir uns nicht zugestanden. Gleichzeitig hatten wir einen Wunsch nach Leichtigkeit, nach Action und Spaß. Die Diätkultur suggeriert uns aber, dass wir das nur bei einem bestimmten Gewicht haben können. Selbst wenn wir Lust gehabt hätten, schwimmen zu gehen oder Sport zu machen, hat uns der Satz »du musst erst mal abnehmen« daran gehindert.

Wie viele mehrgewichtige Frauen erzählen uns, wie gerne sie im Sommer zum Baden gehen würden und es nicht tun, weil der Weg vom Handtuch bis ins kühle Nass sich wie ein 12-Kilometer-Marsch über den Laufsteg – und zwar splitterfasernackt – anfühlt. Wir lernen früh, dass die Scham mehr wiegt als jede Freude.

Selbst in der Werbung sehen wir nur sportliche, sehr schlanke, fröhliche Menschen. Gerade in der Werbung für Diäten (auch wenn sie heute anders heißen) sehen wir nur Bilder, die im Gehirn positive Assoziationen auslösen – obwohl es in der Realität um Verzicht und Quälerei geht. In Romanen lesen wir nur von schlanken, schönen Menschen, die guten Sex haben. Selbst bei Harry Potter sind das gemeinste Kind (Cousin Dudley) und der unsympathischste Erwachsene (Onkel Vernon) dick. Kein Wunder also, dass wir uns nicht auch noch zur Schau stellen wollen.

Wir haben nur diesen einen Körper

Wir sind verkörperte Wesen und haben nur diesen einen Körper, deshalb sollte er unser Zuhause sein, in dem wir uns wohl und geborgen fühlen. Alles, was wir sind, sind wir in diesem Körper. Wir atmen, fühlen, lieben, denken, nehmen wahr in diesem einen Körper. Wir haben keinen Ersatzkörper im Schrank. Aufgrund von Gewalt, Krankheit, Unfällen, schlechten Erfahrungen oder Schmerzen, die wir in diesem Körper erlebt haben, fühlt er sich oft nicht wie die Heimat an, die er für uns sein sollte. Aus Selbstschutz versuchen wir, uns manchmal von diesem Körper zu trennen und träumen von einem funktionsfähigeren, schöneren, jüngeren und vor allem angeseheneren Exemplar. Aber das lässt sich nicht im Katalog bestellen. Wir müssen daher lernen, liebevoll mit diesem einen Körper umzugehen, ihn zu beschützen, wertzuschätzen und respektvoll zu behandeln.

Wir verbinden uns in diesem Körper mit der Welt und anderen Menschen. Das können wir, je nachdem, wie wir in Kontakt mit unserem Körper sind, besser oder schlechter. Ein Grund, dass wir nicht gut mit uns selbst in Verbindung stehen, können Trauma-Erfahrungen sein. Viele von uns haben als Kinder schon die Erfahrung gemacht, aufgrund des Körpers bewertet und abgewertet worden zu sein. Das macht etwas mit uns. Es sorgt dafür, dass wir kaum richtig ankommen können im eigenen Körper. Wenn ich (Petra) mir überlege, dass ich mit neun Jahren meine erste Diät gemacht habe, dann weiß ich gar nicht, wie sich mein Körper entwickelt hätte ohne Diäten und Körperscham. Antonie geht es ganz genauso. Wir können nicht sagen, wie unser natürliches Gewicht ohne permanente Diäten gewesen wäre. Es macht uns wütend, dass die Gesellschaft Jahrzehnte später immer noch dieses ganze Wissen über den Menschen, die Gesundheit und wie der Körper funktioniert, einfach ignoriert und diättechnisch immer noch das tut, was sie schon immer gemacht hat.

Wir wünschen uns von Therapeut:innen, Ärzt:innen und allen anderen Menschen, die dieses Buch lesen, dass sie dies mit einer offenen, wertschätzenden Haltung sich selbst und allen mehrgewichtigen Menschen gegenüber tun. Wir bitten dich, dafür offen zu sein, dass Gewicht keine Frage der

Disziplin oder des Charakters ist. Nur wenn wir dem Glauben abschwören, dass dick_fette Menschen nicht o. k. sind, können sie und auch alle anderen Menschen, die mit negativen Körper- und Diätgedanken leben, sich sicher und nicht bewertet fühlen.

Wir wünschen uns so sehr, dass andere wissenschaftliche Disziplinen die Themen Essen, Körperfrieden und Gewicht beleuchten. Wie schön wäre es, wenn unsere Klient:innen und wir ohne Angst vor erneuter Körperbeschämung, Therapeut:innen und Ärzt:innen besuchen könnten, um die Hilfe zu bekommen, die wir verdient haben. Mir (Petra) geht bildlich gesprochen »ein Messer in der Tasche auf«, wenn wieder einmal eine Klient:in, der ich zur Psychotherapie geraten habe, zurückkommt mit Sätzen wie »Mein Psychotherapeut hat gesagt, ›Na, was bei Ihnen nicht stimmt, das sieht man ja‹« oder »›Ja, aber Sie haben doch selbst gesagt, Sie würden gerne abnehmen‹«.

Ich bin so viel mehr als nur ein **KÖRPER**

Wir alle dürfen lernen, dass weder Gewicht noch Gesundheit nur über das Verhalten gesteuert werden und dass es niemandem hilft, wenn wir einfach annehmen, dass mit einem mehrgewichtigen Menschen »etwas nicht stimmen kann«. Wenn wir als Klient:innen dann zu Ärzt:innen und anderen Behandler:innen gehen und in deren Gesichtern lesen können, was sie über uns denken, dann ist die Therapie von vornherein überflüssig. Wie soll ich mich Therapeut:innen öffnen, die mich abstoßend finden? Die schlecht über mich denken und meinen, ein Therapieerfolg müsse zwangläufig in einer Gewichtsabnahme deutlich werden?

Reflexion: Ist das wirklich wahr?

Wie oft kommen wir erschöpft nach Hause oder liegen abends im Bett und ärgern uns über den/die Chef:in, den/die Partner:in, die Kinder usw. Wir bemerken, dass unsere Bedürfnisse wieder einmal nicht erfüllt worden sind und wir uns leer fühlen. Dieser Ärger basiert darauf, dass wir überzeugt sind, dass andere uns in vollem Bewusstsein verletzt haben, wir ihnen nicht wichtig sind oder sie uns nicht wirklich lieben. Würden wir ihnen dies nicht unterstellen, wären wir vielleicht traurig, dass wir so erschöpft sind, aber nicht böse auf andere. In der Arbeit *The Work – nach Byron Katie* schlägt die weltberühmte Amerikanerin vor, anhand von vier Fragen die Gültigkeit unserer Überzeugungen, wie z. B. »Niemand liebt und unterstützt mich« zu überprüfen:

1. Ist das, was du denkst, wahr?

2. Kannst du mit absoluter Sicherheit wissen, dass das wahr ist?

3. Wie reagierst du, was fühlst und denkst du, was passiert, wenn du den Gedanken glaubst?

4. Wer wärst du ohne diesen Gedanken?

Selbstwert statt Selbst-OPTIMIERUNG

»Ein geringes Selbstwertgefühl ist wie eine Fahrt durch das Leben mit angezogener Handbremse.«
MAXWELL MALTZ

Wir haben gelernt, uns noch mehr anzustrengen, wenn wir nicht ausreichen. Wir haben gelernt, fester zu ziehen, statt loszulassen und entspannt auf die Situation zu blicken. Genau darum geht es aber, wenn wir gesund sein wollen. Es geht darum, zu entdecken, was gut für uns ist, nicht was gut für alle anderen aussieht. Wer lernen möchte, gesund zu leben, muss auch lernen, aus dem Hamsterrad der Erwartungen anderer auszusteigen und mitfühlend mit sich selbst zu werden. Selbstmitgefühl ist der beste Dünger unseres Verantwortungsbewusstseins und hilft uns, zu wachsen und gesunde Verhaltensweisen zu entwickeln. Unser eigener Wert, das Gefühl, das wir zu uns selbst haben, ist unser Selbstwert. Es ist völlig normal, auch mal Selbstzweifel zu haben. Problematisch wird es, wenn du anfängst, nicht nur an deinen Fähigkeiten, sondern auch an dir selbst zu zweifeln. Daher schauen wir uns jetzt an, wie sich der eigene Selbstwert positiv beeinflussen lässt.

Warum manche sich selbst so wenig wertschätzen

Im Laufe unserer Kindheit entwickelt sich unser Selbstbild durch die Erfahrungen, die wir machen, bezüglich unserer Person und der Bewertung unseres Könnens, Aussehens, unserer Identität vor allem in der Interaktion mit anderen Menschen. Auch hier ist die Bindung zwischen Bezugspersonen (i. d. R. sind das die Eltern) und dem Kind besonders entscheidend.

In einem Podcast über transgenerationale Traumata habe ich (Petra) einen Satz gehört, der hängengeblieben ist: »Wir überleben, wie unsere Vorfahren überlebt haben.« Sprich, wir lernen unsere Überlebensstrategien von unseren Vorbildern, oft den Eltern. Früher habe ich mich oft gefragt, warum so viele Frauen in meinem Umfeld sich ihren Männern nicht mehr widersetzt haben? Warum sie oft voller Wut gemacht haben, was sie nicht wollten?

Heute weiß ich, dass dies nicht zu ihrem Überlebensmechanismus gehört hat. Sie haben gelernt, zu gehorchen, den Mund zu halten, sich möglichst unsichtbar zu machen, nicht aufzufallen. Das haben sie durch ihre Kleidung, ihr Verhalten, ihre Zurückhaltung ausgedrückt und indem sie Männern und allen, die sie als stärker empfunden haben, zugestimmt oder zumindest nicht widersprochen haben. Nicht weil sie davon überzeugt waren, sondern weil sie gelernt hatten, dass sie so am sichersten leben. Diese Strategie haben sie an ihre Töchter weitergegeben.

Natürlich haben wir (Petra und Antonie) nicht alles von unseren Müttern übernommen, denn wir sind ja in einer sehr viel sichereren Zeit aufgewachsen als unsere beiden Mütter (die 1941 und 1950 geboren sind). Aber viele von deren grundlegenden Überzeugungen haben wir lange geteilt und tun es sicher unbewusst immer noch. Wenn wir also über den Selbstwert sprechen, dann sprechen wir auch über die Folge von Zeitgeschehen. Welche Rechte und Pflichten haben die Frauen mitbekommen, die uns erzogen haben? Welche Gesetze haben das geregelt? Wenn wir sagen »mein Körper, meine Regeln« ist das super, aber selbst heute noch nicht immer selbstverständlich. Gerade deshalb ist es wichtig, immer noch zu hinterfragen, was Ungleichbehandlungen mit uns machen.

All das hat Einfluss auf unser Selbstbild und dadurch auf unseren Selbstwert. Meist bemerken wir erst, wenn wir Probleme haben mit Ängsten, Schamgefühlen oder negative Gedanken über uns und die Welt, dass wir keinen hohen Selbstwert haben. Die Welt erscheint uns bedrohlich, selbst wenn sie das nicht ist. Körperlich nehmen wir das in Form von Kribbeln, körperlicher Unruhe, Herzklopfen, schweißnassen Händen, Druckgefühl im Magen oder der Brust wahr. Auch Symptome wie Atemnot, oft die Luft anzuhalten oder sich wie gelähmt zu fühlen, gehören dazu. Wir sind immer ein bisschen auf der Hut, in Habachtstellung, auf dem Sprung, in Eile, leicht genervt, hektisch usw. Auch Gefühle wie Trauer, Enttäuschung über uns selbst sowie Hilflosigkeit und Wut gesellen sich gerne dazu.

Selbstwert als Beschreibung des inneren Zustands

Stefanie Stahl schreibt in ihrem Buch *So stärken Sie Ihr Selbstwertgefühl*, dass ein geringes Selbstwertgefühl, genauso wie alle grundlegenden Probleme wie Ängste, Depressionen oder Zwänge, im Grunde nur die »Übertreibung« eines inneren Zustands seien, der bei jeder Person sporadisch auftrete[132]. Wenn beispielsweise ein Mensch an Depressionen leidet, hat er zu nichts Lust, kann sich nicht aufraffen, findet alles bis hin zum Leben selbst sinnlos. Tatsächlich ist unser Leben von Risiken und Unwägbarkeiten gezeichnet, sodass es nicht abwegig sei, sich auch mal leer, traurig und antriebslos zu fühlen. Die Depression könnte daher als eine Übersteigerung dieser normalen Gedanken und Empfindungen angesehen werden. So ist auch das negative Selbstwertgefühl eine Art der Übertreibung, in der wir uns unter- und andere überschätzen. Plötzlich sind alle dünner, sportlicher, fitter, schöner als wir oder haben zumindest die richtigere Körperform.

Stahl führt weiter aus, dass eine selbstbewusste Person sich mit den eigenen Schwächen akzeptiert. Die selbstunsichere hingegen kann das nicht, da sie ihre Schwächen zu wichtig nimmt und an sich selbst Schwächen erkennt, die niemand anders wahrnehmen kann. Das Selbstbild muss nicht der Realität entsprechen, es ist das, was ich über mich selbst glaube, nicht das, was ich sicher weiß. Jahrzehntelang glaubten wir beide, »zu dick« zu sein, obwohl wir schlank waren und verhielten uns dementsprechend: Wir waren auf Dauerdiät, obwohl sie einen negativen Einfluss auf unsere Psyche und auch unser Gewicht hatte.

Der Nutzen eines niedrigen Selbstwerts

Auch wenn es auf den ersten Blick abwegig erscheint: Ein niedriger Selbstwert kann auch einen Nutzen haben. Du erinnerst dich sicher: Alles, was wir tun, ob bewusst oder unbewusst, hat für uns aus psychologischer Sicht einen Nutzen. Menschen mit geringerem Selbstwert sind oft beliebt. Sie werden als freundlich, hilfsbereit, fleißig, gute Zuhörer:innen, mitfühlend und umgänglich beschrieben. Klar, sie nehmen sich und ihre Bedürfnisse ja auch stark zurück, versuchen, persönlichen Auseinandersetzungen und Streit aus dem Weg zu gehen. Im beruflichen Kontext sind sie oft gute Teamplayer und fügen sich in bereits vorhandene Gruppen leicht ein.

Wir lernen ein solches Verhalten früh, wenn wir noch nicht in der Lage sind, uns zu reflektieren. Es ist wichtig, die Strategien der Kindheit anzuerkennen. Sie haben uns nicht nur Leid, sondern auch viele Talente wie Anpassungsfähigkeit und Sensibilität gebracht, die es uns ermöglichten, in unserem Umfeld zu überleben.

Früher dachte ich (Petra), ich bräuchte einfach nur das richtige Mindset. Therapie machte ich schon länger, war selbst schon therapeutisch ausgebildet und besuchte internationale Workshops, die Transformation und Persönlichkeitsentwicklung versprachen. Ich lief über glühende Kohlen bei Anthony Robbins und besuchte spirituelle Heiler. Für viele klingt das schräg, aber ich habe wirklich ALLES versucht, um endlich dauerhaft mein »bestes schlankes Ich« zu erlösen. Bis ich endlich zu der Frage kam, warum ich das unbedingt wollte.

Es macht uns heute noch traurig, wie sehr wir uns selbst immer wieder darin bestärkt haben, dass wir »so« wie wir sind, nicht richtig sein können. In unserem Studium waren Gewichtsstigmatisierung oder die Gefahren von

Diäten nicht wirklich Thema, sodass es sehr lange gedauert hat, bis wir endlich auf Bücher wie *Health at Every Size*[133] und *Intuitive Eating*[134] stießen und uns ganze Kronleuchter aufgingen, warum das, was wir über Jahrzehnte so engagiert versucht hatten, nicht klappen konnte. Heute würden wir sogar sagen, dass viele der Programme es nur noch schlimmer gemacht haben, denn plötzlich war es nicht nur unser Körper, der »schwach« war, nun war es auch noch unsere Psyche, unser »falsches« Mindset. Es hat uns viel Anstrengung gekostet, das umzulernen.

Wie wir werden, was wir sind

Glücklicherweise ist unsere Lernfähigkeit das große Geschenk, das wir Menschen, anders als viele Tiere, erhalten haben. Muss der Lachs wie ferngesteuert an den Ort seiner Geburt zurückschwimmen, sind wir frei und handlungsfähig, gleichzeitig aber auch extrem durch erlerntes Verhalten geprägt. Es lassen sich vier verschiedene Formen des Lernens unterscheiden:

1. **Klassische Konditionierung**
2. **Operante Konditionierung**
3. **Beobachtungslernen**
4. **Biologische Veranlagung, Kognitionen und Lernen**

Die **KLASSISCHE KONDITIONIERUNG** soll uns helfen, für kommende Geschehnisse gerüstet zu sein und schneller und energiesparender agieren zu können. Hirnforscher sagen »what fires together wires together«, das bedeutet, wenn Synapsen gleichzeitig befeuert werden (es zwei gleichzeitige starke Reize gibt), verbinden sich die befeuerten Synapsen miteinander. Wird in deinem Zuhause also permanent über Diäten, Figuren, gute und schlechte Körper, über Gewicht und Kleidergrößen getratscht, Körper kommentiert, Gewichtsabnahmen gelobt wie ein Nobelpreis, dann kannst du davon ausgehen, dass du eine Menge neuronale Netze und klassische Konditionierungen zu diesen Themen hast.

Die **OPERANTE KONDITIONIERUNG** bedeutet Lernen durch Belohnung und Bestrafung. Hier koppeln sich Verhaltensweisen und deren Konsequenzen. Das menschliche Gehirn reagiert aber nicht nur auf Essen als Belohnung, sondern auch auf Anerkennung, Lob und Gruppenzugehörigkeit mit einer Dopaminausschüttung. Am besten lernen wir, wenn wir regelmäßig und zeitnah für ein gezeigtes Verhalten belohnt werden. Sind wir sehr durch Essen, wie z. B. Süßes konditioniert (belohnt/ bestraft) worden, liegt es nahe, dass wir gute und ungute Gefühle mit Essen vermindern oder verstärken.

Sind wir dagegen ausgeschimpft oder beleidigt worden, haben wir Angst vor negativen Konsequenzen und versuchen, entsprechende Situationen zu vermeiden. Leider hat Erziehung sich früher sehr viel mehr der Bestrafung als der Belohnung gewidmet. Strafen führen zu Angst, und Angst aktiviert unsere Amygdala, einen Teil des Limbischen Systems im Gehirn. Wir können uns dann weniger gut konzentrieren, weniger gut denken und rationale Entscheidungen treffen. Zudem schadet Angst unseren Beziehungen, egal, ob der Beziehung zu uns selbst, unserem Körper, dem Essen oder den Eltern.

BEOBACHTUNGSLERNEN geschieht ganz klassisch im Kindesalter. Kinder machen nicht das, was wir sagen, sondern was sie sehen. Sie lernen kognitiv durch Beobachten und Nachahmen. Besonders ahmen wir die Menschen nach, denen wir uns »ähnlich« fühlen und die uns nahestehen, wie Familienmitglieder. Sehen wir also Bezugspersonen hungern, für ihre Figur leiden, sich selbst abwerten oder vermeintlich harmlose Verhaltensweisen wie Lebensmittel in »gut« und »schlecht« einteilen, dann ist die Chance, dass wir dieses Verhalten wiederholen, besonders groß. Wir lernen, wie, was und wann die Menschen in unserer Umgebung essen und ob das schnell, langsam, achtsam, genussvoll und dankbar geschieht. Wir lernen, ob sie wertschätzend mit Essen umgehen oder es als Kompensation nutzen.

Ganzheitlich betrachtet ist Lernen eine **INTERAKTION AUS BIOLOGISCHEN, PSYCHOLOGISCHEN UND SOZIOKULTURELLEN EINFLÜSSEN**. Je nach Persönlichkeit, Prägung, Erfahrungen und Vorlieben sind wir motiviert, bestimmte

Dinge zu tun oder zu lassen. Motivation ist gegliedert in intrinsische Motivation (ich empfinde Spaß, wenn ich das tue) und extrinsische Motivation (ich wurde dafür belohnt oder bestraft). Dinge und Verhaltensweisen, die wir aus eigenem Antrieb tun, kosten uns sehr viel weniger Kraft, als Dinge, die wir tun sollen/müssen. Je mehr Wahlmöglichkeiten wir Menschen haben, Dinge zu tun, umso mehr erhöht sich die intrinsische Motivation[135].

Interessant ist auch, dass wenn wir Verhaltensweisen, die intrinsisch motiviert sind, zusätzlich belohnen, die Motivation abnimmt. Ein Beispiel: Hat ein Kind von sich aus Spaß am Tennisspielen, wird aber von den Eltern für den Sieg beim Match belohnt, nimmt der Spaß am Spiel ab. Wenn das Kind gerne Tennis spielt, sollte die Freude am Spiel gefördert werden und nicht der Gewinn. Übertragen bedeutet das aber auch, dass wenn eine Person bspw. gesundheitsfördernde Verhaltensweisen in ihr Leben holt, »aus Versehen« dabei Gewicht verliert und für den Gewichtsverlust gelobt wird, dies die intrinsische Motivation vermindern kann, sodass sie dieses Verhalten wieder aufgibt. Ein weiterer von etwa einer Million Gründen, einen Gewichtsverlust nicht zu loben.

Affirmationen zur Selbstliebe – ja oder nein?

In der Therapie nutzen wir oft die Vorstellung des sogenannten Safe Space, des sicheren Ortes, an den wir uns gedanklich begeben können, wenn uns Herausforderungen im Leben zu groß erscheinen. An diesem Ort ist alles o. k., wir fühlen uns sicher, geliebt, zugehörig, geschützt und entspannt (siehe Meditation S. 85). Oft wird in Selbsthilfebüchern auch von positiven Affirmationen gesprochen, die hilfreich sein sollen, uns aus dem dunklen Loch wieder ins Licht zu ziehen. Wir schreiben uns mit Lippenstift an den Spiegel »Du bist schön« oder »Du schaffst das, du musst nur an dich glauben«. Prinzipiell ein guter Versuch in die richtige Richtung. Leider funktionieren Affirmationen bei einem schlechten Selbstwert nicht. Kaum stehen wir vorm Spiegel und erzählen uns wie »o. k.« wir sind, tönt das Gehirn dagegen mit Sätzen wie: »Wem willst du denn was vormachen, mach dich nicht lächerlich.«

Experimente von Joanne Wood, Elaine Perunovic und John Lee von den Universitäten Waterloo und Brunswick haben 2009 gezeigt, dass Menschen mit einem hohen Selbstwert nur geringfügig von positiven Affirmationen beeinflusst wurden[136]. Menschen mit einem geringen Selbstwert fühlten sich, nachdem sie die positiven Affirmationen ausgesprochen hatten, sogar schlechter. Denn sofort schossen den Teilnehmer:innen Gegenbeispiele (also warum sie nicht toll sind) durch den Kopf und machten die Stimmung noch schlechter als zuvor.

Was also kann ich tun, um mich besser zu fühlen? In einem weiteren Experiment fand man heraus, dass wenn die Probanden nur darüber nachdenken sollten, ob die Sätze auf sie zuträfen oder nicht, die Erfahrung für sie positiv war. Wichtig war es, sowohl eine Zustimmung als auch eine Ablehnung o. k. zu finden. Alleine dadurch, dass die Probanden offen darüber nachdachten und kein »gesetztes Ziel« hatten, ging es ihnen später deutlich besser. Es geht darum, eine moderate positive Selbstaussage zu finden und ohne inneren Widerstand in alle Richtungen denken zu dürfen. Die Frage »Bin ich schön, ist etwas schön an mir?« lässt uns nach etwas Schönem suchen. Die Aussage »Ich bin schön«, wenn mir ein Leben lang erzählt wurde, ich sei es nicht, macht eher einen inneren Widerstand und Angst.

Die offene Frage sorgt eher dafür, dass wir nicht urteilen, sondern neugierig und offen bleiben. Das trifft auch in Bezug auf unser Gewicht und unseren Körper zu: Nur wenn wir wirklich offen mit unseren Werten, Emotionen und Gedanken umgehen, können wir ein gutes Gefühl zu uns selbst bekommen. Setzen wir uns beispielsweise mit einer Diät das Ziel, x Kilo abzunehmen und verbuchen nur das alleine als Erfolg, wird der Selbstwert darunter leiden, wenn das Ziel nicht erreicht oder gehalten werden kann. Wir und auch unsere Körper sind im stetigen Wandel, ob durch das Altern, äußere Umstände oder Erkrankungen. Nur wenn wir diesen Wandel auch annehmen und zumindest einen Handlungsspielraum zulassen, können wir realistische Ziele erreichen.

Die eigene Wahrheit entdecken

Übrigens speichert unser Gehirn alle Dinge ab, wie wir sie erlebt haben, nicht wie sie objektiv gewesen sein müssen. Sagt ein Kind also »Das hat sich angefühlt, als ob...« ist es seine Wahrnehmung und sollte nicht angezweifelt werden. Sonst sorgen wir dafür, dass das Kind lernt, der eigenen Wahrnehmung nicht vertrauen zu können. Ständige Kommentare wie »Du kannst doch gar nicht mehr hungrig sein« oder »Du isst ja wieder für drei« und viele mehr sind also nicht nur für die körperliche Entwicklung des Kindes schädlich, sondern auch für seine Selbstwertentwicklung und sein Selbstvertrauen. Kinder nehmen alles wie ein Schwamm auf, machen sich dann aber ihre eigenen Bilder und Erfahrungen daraus.

Auch in der Therapie oder im Coaching geht es nicht um die objektive Wahrheit, sondern darum, wie es *für dich* war. Was du gefühlt hast oder nicht. Es geht nicht darum, ob die Eltern »böse« sind oder das Kind sich »dusselig« angestellt hat. Wir wollen den Blick auf uns selbst verbessern, um mit uns selbst besser umzugehen und so unsere Gesundheit zu unterstützen. Und mit Gesundheit meinen wir nicht die Abwesenheit von Krankheit oder die »Pflicht«, die wir als dick_fette Menschen vermeintlich der Gesellschaft schulden, damit uns das System nicht »ertragen« muss. Wir sprechen von deiner geistigen, körperlichen, emotionalen, spirituellen Gesundheit, von Lebensfreude und dem Mut, deine eigene Wahrheit zu entdecken.

Trotzdem ist es wichtig, die Wahrnehmung zu untersuchen und mehr darüber zu erfahren, wie sich innere Überzeugungen entwickelt haben und verinnerlicht haben. Nur wenn wir unsere Ausgangsposition bestimmen können, können wir das Ziel anvisieren und einen Weg planen. Heute haben wir die Möglichkeit, unser Leben, Gedanken, Überzeugungen, Entscheidungen zu beeinflussen. Dafür müssen wir uns selbst die Erlaubnis geben, nicht nur die Stärken und Verdienste unserer Eltern und Bezugspersonen anzuschauen, sondern auch ihre Defizite und Versäumnisse. Wir sollten versuchen, offen zu bleiben für unsere Neugierde und unsere Unwissenheit.

Einen offenen, neugierigen Geist bewahren

Daniel J. Siegel beschreibt eine natürliche Neugierde als offenen Mindset oder als »Yes Brain«. Das Konzept der offenen Geisteshaltung enthält die Erlaubnis, etwas nicht wissen zu dürfen und sich so weiterentwickeln und lernen zu können. Standard-Phrasen wie »Das habe ich schon versucht, das geht nicht« oder »Das kann ich nicht«, gern auch begleitet von »Ja, das geht für die anderen, aber bei mir klappt das nicht« sorgen für Stillstand. Ein offenes Mindset bedeutet »Ich kann das *noch* nicht« oder »Ich weiß *noch* nicht genug darüber«.

Maßgeblich beteiligt an dem, was wir denken, sind die Kultur, in der wir aufgewachsen sind, welche Herausforderungen wir oder unsere Familien erlebt haben (wie Krieg, Vertreibung, Flucht, Hunger). Unsere persönliche Familiengeschichte und Erfahrungen formen unser Weltbild, unsere Ausgangsposition, die Brille, durch die wir die Welt betrachten. Egal, ob wir die Wissenschaft oder die Bibel heranziehen, alles wurde und wird von Menschen, die in einer Gesellschaft mit bestimmten Werten und Überzeugungen leben, interpretiert.

Gehen wir ein paar Jahrzehnte zurück, stoßen wir auf Überzeugungen wie, dass männliche Intelligenz die weibliche übertrifft, Männer mehr Sex brauchen als Frauen, Frauen ein Jungfernhäutchen haben und Männer einen Samenstau bekommen können, wenn sie nicht regelmäßig ejakulieren. Biologisch betrachtet ist das absoluter Nonsens, wie wir heute wissen. Es ging rein um Machtstrukturen, die z. B. ihren Ausdruck darin fanden, dass Beischlaf als eheliche Pflicht lange im Bürgerlichen Gesetzbuch verankert war und Vergewaltigung in der Ehe erst seit 1997 überhaupt als Straftat gilt und geahndet wird. Wir möchten dich daher ermutigen, eigene und fremde Überzeugungen und Meinungen zu hinterfragen. Hätte es nie Menschen gegeben, die andere infrage gestellt haben, wäre die Erde immer noch eine Scheibe, wir würden Menschen bei jeder Krankheit zur Ader lassen oder Ärzt:innen und Therapeut:innen als Hexen verbrennen.

Reflexion: Wer möchte ich sein, was möchte ich über mich denken?

Wenn du nun vielleicht schon weißt, dass die nächste Diät für dich flachfällt, dann überlege dir mal, was du eigentlich möchtest. Was möchtest du über dich denken? Was würdest du gerne tun? In unseren therapeutischen Sitzungen stellen wir die Wunderfrage, die lautet: Stell dir vor, du würdest heute Nacht ins Bett gehen und im Schlaf kommt eine gute Fee, die dir alles gibt und ermöglicht, was du dir schon immer gewünscht hast. Am nächsten Morgen wachst du auf, ohne zu wissen, dass die Fee da war. Woran bemerkst du es? Wie fühlst du dich? Was riechst du, schmeckst du, siehst du, denkst du? Wie fühlt sich dein Körper innendrin an? Wie steigst du aus dem Bett? Was für einen Gesichtsausdruck hast du? Mit was für einer Stimme sprichst du? Solche und ähnliche Fragen sollen dir helfen, dich in den Zielzustand zu versetzen. Woran merkst du, wenn alles gut ist? Und was machst du damit?

Vielleicht möchtest du gerne wie Antonie auf die Bühne und traust dich nicht, weil du denkst, andere könnten dich auslachen oder dich »dick« und nicht kompetent genug finden? Vielleicht denkst du, es gäbe Berufe, die du nur schlank ausüben kannst, wie Fitnesstrainer:in oder Ernährungsberater:in. Du kannst dir vielleicht vorstellen, was für eine Überwindung es für uns als nicht schlanke Ernährungswissenschaftlerinnen war, uns zu zeigen. Sätze wie: »Ich frage doch keine ›Dicke‹ nach Ernährungstipps« oder »Ihr verherrlicht ein hohes Körpergewicht« sind nur zwei häufige von vielen, die wir lernen mussten auszuhalten.

Die Idee, dass Berufe oder Kompetenzen einen Look haben, ist genauso absurd wie die Vorstellung, dass Gesundheit einen Look hat. Auch Therapeut:innen können psychische Probleme haben, nicht jede:r Ärzt:in muss sich immer »gesund« verhalten, und auch Paartherapeut:innen sollten sich scheiden lassen dürfen. Genauso kannst du, auch wenn du nicht dem gesellschaftlichen Schönheitsideal entsprichst, tun, was dir Spaß macht, wo du Leidenschaft empfindest und Kompetenz besitzt.

Perfektionismus macht nicht glücklich

Haben wir in der Vergangenheit Ablehnung oder andere schmerzhafte Erfahrungen gemacht, versuchen wir diese heute wie damals zu verhindern. Oft indem wir einen Perfektionismus entwickeln. Perfekt sein zu wollen, ist ein Lösungsversuch, um Schmerz, Scham, Kontrollverlust, Liebesentzug und alle schwierigen Emotionen von uns fernzuhalten. Wir glauben, wenn wir erst dünn genug, reich genug, gut genug, schön genug, schlau genug, erfolgreich genug, beliebt genug usw. sind, dann sind wir nicht nur endlich etwas wert, sondern auch unverwundbar. Das Problem an dem Ziel, »perfekt« zu sein, ist, dass dieser Zustand niemals eintreten wird. Perfektionismus lebt vom Vergleichen, und ganz sicher wird es immer eine Person geben, die etwas besser kann, schöner, beliebter, schlauer oder schlanker ist als wir. Wir können sehr gut in einzelnen Bereichen sein, aber eben nie überall gleichzeitig. Trotzdem versuchen wir oft, es allen recht zu machen, immer überall am besten zu sein und alles zu geben. Der Preis, den wir zahlen, heißt Scham. Wir schämen uns, wenn wir unsere Ziele nicht erreichen, jemand uns nicht mag, und wir kämpfen wie die Löwen dagegen an. Aber warum eigentlich? Warum haben wir nicht gelernt, es gut sein zu lassen? Dass wir genug sind und auch Schwächen, Unkenntnis und Mängel zugeben dürfen? Oft, weil wir in der Vergangenheit Erfahrungen mit Abwertungen, Gewalt, Diskriminierung und Schuldzuweisungen gemacht haben.

Scham ist die treibende Kraft der Diätkultur

Perfektionismus und Scham erschüttern uns in unseren Grundfesten. Sie sorgen dafür, dass unsere psychischen Bedürfnisse nicht erfüllt werden können, denn es reicht nicht, dass wir geliebt werden, wir müssen es auch glauben können. Brené Brown schreibt in ihrem Buch *Verletzlichkeit macht stark*, dass die Scham ihre Macht genau daraus beziehe, dass sie nicht angesprochen wird[137]. Erst wenn wir uns der Scham hinreichend bewusst werden, können wir sie durch Sprache und Darstellung ans Tageslicht bringen und ihr ihre Macht nehmen.

Scham ist die treibende Kraft, die uns in der Diätkultur hält, die uns immer wieder beweisen will, dass wir aufgrund unseres Körpers, unserer Ess- oder Bewegungsgewohnheiten oder unserer Bewältigungsstrategien an uns arbeiten müssten. Wir sollen uns fortwährend optimieren, hinterfragen und stets nach Besserung streben. Scham und Perfektionismus drohen uns mit Ausgrenzung und Liebesentzug. »Wenn du nicht abnimmst, wird dein Mann dich verlassen«, ist ein Satz, den ich (Petra) mir anhören musste. Scham sagt uns, dass wir Liebe, Zugehörigkeit und Verbundenheit nicht verdient haben, dass wir nicht liebenswert sind und nicht dazugehören.

Gesunde Scham hat auch einen Nutzen

In Wirklichkeit schämen wir uns alle, egal, ob für große Körper, kranke Eltern, schreckliche Erlebnisse, getrennte Ehen, Jobverlust, chronische Krankheiten oder Fehlgeburten. Auch wenn wir nichts falsch gemacht haben – schließlich haben wir nicht die volle Kontrolle über unser Leben, unseren Körper und das, was in der Welt passiert –, fragt eine Stimme im Hinterkopf immer: »Was hast du dazu beigetragen, dass es passiert ist?«

Natürlich macht es Sinn, sich nach dem eigenen Anteil zu fragen, wenn man das siebte Mal in Folge nach drei Wochen den Job verloren hat. Scham in einem gesunden Maß ist insofern nützlich, da sie uns daran hindert, die Grenzen anderer komplett zu überschreiten. Sie soll uns davor schützen, aus der Gemeinschaft ausgestoßen zu werden. Das Brutale an der Scham ist, dass es dabei nicht darum geht, was wir falsch gemacht haben, sondern wer wir sind. Es geht nicht darum, Verhaltensweisen zu analysieren – denn daraus könnten wir lernen. Scham bedeutet nicht »Ich habe etwas Schlechtes getan«, sondern »Ich bin schlecht«.

Vergleichen führt zu Unzufriedenheit und Scham

Leider glauben immer noch viele Menschen, dass wir die Scham bräuchten, um endlich »vernünftig« zu werden und unsere Themen wie z. B. das Gewicht klar ins Auge zu fassen. In Wahrheit wirkt Scham destruktiv. Sie ist assoziiert mit Gewalt, mit Süchten, Depressionen, Aggressionen, Essstörungen und Diskriminierung. Brené Brown hat in ihren Forschungen festgestellt, dass Scham genau den Teil von uns zersetzt, der uns glauben lässt, dass wir etwas verändern und es besser machen könnten.

Stell dir selbst mal die Frage, wie es wäre, die schönste Person der Welt zu sein? Sieh dir an, wie besonders schöne Frauen bewertet werden, was wir über sie lesen und hören. Wenn ich mir eine Zeitschrift mit hoher Promi-Dichte ansehe, dann wird vielleicht über die Schönheit von Frau XY und ihre ausgezeichnete Kleiderwahl gesprochen, aber nur selten über ihre Intelligenz, ihre Menschlichkeit, darüber, dass sie eine gute Freundin ist oder wie sehr sie ihre Partner:in liebt. Wir reduzieren sie auf ihre Schönheit, und mit jedem Tag des Alterns, mit jeder Falte, jeder Schönheitskorrektur, jedem Mode-Fauxpas, jedem Kilo mehr auf den Hüften, sinkt ihr Wert. Es ist ein mieses Spiel, auf das wir uns einlassen, das für uns nie zu einem Happy End führen kann. Das ständige Sich-Vergleichen führt nicht nur zu Unzufriedenheit und Scham, sondern auch zur zunehmenden Objektifizierung von Frauen.

Empathie wirkt wie Feenstaub

Und wie werden wir die Scham jetzt los? Das einzig wirksame Gegenmittel gegen unverarbeitete Scham ist Empathie. Empathie ist, wenn ein anderer Mensch bereit ist, sich mit deinem Schmerz zu verbinden, indem er einen vergleichbaren Schmerz in sich selbst sucht. Nur wenn wir wirklich daran interessiert sind, zu fühlen und zu verstehen, wie es unserem Gegenüber geht, ohne zu urteilen, können wir uns in Empathie miteinander verbinden.

Brené Brown beschreibt es mit folgendem Bild: Wenn du Scham wie in einem Laborversuch in eine Petrischale mit Nährboden pflanzt, dann musst du diese luftdicht verschließen und sie in die dunkelste Ecke stellen. Je mehr du versuchst, sie zu verstecken und zu ignorieren, umso heftiger wächst sie. Was dagegen hilft ist, die Petrischale aus ihrem Versteck zu holen, den Deckel abzunehmen und sie zu betrachten. Wir bestreuen sie mit Empathie. Was bedeutet, dass du dich mit deiner Scham, deinen Verletzungen und deinem Schmerz auseinandersetzen solltest, um sie mit anderen zu teilen.

Natürlich ist es eine wichtige Grundvoraussetzung, dies in einem sicheren Rahmen zu tun, wo du weißt, dass du nicht auf Mitleid oder gar Vorwürfe stößt. Such dir eine Gruppe von gleichgesinnten Menschen, die sich wie du schon mit dem Thema beschäftigt haben, sonst kann es schnell ins Negative umschlagen. Mitleid zeigt sich übrigens in Sätzen wie »Aber wenigstens hast du ein hübsches Gesicht« oder »So dick bist du doch gar nicht«, »Anderen geht es viel schlechter«. Mitleid macht das Leid oft sogar noch größer.

Wenn du selbst den Impuls verspürst, Sätze mit »aber wenigstens« oder »ja, aber« beginnen zu wollen, halte kurz inne. Besinne dich, ob du gerade dabei bist, das Problem kleinreden zu wollen, weil du es nicht aushältst, den Schmerz deines Gegenübers oder deinen eigenen zu fühlen. Ich (Petra) habe früher gedacht, dass wenn mir jemand erzählt, wie schlecht es ihm/ihr geht, dann müsse ich Sorge tragen, dass es eine Lösung gibt. Ich habe damit die Probleme der anderen Person zu meinen eigenen gemacht. Das macht nur leider keinen Sinn, denn ich kann die Probleme einer anderen Person nicht lösen, und mein Gegenüber hat sich weder verstanden noch gesehen gefühlt, sondern nur erlebt, wie sehr mich seine Probleme stressen. Die gute Nachricht ist: Es geht hier nicht darum, eine Lösung des Problems zu finden, sondern um die Heilkraft, die aus der Verbindung zu Menschen erwächst.

Loslegen: Aktiv Fehler machen

Waaaaas??? Dein erster Gedanke ist vermutlich gerade, ob wir jetzt total einen an der Waffel haben. Aber nein, wir meinen das ganz ernst. Wenn wir anfangen, ganz bewusst (kleine) Fehler zu machen, können unser Gehirn und Nervensystem lernen, dass Fehler nicht schlimm sind und in den allermeisten Fällen was passiert? Genau, nämlich gar nichts. Je öfter wir bewusst die Erfahrung machen »Oh, es ist gar nichts Schlimmes passiert, die Welt dreht sich weiter, ich habe nach einer Tafel Schokolade am nächsten Tag nicht drei Hosennummern größer«, umso besser können wir langfristig unseren Perfektionismus ablegen.

Es geht bei dieser Übung also darum, kleine Risiken in Kauf zu nehmen (selbstverständlich solltest du dich nicht ernsthaft in Gefahr begeben!), unseren Ängsten zu begegnen und positive Erfahrungen mit Fehlern zu machen. Wir lernen auszuhalten, dass wir nicht zu jeder Zeit alles unter Kontrolle haben. Wenn du dich weiterentwickeln und wirklich »leben« willst, ist dies ein unabdingbarer Schritt.

Stell dir vor, wie es früher in der Schule war: Vielleicht warst du schüchtern und hast dich nicht gerne gemeldet, aus Angst, die falsche Antwort zu geben. Heute bist du erwachsen und hast vielleicht immer noch Schwierigkeiten damit, deine Meinung oder deine Wünsche auszudrücken. Starte klein, atme tief ein und aus und dann beteilige dich an den Gesprächen. Selbst wenn Freunde anderer Meinung sind, ist das völlig o. k. Wir sind in der Lage, unterschiedliche Meinungen nebeneinander stehen zu lassen, wenn wir erwachsene Menschen sind. Und falls jemand beleidigt ist oder negativ reagiert, frage dich: »Was ist das Schlimmste, was aufgrund dessen passieren könnte?«

Feiere dich, wenn du es gewagt hast, egal, ob es gut oder schlecht gelaufen ist. Du hast dich getraut, und vielleicht bist du sogar von jemandem dafür gelobt worden. Fehler zu machen, bedeutet Mensch zu sein und lernen zu dürfen. Bevor ein Kleinkind ohne Hilfe läuft, legt es ca. 14 000 Schritte pro Tag zurück und fällt dabei bis zu 100-mal am Tag hin. Alles, was wir lernen wollen, bedarf der Erlaubnis, Fehler zu machen – wieder und immer wieder.

Wir möchten dich also bitten, ganz bewusst jeden Tag ein paar Fehler zu machen und das Risiko, nicht perfekt zu agieren, einzugehen. Das macht dich stärker und widerstandsfähiger. Langfristig lernst du, immer besser für dich einzustehen und gleichzeitig entspannter mit deinem Leben umzugehen. Mach dir eine Liste mit kleinen Fehlern, mit denen du beginnen kannst.

Was das Verhältnis zu unserem Körper fördert und was es stört

Selbstmitgefühl – unsere Superkraft

Unser persönlicher Schlüssel zu einem gesunden Verhältnis zu uns und anderen ist Selbstmitgefühl. Kristin Neff beschreibt in ihrem Buch *Selbstmitgefühl* auf den ersten Seiten, wie sie im Auto sitzt, ein zotteliger, wahrscheinlich obdachloser Mensch ihre Autoscheibe an der Ampel waschen will und sie sich regelrecht erpresst fühlt[138]. Sie ist hin- und hergerissen. Einerseits möchte sie es ihm nicht verweigern, andererseits aber auch nicht mit dem Leiden des Mannes und seinen Lebensumständen konfrontiert werden.

Neff beschreibt, wie sie plötzlich den Gedanken hatte, wie schlimm es sein müsse, in eine solche Lebenssituation zu geraten oder vielleicht sogar geboren worden zu sein. Dass dies jedem Menschen passieren kann, jeder durch einen Schicksalsschlag arm, krank und obdachlos werden kann. Dann würden wir uns kein Mitleid wünschen, sondern echtes Mitgefühl. Wir würden uns wünschen, dass Menschen ihre Herzen öffnen, uns annehmen, wie wir sind, und nicht verurteilen. Denn wer weiß schon wirklich etwas über eine andere Person, in deren Schuhen wir nicht stecken? Sie rät dazu, genau das zu tun: uns in die Schuhe dieses Menschen zu stellen und uns zu fragen, wie es wohl wäre, auf der anderen Seite zu sein.

Mich (Petra) hätte ich früher auch nicht gerne gesehen, wenn mir jemand an der Ampel die Scheibe waschen wollte. Ich hätte mich erpresst, ohnmächtig und genervt gefühlt und wahrscheinlich schnell auf mein Handy geguckt, um dadurch auf keinen Fall in das Gesicht des Menschen vor mir zu schauen. Und dass, obwohl ich in der deutlich komfortableren Lage bin. Heute bin ich handlungsfähiger: Ich kann mich entscheiden, zu lächeln, Geld zu geben oder eben nicht. Ich kann mich dafür entscheiden, ins Mitgefühl zu gehen oder einfach dankbar für mein Leben zu sein, wegzugucken oder was auch immer. Wenn ich mich aber mit Mitgefühl einem Menschen zuwenden kann, ihm nur zulächle und er zurücklächelt, gibt es eine kleine Verbindung, die nicht nur seiner, sondern auch meiner Seele guttut.

Vielleicht hast du schon mal den Satz gehört: Hurt people hurt people (auf Deutsch: Verletzte Menschen verletzen Menschen). Wer selbst Abwertung und Demütigung erfahren hat, gibt diese unbewusst weiter. Selbstmitgefühl macht es also nicht nur für uns selbst so viel besser, sondern auch für andere. Aber was genau ist eigentlich Selbstmitgefühl? Neff definiert es in ihrem erwähnten Buch folgendermaßen: Zum Mitgefühl gehört, dass wir Leid erkennen und wahrnehmen. Es gehören freundliche Gefühle dazu für Menschen, die leiden, sodass der Wunsch entsteht, ihr Leid zu lindern und zu helfen, und die Erkenntnis, dass wir alle »nur Menschen« sind, die Fehler und Schwächen haben.

Selbstmitgefühl ist also nicht, sich selbst immer zu sagen »armer Tropf«, sondern heißt auch, die Verantwortung übernehmen zu können und Veränderung zuzulassen. Wenn ich mich selbst innerlich zermürbe für meinen schlechten Charakter, bringt das niemandem etwas, außer dass ich innerlich immer bitterer werde und verhärte. Im Buddhismus reicht es aus, dass wir bewusste menschliche Wesen sind, um von Natur aus wertvoll zu sein und Zuwendung zu verdienen. So wie wir alle gleich und wertvoll sind, so sind auch Mitgefühl und das Streben nach Glück Geburtsrechte. Und nein, das ist nicht feige oder eine Ausrede »sich gehen zu lassen«. Selbstmitgefühl ist das genaue Gegenteil von Passivität. So wie Anti-Diät und Intuitive Ernährung das Gegenteil von »undiszipliniertem, zügellosem Essen« ist. Der positive, reflektierte, selbstmitfühlende Umgang mit uns selbst lässt uns friedlicher werden und ermöglicht eine größere Selbstakzeptanz. So fühlen wir uns verbundener mit allem, was da ist, und behandeln uns und andere besser.

Verantwortung zu übernehmen, bedarf Selbstmitgefühl und Empathie

Selbstmitgefühl ist die Basis, um auch wirklich kritisch hinterfragen zu können, was ich mache und warum. Wenn ich Selbstmitgefühl erlerne, wird mein ANS sich nicht bedroht fühlen, ich urteile weniger über meinen Körper und mein Verhalten. Die Entspannung hilft dabei, die eigenen Körpersignale besser wahrzunehmen – weil sie da sein dürfen. Wir können dadurch besser lernen, unsere Bedürfnisse wahrzunehmen und zu befriedigen. Sich vor Augen zu führen, dass es o. k. ist zu leiden und dass Leiden zum Menschsein dazugehört, mindert seinen Schrecken. Wir wissen, dass das Leiden nicht dauerhaft 24 Stunden 7 Tage die Woche bleibt. Wenn wir lernen, nicht nur Lachen und Glück, sondern auch das Leiden anzunehmen, statt es wegzuschieben, bedeutet das, zwar den Schmerz zu fühlen, aber indem wir ihn fühlen, kann er auch abfließen wie Regen in den Rinnstein. Nur wenn wir die Verantwortung für unser Leben, unsere Gefühle und unser Handeln übernehmen wollen, haben wir Zugang zu Veränderungen. Und nur wenn wir uns mit Selbstmitgefühl begegnen, können wir diese Verantwortung auch tragen.

Wir selbst dürfen die Verantwortung für unsere Ernährung, unsere Ruhe und Entspannung, unsere Beziehungen usw. übernehmen, aber gleichzeitig nicht vergessen, dass wir von unterschiedlichen Positionen aus starten. Wir sind unterschiedlich privilegiert, traumatisiert, gebildet, geprägt. Leben lassen sich nicht vergleichen, ebenso wenig wie Körper. Es ist o. k., von all der Verantwortung erschöpft und genervt zu sein, mal keine Lust auf Verantwortung zu haben. Langfristig dient es aber unserer körperlichen, geistigen und psychischen Gesundheit, volle Verantwortung für uns selbst zu übernehmen, ohne in Perfektionismus zu verfallen. Auch hier müssen wir wieder sehr gut zwischen Verantwortung und Schuld unterscheiden (siehe Seite 105). Verantwortlich zu sein für meinen Körper, bedeutet nicht gleichzeitig, schuld zu sein an Krankheiten oder großen Körperformen. Diäten hinter sich zu lassen, ist oft der erste Schritt raus aus einem System voller Schuld, Scham und Doublebinds.

Doublebinds aufdecken und verstehen

Ein Doublebind, übersetzt »Doppelbindung«, beschreibt ein Dilemma in der Kommunikation. Es ist ein Begriff aus der Psychologie, den Gregory Bateson und seine Kolleg:innen in den 1950er-Jahren in einer Theorie über die Entstehung von Schizophrenie und posttraumatischer Belastungsstörung beschrieben haben. Ein Doublebind erschafft eine Situation, in der zwei oder mehrere sich gegenseitig widersprechende Botschaften miteinander verwoben werden. Die Person, die mit dem Doublebind konfrontiert wird, fühlt sich dadurch automatisch falsch oder im Unrecht, ganz gleich, wie sie reagiert.

Es gibt eine Menge Beispiele, ein typisches aus der Diätkultur ist: Du kommst zu deinen Eltern zu Besuch, und das Erste, was deine Mutter dich fragt, ist, ob du schon wieder zugenommen hast. Anschließend bietet sie dir ein Stück deines Lieblingskuchens an, den sie extra für dich gebacken hat und würde beleidigt reagieren, wenn du ablehnst, ihn zu essen. Egal, was du tust, es ist falsch und wird ein mieses Gefühl bei dir hinterlassen, da du mit zwei Botschaften konfrontiert bist, die sich widersprechen. Gerne wird auch der Satz »Ich mache mir nur Sorgen um deine Gesundheit« in eine solche Situation eingeflochten. Wenn sich jemand Sorgen macht, heißt das aber auch gleichzeitig, dass die Person denkt, es für uns besser zu wissen. Das ist also nicht immer »lieb«, sondern eher anmaßend. »Ich kritisiere dich aus Sorge um dich« ist ein Doublebind wie aus dem Lehrbuch.

Doublebinds werden häufig als eine Form der Kontrolle ohne offenen Zwang eingesetzt – sie verwirren uns, und das macht es schwierig, auf sie zu reagieren und sich ihnen zu widersetzen. Die Diätmentalität ist voll von Doublebinds und macht sich deshalb auch oft so heimtückisch in unserem Kopf breit. WW (früher Weight Watchers) macht Werbung mit dem Hinweis, dass du alles essen darfst. Gleichzeitig sollst du das Essen aber genau abzählen und abwiegen, und wenn du auf die Points schaust, ist schnell klar, dass bestimmte Lebensmittel sofort den Rahmen sprengen würden, wenn du mehr als einen Fingerhut voll davon verzehren würdest. Oder Noom, die sogar damit Werbung machen, dass sie »Anti-Diät« seien, und sobald du die App installiert hast, streicht sie dir eine gesamte Lebensmittelgruppe und verlangt, dass du Kalorien zählst.

Viele Programme kommen mit (Fake-)Body Positivity oder (Pseudo-)Intuitivem Essen. Sie sagen: »Du bist gut so wie du bist«, und dann sollst du doch abnehmen und Regeln einhalten. Das Versprechen: »Wenn du es richtig machst, nimmst du ab« ist genug, um von einer Diät zu sprechen. Diese typische Botschaft, die wir immer wieder bei Fake-Anti-Diät-Programmen sehen, ist ein Widerspruch in sich: Wir sollen uns befreien von Diäten, aber wenn wir dadurch nicht schlanker werden, sind wir selbst zu Intuitivem Essen unfähig.

Nur dass das überhaupt keine echte Intuition ist, was da vorgegeben wird, denn zu sich selbst zu finden und dem Körper wieder zu vertrauen, kann nicht mit starren Regeln und einem definierten Ziel wie einer garantierten Gewichtsabnahme einhergehen. Du kannst nichts falsch machen, wenn du lernst, intuitiver zu werden, und es darf auch Zeit in Anspruch nehmen. Frei nach dem Motto: »The slower you go, the faster you grow« oder wie ein chinesisches Sprichwort sagt: »Hast du es eilig, gehe rückwärts«.

Körpererleben ist auch Ausdruck unserer Psyche

Wenn wir über die unterschwelligen psychologischen Auswirkungen von Diäten und Diätmentalität, aber auch über Altern und Schönheitsideale sprechen, ist es wichtig, das Körpererleben miteinzubeziehen. Vielleicht hast du den Begriff schon mal gehört, der auch häufig als »Body Image« oder »Körperbild« bezeichnet wird. Jeder Mensch hat ein Körpererleben, das eine Art Verkörperung unserer Psyche ist. Es bildet nicht nur ab, wie wir uns bezüglich unseres Aussehens fühlen, ob wir selbst uns als schlank, fett, groß, klein, alt oder jung beschreiben würden. Alles, was wir in Bezug auf unseren Körper fühlen, alle Erfahrungen, die wir in unserem Körper machen, und wie viel Liebe, Fürsorge, körperliche Nähe und Sicherheit wir als Kinder erfahren haben, drückt sich als Körpererleben aus. Deshalb geht es auch beim Körpererleben um das Thema Beziehungen.

In der Vergangenheit wurde Körpererleben hauptsächlich an weißen jungen Frauen in einer Magersucht oder an Bodybuildern erforscht. Lediglich die extremen Überanpassungen an das Ideal (die extrem dünne, junge weiße Frau und der besonders muskulöse Mann) waren von Interesse. Immer wichtiger ist es aber, gerade marginalisierte Gruppen, die von Diskriminierung, Mobbing und Gewalt betroffen sind, zu betrachten. Alle Personen, die keinem weißen heteronormativen Standard entsprechen (wie fette, schwarze, homo- oder transsexuelle, Menschen mit Behinderungen u.v.m.) haben ein deutlich größeres Risiko, von einem negativen Körpererleben betroffen zu sein.

Wie entsteht Körpererleben?

Die Entwicklung des Körpererlebens beginnt schon sehr früh. Alle frühen kindlichen Erfahrungen, alle motorischen, affektiven, sensorischen Eindrücke werden ohne sprachliche oder kognitive Strukturen abgespeichert. Alles, was erlebt, gefühlt, erfahren und später erinnert wird, findet ausschließlich im Körper statt. Daran beteiligt sind immer auch die primären Bezugspersonen, wie die Eltern, die das Kind und dessen Verhalten spiegeln. In den ersten Lebensmonaten entwickeln sich erste Zusammenhänge zwischen Körper- und Gefühlszuständen und Handlungen. Mit der Zeit steckt sich das Baby z. B. den Fuß in den Mund, bemerkt die Eigenbewegung und macht die Erfahrung, selbst wiederholen zu können, was geschieht. Das Kind lernt, zwischen einen »Körper zu haben« und dem »Leib-Sein« zu wechseln. Körper-Haben oder Leib-Sein ist eine bekannte Gegenüberstellung der philosophischen Anthropologie, Phänomenologie und anderer Wissenschaftsgebiete. Der Begriff des Leibes meint das Lebendige, Gelebte und Gespürte. Der Terminus des Körpers bezeichnet primär den materiellen Gegenstand, die Materie des Körpers, wie die Anatomie oder die Physiologie. Wir gehen in der Medizin mehr vom Körper aus und vergessen das Gefühlte, Gelebte darin. Der Körper wird mehr als ein Objekt angesehen, das repariert und gewartet wird. Dadurch bleiben die Körperlichkeit und das Erleben im Körper auf der Strecke, welches mehr der Freude, dem Wohlbefinden, dem Spaß und der Sinnlichkeit dienen soll.

Im Laufe des Heranwachsens machen Kinder viele verschiedene Erfahrungen auf den unterschiedlichsten Ebenen des Erlebens, der Sprache; sie verinnerlichen Bilder, Assoziationen, Erwartungen und verbinden diese mit neuronalen Netzen im Gehirn. Sie sammeln Erfahrungen mit Beziehungen zu den Eltern, Lehrer:innen, Freund:innen; leben in einer Kultur, einer Gesellschaft mit Ansichten, Ideen, Moralvorstellungen und Überzeugungen. Als kleine Kinder dürfen wir uns meist in und mit unserem ganzen Körper ausdrücken, kommen dem Bedürfnis nach Bewegung nach und sind frei. Das ändert sich spätestens in der Schule. Da sollen wir stillsitzen und lernen, unsere Impulse unter Kontrolle zu bringen. Gefühle von Angst und Schmerz, aber auch von übermäßiger Freude und Spaß werden zunehmend unterdrückt. Maßregelungen wie: »Nun sitz mal still, spiel dich nicht so auf, sei nicht so albern« führen dazu, dass unser körperlicher Spielraum immer kleiner wird. So passen wir uns den Vorstellungen und Erwartungen der Bezugspersonen an und entfernen uns von dem, was einmal die ursprünglichen Körpererfahrungen ausgemacht hat. Ermahnungen wie: »Iss den Teller leer, sonst scheint morgen die Sonne nicht« oder »Du musst doch langsam mal satt sein« verunsichern uns, inwieweit wir uns auf unsere Körpersignale wie Hunger, Sättigung oder Appetit verlassen sollten. Schon mit sechs Jahren weiß ein Kind, wie sein Körper von außen wahrgenommen und bewertet wird.

Um uns zu ändern, brauchen wir neue Körpervorbilder

Spätestens in der Pubertät kommen Bedürfnisse nach Anerkennung und Gruppenzugehörigkeit dazu. Wir trennen uns immer mehr von unserer unvoreingenommenen Körperwahrnehmung. Gerald Hüther schreibt in dem Buch *Embodiment*[139], dass das Bedürfnis nach Zugehörigkeit der Schlüssel zum Verständnis dieses sonderbaren Anpassungsprozesses sei, der Menschen dazu bringt, das Gefühl vom Verstand und den Körper vom Gehirn abzutrennen. Für eine Veränderung brauchen wir deshalb neue Vorbilder, Menschen, die sich selbst annehmen, wie sie sind. Die Selbstakzeptanz und selbst gewählte Freiheit höher bewerten als äußere standardisierte Schönheitsideale. Die den Schmerz über die Vergangenheit und die »falschen« Überzeugungen schon ausgetauscht haben gegen das Wissen, dass wir ALLE gut und wertvoll sind, wie wir sind. Die sich vielleicht keinem System mehr unterordnen möchten, in dem Menschen nicht gerecht und respektvoll behandelt werden.

Die wohl bedeutsamste Erkenntnis, die die Hirnforscher mithilfe ihrer modernen bildgebenden Verfahren zutage gefördert haben, ist, dass unser Gehirn nicht nur während der Kindheit, sondern lebenslang eine Baustelle ist. Wenn das mal keine gute Nachricht ist! Use it or lose it – »benutz es oder verlier es« – ist nicht nur fürs Muskeltraining relevant, sondern auch für unser Gehirn. Wenn wir also unser Körpererleben und die Diätkultur für uns entschlüsseln, erkennen wir, dass nicht wir versagt haben, sondern Diäten einfach nicht wirken, dass Gesundheit kein Gewicht kennt und wir uns auch in unserer Haut wohlfühlen können und dürfen, ohne »perfekt« aussehen zu müssen.

Es stellt sich also immer wieder bei so vielen schlechten verkörperten Erinnerungen die Frage: Wie machen wir Platz für neue, gute und freudvolle Erfahrungen? Veränderungen bedeuten, dass wir neue neuronale Netze bilden, indem wir neue Erfahrungen schaffen und diese wiederholen. Bin ich (Petra) früher mit Selbsthass und Abwertung meinem Körper gegenüber zum Sport gegangen, zur Strafe für mein »ungezügeltes« Essen, suche ich heute Bewegungen, die mir Spaß machen, die sich im Körper gut anfühlen. Statt mich beim Joggen zu quälen, wähle ich heute Tanzen oder Yoga als Bewegungsform. Dabei fühle ich mich frei, losgelöst, kann abtauchen und in den Rhythmus der Musik versinken oder lauthals mitsingen.

Wir möchten dich motivieren, dir neue, schöne, fürsorgliche, liebevolle Erfahrungen mit dir selbst zu erschaffen. Erlaube es dir, dich an die erste Stelle zu setzen und die Verantwortung für deine Bedürfnisse zu übernehmen. Für uns hat ein Leben ohne Diät so viel Raum geschaffen, dass wir heute ein Buch schreiben.

Therapie und andere Schätze entdecken

Wie du dir denken kannst, gibt es unendlich viele Möglichkeiten, mit dem Körpererleben zu arbeiten. Viele Psychotherapeut:innen sind speziell dafür ausgebildet und bieten wertvolle Hilfe an. Der Psychoanalytiker Joachim Küchenhoff bringt es auf den Punkt, wenn er sagt, dass das Körperbild vor allem das Ergebnis zwischenmenschlicher Interaktionen ist[140]. Die Körperbildliste, eine von Küchenhoff und Kolleg:innen entwickelte Checkliste zur strukturierten Erfassung des Körpererlebens, soll Therapeut:innen helfen, mit ihren Klient:innen das Körperbild zu erfassen und zu reflektieren. Im Wesentlichen zeigt sie auf, wie unser Körper unsere Beziehungen widerspiegelt, bspw. im Wahrnehmen und Erleben des eigenen Körpers, der Körperlichkeit von Bezugspersonen (z. B. der Eltern), in der Körperkommunikation oder ob es möglich ist, den Körper zur psychischen Regulation einzusetzen.

Wenn du Probleme hast, deinen Körper anzunehmen, wie er ist, möchten wir dir von Herzen raten, eine:n Psychotherapeut:in zurate zu ziehen. Auch wenn dir der Gedanke vielleicht noch ein wenig Angst einjagt, kannst du uns glauben, dass Therapie das größte Geschenk sein kann (wir beide haben schon einige Erfahrungen mit Psychotherapie machen dürfen, die uns geholfen haben, unsere Perspektive zu verändern). Die Freude darüber, alte destruktive Glaubenssätze und Gefühle umzuwandeln und ein ganz neues Lebensgefühl zu erschaffen, ist einfach großartig und heilend. Wir wünschen uns natürlich, dass besonders viele Psychotherapeut:innen sich mit dem Thema Gewichtsneutralität auseinandersetzen und entsprechend achtsam arbeiten.

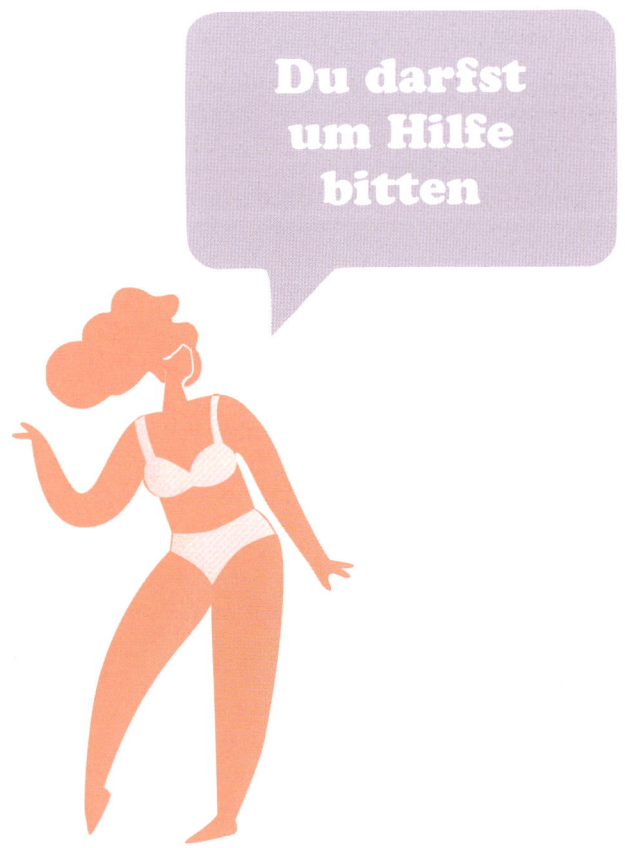

✏️ Journaling: Das Körpererleben beschreiben

Die Arbeit mit der Körperbildliste kann spannende Fragen aufwerfen, mithilfe derer du viel über dich selbst lernen kannst. Stell dir dafür die folgenden Fragen und lass die Antworten ungefiltert aufs Papier fließen:

- Fühlst du dich in deinem Körper zu Hause?
- Wie geht es dir, wenn du emotional sehr bewegt bist und du spürst, dass dein Körper mitschwingt?
- Wie gehst du damit um, wenn dein Körper sich verändert?
- Wie viel Freude macht es dir, dich zu bewegen und körperlich aktiv zu sein?
- Wie wichtig ist Sexualität für dich und welchen Stellenwert haben deine sexuellen Wünsche?
- Kannst du dich daran erinnern, wie deine Mutter (oder eine nahe Bezugsperson) mit dir umgegangen ist, wenn du krank warst oder dich verletzt hast?
- Kann dir die Erinnerung daran helfen, mit Schmerzen und Verletzungen umzugehen?
- Wie gut gelingt es dir, mit deinen körperlichen Besonderheiten umzugehen?
- Hast du Scheu davor, anderen Menschen buchstäblich zu nahe zu treten?
- Wie gehst du damit um, wenn dein:e Partner:in andere Bedürfnisse hat als du?
- Was machst du mit deinen Bedürfnissen, wenn sie gerade nicht erfüllt werden können?
- Hast du den Eindruck, du kannst mittels deiner Körpersprache gut zeigen, wie es dir geht oder was du vermitteln möchtest?
- Wie geht es dir gerade?

Wie Trauma unser Körpergewicht BEEINFLUSST

»Der Körper ist der Übersetzer der Seele ins Sichtbare.«
CHRISTIAN MORGENSTERN

Trauma dysreguliert unser Nervensystem und hat massiven Einfluss auf unser Wohlbefinden, unsere körperliche und psychische Gesundheit, unser Körpererleben und auch auf unser Gewicht. Trauma kann dafür sorgen, dass wir nicht mehr gut unterscheiden können zwischen wirklicher Gefahr und gefahrlosen Situationen, dass unsere Wahrnehmung sich übermäßig nach außen oder innen richtet und dass wir das Leben als sehr »stressig« und »gefährlich« wahrnehmen. Deshalb ist es gerade für dick_fette Menschen und alle, die sich selbst die »Schuld« für ihren Körper oder ihre Erkrankungen geben, so wichtig, sich damit zu beschäftigen. Kinder mit frühen Traumaerfahrungen haben oft Schwierigkeiten, eine Bindung einzugehen und sichere Beziehungen zu leben. Sie haben nicht gelernt, ihre Emotionen selbst gut regulieren zu können und nutzen manchmal Essen als Ersatz, z. B. um sich zu beruhigen oder zu trösten. Trauma bedarf professioneller Hilfe, und wir wünschen uns nichts sehnlicher für dich, als dass du dir Hilfe suchst, wenn dich das folgende Kapitel stark anspricht. Denn ausbalanciert und entspannt zu sein, hilft nachhaltig, um gut für sich selbst sorgen zu können und liebevolle Beziehungen zu leben.

Alles eine Frage der Sicherheit

Wir kommen als soziale Wesen auf die Welt und treten sofort nach der Geburt in Verbindung mit anderen Menschen. Vom ersten Atemzug an streben wir danach, uns in unserem Körper, unserer Umgebung, unseren Beziehungen sicher zu fühlen. Das Autonome Nervensystem (ANS) ist unsere ständig wache Kommandozentrale, die permanent misst: »Bin ich hier sicher?« All das läuft unbewusst und still, quasi unter der Wasseroberfläche, ab. Wir müssen uns keine Gedanken darüber machen, ob wir atmen. Wir atmen einfach. Unser Herz schlägt und auch unser Stoffwechsel funktioniert, ohne dass wir ihn willentlich steuern müssten. Wir lauschen, wie unser Gegenüber spricht, wir deuten seine Mimik, Körpersprache, und auch wir kommunizieren permanent mit unserem Körper – oft ohne das überhaupt zu bemerken. Deb Dana beschreibt Sicherheit als »*die Möglichkeiten, sich so zu fühlen, daß Sie sich in das Leben verlieben und sich auf seine Risiken einlassen können.*«[141]

In unserem Studium haben wir gelernt, dass das ANS unsere Organe steuert und überwacht. Herz, Lunge, Niere, Leber, Galle, Magen, Darm, Sexualorgane, die Haut, alles wird ohne unser bewusstes Zutun (autonom) geregelt und aufrechterhalten. Der Körper, ein einziges Wunderwerk. Dabei ist ein Teil des ANS, der aktivierende Sympathikus, verantwortlich für Flucht, Angriff, die Bereitstellung von Energie für die Muskeln und alle beteiligten Organe. Er macht uns zu schnellen, reaktiven Wesen, die sich schützen und verteidigen können.

Den Ausgleich zum Sympathikus stellt der Parasympathikus dar, der Teil des ANS, der für Ruhe, Verdauung, Entspannung und Regeneration sorgt, nachdem die Gefahr gebannt ist. Wir beide haben es uns immer wie einen Kippschalter vorgestellt, den man an- und ausschalten kann. Anspannung – Entspannung, Wach- und Schlafphasen, Sonne und Mond, eben immer die Gegensätze, die sich brauchen. Erst nachdem wir die Polyvagal-Theorie (dazu gleich mehr) kennengelernt haben[139], sind uns Kronleuchter aufgegangen, warum so viele Menschen es nicht schaffen, sich aus dem Stresszustand des Sympathikus zu lösen, selbst wenn die Gefahr längst in der Vergangenheit liegt. Oder warum andere aus der parasympathischen Lage nicht mehr herauskommen und ihnen jeder Antrieb zu fehlen scheint, wie beispielsweise bei Depressionen. Aus irgendeinem Grund scheint es das ANS nicht zu schaffen, sich wieder selbst zu regulieren. Und infolgedessen lässt das Gefühl von Ohnmacht und Hilflosigkeit, den Zustand nicht aktiv verändern zu können, den Stresspegel weiter ansteigen.

Sicher hast du schon vom Fight-or-Flight-Modus gehört. Kampf oder Flucht, das kennen wir aus dem Biologieunterricht: In einer als bedrohlich wahrgenommenen Situation stellt unser Körper jede Menge Energie zur Verfügung und bereitet den gesamten Organismus innerhalb kürzester Zeit darauf vor, die Gefahr abzuwehren oder davor zu fliehen. Ist beides nicht mehr möglich, geht der Körper in Erstarrung (freeze). Das kennen wir beispielsweise aus der Tierwelt. Wenn die Antilope vom Geparden niedergestreckt wird, stellt sie sich tot, und wenn der Gepard vom Nahrungskonkurrenten abgelenkt ist, nutzt sie ihre letzte potenzielle Chance, zu entkommen.

Wir Menschen kennen das Erstarren oft aus Trauma- und Schocksituationen. Plötzlich sind wir nicht mehr in der Lage zu agieren, können uns nicht wehren, wenn wir angegriffen werden, nicht mehr um Hilfe rufen. Wir stecken in dem Gefühl der Ohnmacht und Hilflosigkeit fest. Die Polyvagal-Theorie nennt dieses Feststecken die »dorsal-vagale Lage«. In dieser Situation fahren wir komplett das System runter und verhalten uns still. Opfer von Gewaltverbrechen, Vergewaltigung und ähnlichem Erleben werden oft gefragt, warum sie sich nicht gewehrt haben.

Hier ist eine mögliche Erklärung: Das Totstellen hat sich für ihr Überleben sicherer angefühlt, als zu schreien und wegzurennen. Viele Traumaopfer entwickeln im Laufe der Zeit die Fähigkeit, je nach Art der auslösenden Umstände (unbewusst) unterschiedliche Kombinationen dieser Reaktionen einzusetzen.

Pete Walker, ein bekannter Traumatherapeut, hat eine weitere, vierte Reaktion des ANS beschrieben und sie »fawn« (Rehkitz) genannt (fight/flight/freeze/fawn). Damit meint er die Reaktion, die besonders bei Kleinkindern zu beobachten ist, um in ihren traumatisierenden Familien/Umgebungen überleben zu können: Auch als Erwachsene unterwerfen sie sich komplett, begeben sich in eine Co-Abhängigkeit, was laut Walker die Unfähigkeit beschreibt, Rechte, Bedürfnisse und Grenzen in einer Beziehung zum Ausdruck zu bringen. Er bezeichnet es als eine Störung des Durchsetzungsvermögens, die dazu führt, dass Ausbeutung, Missbrauch und/oder Vernachlässigung angezogen und akzeptiert werden.

Kinder lernen schnell, dass ein Protest gegen Gewalt und Missbrauch zu noch furchteinflößenderen elterlichen Vergeltungsmaßnahmen führen kann und geben aus »Überlebensgründen« die Kampfreaktion auf. Sie entwickeln oft bis ins Erwachsenenalter keine sprachlichen Fähigkeiten für ein gesundes Durchsetzungsvermögen. Fawn bedeutet, sich unterwürfig zu verhalten, zu kriechen und zu schmeicheln, um das eigene Überleben zu sichern. Kinder kompensieren den unterdrückten Trieb zu fliehen oft mit einer Art Hyperaktivität, um der unkontrollierten Angst zu entkommen. Ebenso kann es sein, dass das Kind beginnt, den Eltern »nützlich« zu sein, es wird zur Haushälterin, Vertrauten, Ersatzelternteil für andere Geschwister, zum Schlichtenden oder zum/zur Therapeut:in. Kinder übernehmen die Elternrolle für die eigenen Eltern und geben immer mehr von sich selbst auf.

Trauma dysreguliert unser Nervensystem auf vielfache Weise. Wir sind in ständiger Habacht-Stellung und fühlen uns nicht sicher, sondern kämpfen, fliehen, erstarren oder ordnen uns unter. Wir brauchen so viel Energie, um unser Trauma zu managen, dass wir oft keine Kraft mehr für schöne Dinge haben, die nicht zu unserem »Funktionieren-Modus« gehören.

Die Polyvagal-Theorie: Der fehlende dritte Ast

In der Polyvagal-Theorie nach deren Begründer Stephen W. Porges gehen wir nicht nur von der dualen Aufteilung des ANS in Sympathikus und Parasympathikus aus. Im parasympathischen Zweig gliedert Porges den Vagusnerv (X. Hirnnerv) in den vorderen (ventralen) und den hinteren (dorsalen) Vagus. Es gibt also eine Dreiteilung in den 1) sympathischen Grenzstrang, 2) den ventralen Vaguspfad und den 3) dorsalen Vaguspfad.

Der hintere (dorsale) Vagusnerv ist entwicklungsphysiologisch der älteste Teil des Vagus und wird daher auch »Reptilien-Teil« genannt. Er wird mit dem Stilllegen oder dem »Erstarren« des Körpers in Verbindung gebracht. Alle Körperfunktionen werden heruntergefahren, wir haben kaum Handlungsmöglichkeiten, verfügen kaum ausreichend über Energie, um morgens aus dem Bett zu kommen. Es ist ein Zustand des »Nicht-Seins«.

Der sympathische Grenzstrang ist der zweitälteste Teil des ANS und sorgt bei Gefahr für die Mobilisierung der Muskeln. Er lässt uns angreifen oder weglaufen, indem er die notwendigen Energiereserven zur Verfügung stellt (siehe Seite 139).

Der vordere Vagusast ist der jüngste Teil. Er hat sich als Anpassung auf unser soziales Leben entwickelt. Hier geht es um das Gefühl von Sicherheit, die Fähigkeit, Bindungen einzugehen, Partner:innen zu finden, Liebe, Freude, Freundschaft wahrnehmen und leben zu können. Je mehr Menschen zusammenarbeiten und sich zusammen schützen, umso besser wird das Überleben aller geschützt. Wenn wir uns in diesem Zustand befinden, geht es uns rundum gut. Wir sind hilfsbereit, offen und – selbst wenn es mal schwierig wird – optimistisch. Wir fühlen uns mit anderen verbunden, hören zu, sehen uns in die Augen. Wir sind in der Lage, wirklich miteinander zu interagieren.

Jede Reaktion ist eine Handlung im Dienste des Überlebens

Das Zentrum der Polyvagal-Theorie bilden die folgenden drei Organisationsprinzipien:

 Hierarchie

Der Körper teilt Geschehen automatisch in »wichtig« und »unwichtig« ein. Gefahr nimmt immer die oberste Hierarchiestufe ein. Das ANS verarbeitet alle Empfindungen im Körper und alle Signale aus unserer Umgebung und nutzt dann die drei beschriebenen möglichen Pfade, um zu reagieren. Die Hierarchie verläuft dabei vom ältesten Anteil hin zum jüngsten.

 Neurozeption

Mit diesem Begriff beschreibt Stephen Porges die Reaktionen des ANS auf Unsicherheiten und Gefahren, die aus dem Körper oder unserer Umgebung stammen oder durch Kontakt zu anderen Menschen hervorgerufen werden. Neurozeption meint das »Erkennen ohne Gewahrsein«, was bedeutet, dass wir die Gefahr weit unter der Wahrnehmung oder dem bewussten Denken aufnehmen. Wir können uns dies wie eine leise Vorahnung, ein leichtes Bauchkribbeln vorstellen, das noch nicht in unserem Bewusstsein angekommen ist.

 Co-Regulation

Co-Regulation bedeutet z. B., dass Babys Hilfe brauchen, um sich zu beruhigen und um ihr Nervensystem zu regulieren. Co-Regulation ist für Kinder lebenswichtig. Über Trösten und einfühlige Bezugspersonen lernt das Kind dann nach und nach, sich selbst zu regulieren (Selbstregulation). Kinder, die keine Co-Regulation erlernen, lernen nicht, sich selbst zu regulieren. Das erzeugt Hilflosigkeit und Todesangst, und es kommt zum Not-Aus im ANS (Shutdown). Ist die Co-Regulation gut erfüllt worden, fühlt sich das Kind wertvoll und geliebt. Co-Regulation hat also großen Einfluss auf den Selbstwert.

Diese Prinzipien zeigen uns, dass wir so viel weniger Handhabe in vielen Bereichen unseres Lebens haben, als wir denken – beispielsweise, wenn es um Diäten geht. Das ANS operiert weit unter unserer Wahrnehmung, sodass wir schon längst reagiert haben, bevor wir den ersten Gedanken fassen konnten. Unsere Aufgabe ist es deshalb nicht, uns Kalorien oder Punkte in den Mund zu zählen, sondern unser Nervensystem in Ruhe und Balance zu versetzen, so gut es eben geht. Nur aus der Entspannung heraus sind wir gut mit uns selbst und anderen verbunden. Dann haben wir sowohl die Möglichkeit, gute Beziehungen einzugehen als auch gesunde Verhaltensweisen anzuwenden.

Wenn du jetzt denkst: »O. k., jetzt reguliere ich mein Nervensystem und dann ernähre ich mich nach Plan XY und nehme ab«, dann bist du zwar schon einen Schritt weiter, aber immer noch in der Diätmentalität. Du willst immer noch etwas reparieren, um einen Mangel auszugleichen. Doch solche Gedanken können wieder ein Gefahren-Trigger für dein ANS sein. Wir wissen, dass allein der Gedanke an die nächste Diät einen Essanfall auslösen kann. Indem du dich weiterhin in Selbstannahme und Selbstmitgefühl übst, bist du auf dem richtigen Weg, das alleine zählt.

Ein Leitsatz der Polyvagal-Theorie lautet: Jede Reaktion ist eine Handlung im Dienst des Überlebens. Im schlechtesten Fall können uns daher jegliche Diät, jeder Diätgedanke, die Diätmentalität, die massive Angst vor Zunahme, Bodyshaming oder Werbung, die uns verspricht, dass auch wir es »schaffen« können, in die sympathische oder sogar die dorsal-vagale Lage versetzen und so Erkrankungen und Gewichtszunahme fördern, wenn eine entsprechende Prägung oder Traumaerfahrung vorhanden ist.

Die autonome Leiter des Lebens

Um zu beschreiben, wie sich im Laufe des Tages der Zustand des ANS verändern kann, entwickelte Porges das Modell der autonomen Leiter (siehe Abbildung 9). Am oberen Ende der Leiter fühlen wir uns sicher und warm. Wir werden gehalten von starken, sanften Armen, sind angekuschelt und verbunden durch Tränen und Lachen. Wir sind frei, teilzuhaben, uns mitzuteilen, zu bleiben oder zu gehen. Was für eine schöne Vorstellung, in diesem Zustand zu sein. Dieses Stadium entspricht dem ventral-vagalen Vagus-System. Unser Herz schlägt regelmäßig, wir atmen tief und voll, unser Immunsystem ist funktionsfähig, der Blutdruck reguliert, wir können gut schlafen und haben einen guten Stoffwechsel. Emotional sind wir offen und konzentriert und mit der Welt in Kontakt. Wir sind gut organisiert und in der Lage, Pläne umzusetzen, produktiv zu sein. Wenn wir in diesem Stadium sind, können wir gut für uns sorgen, fühlen, ob wir Hunger haben oder satt sind, was wir brauchen und wie viel. Wir können unterscheiden, ob wir Schokolade wollen oder sie benutzen, um uns zu beruhigen. Eine gute Ausgangslage für gesunde Verhaltensweisen.

Von den sicheren oberen Stufen steigen wir bei entsprechenden Auslösern die Leiter herab in unsichere Gefilde. Der Abstieg von der Leiter beschreibt das Einsetzen des sympathischen Zweiges des ANS (Flucht und Angriff). Wir bewegen uns von etwas weg, nicht auf etwas Schönes zu. Angst setzt ein. Wir wollen schnellstmöglich raus aus der Situation, sind abgestoßen von uns selbst, werden aktiv, weil wir nicht mehr vertrauen (uns und anderen) und uns unsicher fühlen.

Diesen Zustand kennen viele als die euphorische Phase, wenn wir unser »Problem« endlich angehen wollen und verstärkt über Diäten nachdenken oder sie schon planen. Kommentare über unseren Körper und Beschämung, Botschaften der Diätkultur, neue Diäten oder einfach ein schlechtes Körpererleben triggern uns. Wir wollen uns verändern, um uns sicherer, besser, gut genug, schöner, respektierter zu fühlen. Wir nehmen die Welt als bedrohlich wahr. Panikattacken, Angst, Wut und die Unfähigkeit, logisch zu denken, sorgen dafür, dass wir nicht mehr so balanciert in Beziehungen agieren.

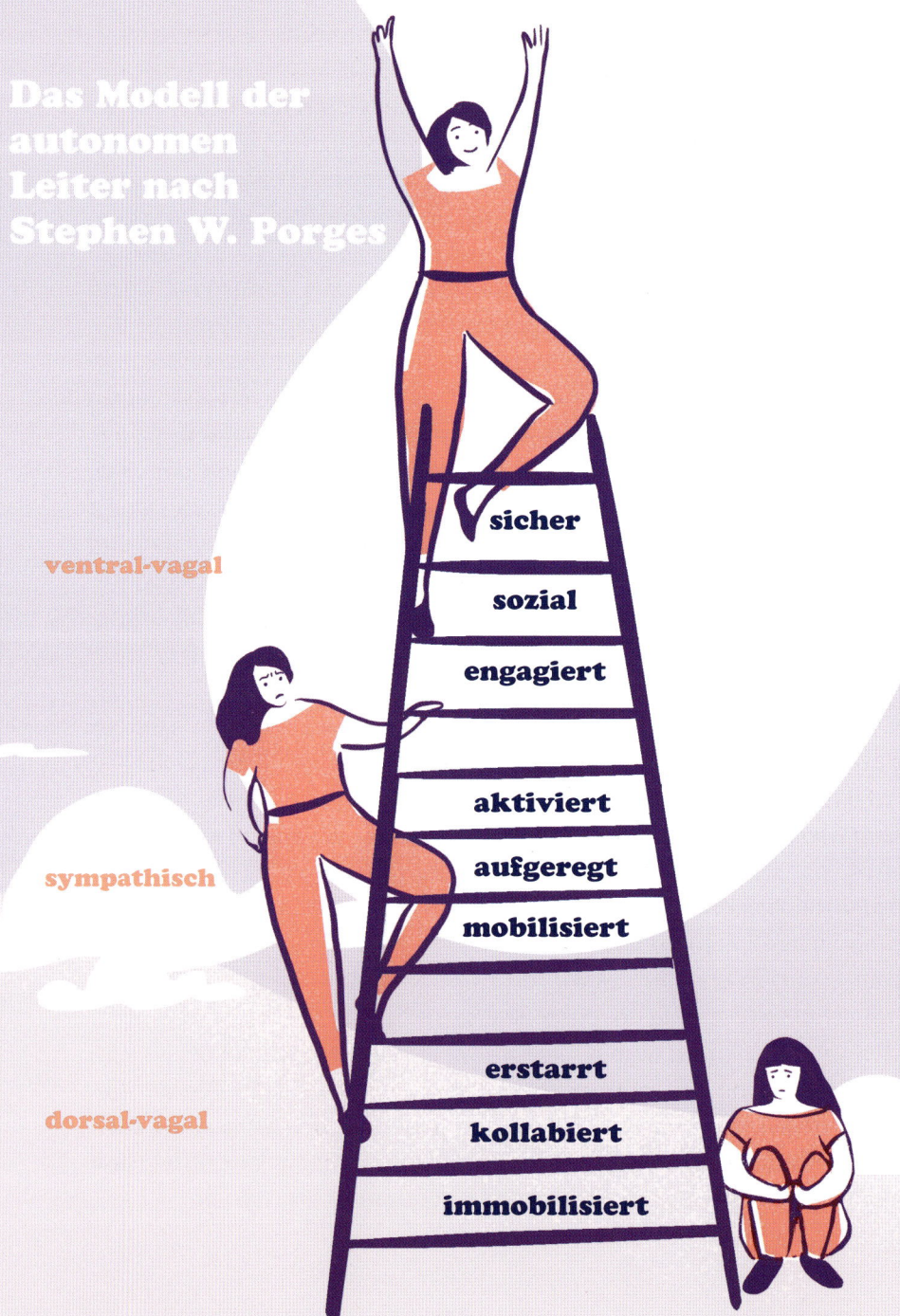

Abbildung 9

Das untere Ende der Leiter bezeichnen wir oft als »freeze« oder Shutdown. Wir werden unfähig zu handeln, wir erstarren, fühlen uns ohnmächtig und ausgeliefert. Wir geben keinen Laut von uns, verkriechen uns in uns selbst, atmen still und flach und fühlen uns isoliert. Der dorsal-vagale Zustand ist eine Art Notabschaltung, die auch als »Dissoziation« beschrieben wird. Wir erlauben uns dann nicht, zu fühlen, uns groß zu bewegen, wir sind oft müde und benebelt. Es ist eine Art Nicht-Sein-Zustand. Ich (Petra) habe diesen Zustand oft beschrieben mit dem Bild des Kaninchens, das sich in den Bau tief unter der Erde verzieht und die Luft anhält, bis die Gefahr vorbei ist. Ich habe mich teilweise gefühlt, als würde ich nur noch überleben, nicht leben. Ich konnte nichts mehr aktiv gestalten, sondern nur warten, bis die Sonne wieder aufging. In diesem Zustand habe ich meist gar nicht mehr an Diäten denken können, da ich gar nicht in der Lage gewesen wäre, irgendeinem Plan zu folgen, geschweige denn noch Sport zu machen. Ich war frustriert, traurig und verzweifelt, es einfach nicht hinzubekommen und Herrin der Lage zu sein. Dieses Gefühl hielt manchmal Wochen an, nach therapeutischer Intervention wurden aus Wochen Tage und später Stunden.

Ein ständiges Auf und Ab

Selten befinden wir uns permanent nur in dem einen Zustand. Meist klettern wir die Leiter hoch und runter. Je nachdem, wie gut wir gelernt haben, uns aus den unterschiedlichen Stadien zu lösen, ob unsere neuronalen Vermeidungs- oder unsere Aktivierungsnetze stärker ausgeprägt sind, umso anpassungsfähiger und resilienter sind wir.

Ein typischer Diät-Tag beschreibt das gut: Wir stehen morgens auf, sind gut drauf und willens, heute gut für uns zu sorgen. Wir essen nur ein kleines Frühstück und sind noch in der ventral-vagalen Lage, in der es uns gut geht. Wir fahren zur Arbeit und ärgern uns schon bald über die Kollegin, die nicht grüßt oder einen Kommentar über unser Kleid macht, das in der Körpermitte etwas spannt. Wir sind dann schon weiter unten auf der Leiter. Entweder fauchen wir zurück oder sind schon aus Schuld und Scham im Keller angekommen.

Mittags treffen wir uns zum Essen mit Freund:innen, die ihre neuesten Diät-Tricks teilen, uns von ihren Erfolgen mit Diät XY erzählen und dass sie schon etliche Kilos abgenommen haben. Spätestens jetzt haben wir die letzte Stufe der Leiter erreicht, wir fühlen uns mies, hässlich und unzureichend. Anders als die Freund:innen haben wir uns nicht schon morgens beim Joggen das Mittagessen »verdient«. Der Hunger vergeht uns, und wir bestellen einen »leichten« Salat. Zurück am Schreibtisch plündern wir die Süßigkeitenschublade und weinen vielleicht sogar heimlich auf der Toilette. Am Abend fahren wir nach Hause, und unser Hund begrüßt uns mit seiner übermäßigen Freude. Wir kuscheln auf dem Sofa, essen unsere Lieblingssüßigkeiten, trinken ein Glas Wein und gucken eine Schnulze. Langsam klettern wir die Leiter wieder hoch.

Das untere Ende der Leiter macht auf Dauer krank

Wir finden die Betrachtung durch die polyvagale Brille besonders interessant, da Porges den Weg die Leiter herunter und insbesondere das untere Ende auch mit einer Gewichtszunahme und Erkrankungen in Verbindung bringt, die typischerweise einem höheren Gewicht »zugeschrieben« werden (siehe Tabelle 5). Mehrgewichtige Menschen müssen täglich Körperkommentare ertragen, Hunderte Werbebotschaften, die sagen »Du bist nicht o. k., solange du nicht schlank bist«, die geringe Auswahl an großer Kleidung, zu kleine Möbel (z. B. in Arztpraxen, Restaurants und bei Events) und vieles mehr. Dazu kommen noch das Überlegenheitsgefühl vieler »normschöner« Menschen und die permanente Assoziation »selbst schuld« an der eigenen Misere zu sein, die uns die autonome Leiter herabsteigen lassen und so eine Gewichtszunahme begünstigen könnten. Maßnahmen wie Diäten bringen uns weiter in eine Abwärtsspirale und machen es umso schwerer, die Leiter wieder hochzusteigen.

Ein Trauma macht den Aufbau eines autonomen Zustandes sicherer Verbundenheit völlig unmöglich, denn es stört unsere Fähigkeit, die Regulation des ANS und Resilienz zu entwickeln. Die Polyvagal-Theorie und alle Ansätze, die wir kennen, die sich mit Traumata beschäftigen, zeigen uns, wie psychische Unsicherheit durch Stigmatisierung und Diskriminierung, aber auch die körperliche Unsicherheit, nicht ausreichend Nahrung zu bekommen (Diät), exzessiv Sport zu betreiben, zu erbrechen, abzuführen (Purging) usw. in unserem Nervensystem Muster, Strategien und Spuren hinterlässt. All dies dient dem autonomen Selbstschutz.

Die bewusste Aktivierung des Vagus z. B. durch Atemübungen oder das Mitgefühl von anderen Personen sowie Selbstmitgefühl kann hilfreich sein, die Leiter wieder hinaufzuklettern. Studien geben vorsichtige Hinweise darauf, dass derartige Übungen Stress und entzündliche Prozesse im Körper verringern und die Immunabwehr stärken können[142–144].

SYMPATHIKUS	DORSALER VAGUS
Herzerkrankungen	Energiesparmodus
Bluthochdruck	Dissoziation
hoher Cholesterinspiegel	Gedächtnisstörungen
Schlafstörungen	Depressionen
Gewichtszunahme	Isolation
Gedächtnisstörungen	Mangel an Energie für Alltägliches
Kopfschmerzen	chronische Erschöpfung
chronische Verspannungen im Hals-, Schulter- und Rückenbereich	Fibromyalgie
Magenprobleme und eine generell erhöhte Anfälligkeit für Krankheiten.	Magenprobleme
	zu niedriger Blutdruck
	Diabetes Typ 2
	Gewichtszunahme

Tabelle 5: Erkrankungen durch über-aktivierten Sympathikus und dorsalen Vagus (Quelle: Deb Dana, Die Polyvagal-Theorie in der Therapie, S. 26 f [141])

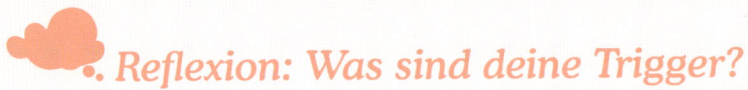 *Reflexion: Was sind deine Trigger?*

Deine Aufgabe ist es nun, dich einmal bewusst durch dein Nervensystem zu bewegen. Frag dich im ersten Schritt: Was sind deine Trigger? Was bringt dich die Leiter hoch und runter? Zum Beispiel:

LEITER HOCH	LEITER HERUNTER
Kuscheln mit dem Hund	Auf die Waage stellen
Natur und Sonne	Lange am Schreibtisch sitzen, ohne mich zu bewegen
Gute Gespräche mit engen Freund:innen	Diät-Talk, TV-Formate, die fettfeindlich sind
Empathie und Mitgefühl	Kommentare zu Körpern
Selbstmitgefühl	Kommentare zum Essverhalten, allgemeines Lästern über Menschen
Humor	Arztbesuche mit Gewichtskommentar

Frag dich dann im zweiten Schritt:

- Ventral-vagale Lage: Was hilft mir, hier zu bleiben?
- Dorsal-vagale und sympathische Lage: Was bringt mich von hier weg?

Was kann ich tun, um ventral-vagal (also am oberen Ende der Leiter) zu bleiben? Vielleicht hilft dir ein Spaziergang im Wald mit deinem Hund, am Morgen alleine in Ruhe einen Kaffee zu trinken, bevor alle wach sind, Musik zu hören und mitzusingen, bewusst zu atmen?

Was kann ich tun, um aus der sympathischen Lage herauszukommen? Vielleicht ist es putzen, kochen, entrümpeln, Listen schreiben, duschen, in der Küche tanzen, brüllen und laut fluchen, dich bewegen?

Was kann ich tun, um der dorsal-vagalen Lage zu entkommen? Möglicherweise schlafen, weinen, dich ablenken mit TV oder Radio, meditieren, ein heißes Bad, heißer Tee, dich an gute Erlebnisse in der Vergangenheit erinnern, Selbstmitgefühl und Dankbarkeit üben, dich an deinen inneren sicheren Ort begeben? Frag dich, was du alleine tun kannst und was mit anderen zusammen, um zu bleiben oder zu gehen. Mach eine Liste.

Im dritten Schritt findest du nun deine eigenen Kraftquellen und Strategien und setzt sie um. Nachdem du in Schritt eins und zwei bemerkt hast, was los ist und überlegt hast, wie du deine Lage verändern kannst, versuchst du nun aktiv, in die ventral-vagale Lage zu kommen. Dort kannst du mit Mitgefühl für dich selbst viel ausrichten.

Der Einfluss von Trauma auf den Selbstwert

Oft fragen uns Klient:innen: »Ist das nun ein Trauma oder habe ich da nur etwas falsch verstanden?« Das ist eine gute Frage, denn der Begriff Trauma ist zum Modewort avanciert und wird umgangssprachlich oft falsch benutzt. Nicht alles, was schwierig war, muss ein Trauma hinterlassen, so wie nicht jeder Mensch, der uns verletzt, gleich ein Narzisst ist. Trauma ist ein sehr individuelles Geschehen. Was von einer Person mit »war nicht so toll« beschrieben wird, kann für eine andere Person sehr traumatisch gewesen sein. Lass dir also nicht von außen sagen, was oder wie tief du zu fühlen hast.

Verena König definiert Trauma in ihrem Buch *Bin ich traumatisiert?* folgendermaßen[145]: *»Ein Trauma ist ein Erlebnis, das unsere Bewältigungs- und unsere Verarbeitungsfähigkeit übersteigt. Es hat eine so hohe Intensität,* *dass wir uns überwältigt fühlen. Es zeigt sich in Gefühlen wie Hilflosigkeit, Ohnmacht und dass wir unser Leben bedroht sehen.«* Wichtig zu wissen ist: Traumatisierte Menschen weisen häufig nicht nur seelische, sondern auch körperliche Symptome und chronische Erkrankungen als Folge auf.

Die verschiedenen Arten von Trauma

Beim Wort Trauma denken viele Menschen an unmittelbare und akute Ereignisse wie das Bedrohtwerden mit einer Waffe oder eine Vergewaltigung. Das ist aber nur ein kleiner Teil von Trauma-Geschehen und nicht der, über den wir hier hauptsächlich sprechen wollen. Offiziell gibt es eine Einteilung in:

- **Monotrauma: Schocktrauma**
- **Komplextrauma: Entwicklungstrauma und Bindungstrauma**

SCHOCKTRAUMATA sind z. B. Naturkatastrophen, Unfälle, Überfälle und Gewalterfahrungen. Wir haben einen Autounfall oder werden Zeuge eines Unfalls, erleiden einen schweren Verlust, von dem wir uns nicht erholen, erleben einen akuten Notfall wie einen anaphylaktischen Schock, einen Hundebiss usw. Diese Art der einmaligen Traumatisierung führt zu anderen Symptomen und Auswirkungen als andauernde Traumata, die sich stetig wiederholen.

KOMPLEXTRAUMATA sind meist frühkindliche Traumatisierungen, die toxischen Stress auslösen. Sie wirken längere Zeit ein, bspw. über Bezugspersonen, und wiederholen sich. Sind diese selbst traumatisiert, reagieren sie oft mit traumatisierenden Erziehungsmethoden und chronischer Überforderung. Situationen, die zum Komplextrauma gehören, sind z. B. Schläge, sexualisierte Gewalt, Vernachlässigung, fehlender elterlicher Schutz oder frühe Bindungsverluste wie der Tod von Elternteilen oder Geschwistern. Auch andauernde Mobbingerfahrungen, Kriegs- oder Fluchterlebnisse gehören dazu. Komplextraumata treffen wir deutlich öfter an als Schocktraumata, besonders bei mehrgewichtigen Menschen, die sich schon ihr Leben lang anhören, dass sie nicht gut genug sind, wie sie sind.

BINDUNGSTRAUMA bedeutet, dass die Bindung in einer sensiblen Lebensphase des Kindes verletzt wurde. Der Tod eines Elternteils kann so ein Beispiel sein, aber auch eine traumatische Geburt, sowohl für die Mutter als auch für das Kind. Die Grenzen beim Trauma sind fließend und wie gesagt sehr individuell, weil jeder Erlebtes anders verarbeitet.

Trauma hinterlässt Spuren

Vor allem frühe Traumatisierungen haben einen enormen Einfluss darauf, wie wir die Welt auch als Erwachsene erleben (sicher oder unsicher) und wirken sich körperlich, seelisch und geistig auf unsere Entwicklung aus. Traumata wirken sich auf unsere Hirnentwicklung aus und verändern sogar unsere Gene, sodass sie auf Nachkommen übertragen werden. Kinder mit frühen Traumatisierungen haben oft Schwierigkeiten mit Beziehungen (zu sich und anderen) und der Regulation ihrer Emotionen. Erinnere dich, dass auch Essen zur Emotionsregulation eingesetzt werden kann.

Schneller Stimmungswechsel oder sich selbst nur schwer beruhigen zu können, gehören ebenso wie chronische Kopf- und Bauchschmerzen oder Schlafstörungen zu den möglichen Folgen. Natürlich müssen nicht all diese Symptome vom Trauma kommen, sondern können auch andere Ursachen haben. Verhaltensauffälligkeiten wie Ängste, ADHS, Depressionen oder unbändige Aggressionen sind häufig anzutreffen bei Traumatisierten und werden oft falsch behandelt, da der Bereich Trauma immer noch ein ziemlich blinder Fleck in unserem Gesundheitssystem ist.

Wir sind der festen Überzeugung, dass sehr viele unserer Klient:innen traumatisiert sind. Wird jemandem ständig die Schuld in die Schuhe geschoben dafür, wie der eigene Körper aussieht, für das Gewicht und das Essverhalten oder einfach die Tatsache, dass wir in einer fettfeindlichen Welt leben, kann traumatisierend wirken. Diese ständigen negativen Botschaften sorgen dafür, dass wir uns ohnmächtig fühlen und uns schämen. Wir können uns nicht zur Wehr setzen und uns nicht verteidigen. Wir fühlen uns ungerecht behandelt und ungeliebt – und das vielleicht schon seit frühester Kindheit.

Ich wurde doch nicht vernachlässigt!

Eltern vorzuwerfen, sie würden ihre Kinder vernachlässigen, ist brutal. Wir wissen, wie sehr die meisten Eltern sich bemühen, das absolut Beste für ihre Kinder zu erwirken. Unsere eigene Überforderung und Traumatisierung kann dennoch Vernachlässigung zur Folge haben. Das Wort »Vernachlässigung« ist sehr mit Vorurteilen besetzt. Alles wehrt sich in uns, denn »SO« wollen wir auf keinen Fall sein. Leider ist das genau die Haltung, die uns davon abhält, uns wirklich zu hinterfragen und zu reflektieren. Deshalb wollen wir hier das Thema Vernachlässigung etwas näher betrachten. Es gibt verschiedene Arten der Vernachlässigung, die sich unterschiedlich äußern[146]:

VERBALE VERNACHLÄSSIGUNG äußert sich darin, dass Eltern keine Bereitschaft haben, zu diskutieren und sich auch nicht auf schwierige Gespräche einlassen. Die Kinder dürfen keine oder nur begrenzte Fragen stellen, die Eltern sind größtenteils körperlich und/oder mental abwesend. Denken wir an die »Benimmregeln«, mit denen wir aufgewachsen sind, und an die Tabus, über die nie gesprochen wurde, sind wohl die meisten aus unserer Generation in gewisser Weise verbal vernachlässigt worden.

SEELISCHE VERNACHLÄSSIGUNG können fehlende Anleitungen sein, um Hilfe zu bitten, zu beten, zu meditieren oder in Verbindung mit anderen zu treten. Es kann ein Mangel darin bestehen, das grundsätzlich Gute im Kind zu sehen oder sein seelisches Wachstum zu unterstützen. Das Vorleben von ethischen Maßstäben und richtigem Handeln fehlt.

EMOTIONALE VERNACHLÄSSIGUNG äußert sich in einem Mangel an Zärtlichkeit, Wärme, Mitgefühl und Liebe sowie in einem Desinteresse an der Fürsorge oder den Gefühlen von Kindern. Auch das Unterdrücken von Gefühlen wie Wut oder Trauer, fehlende Entschuldigungen für Ungerechtigkeiten oder elterliches Fehlverhalten sind Anzeichen. Auch ein Mangel an Spaß und Freude oder wenn in der Familie immer eine miese, angespannte Atmosphäre herrscht, kann als emotionale Vernachlässigung gedeutet werden.

PHYSISCHE VERNACHLÄSSIGUNG ist wohl am einfachsten zu erkennen. Sie ist das klassische Bild, das wir unter Vernachlässigung abgespeichert haben. Kinder, die nicht gut von den Eltern versorgt werden, weil niemand da ist oder in der Lage ist, sie adäquat zu versorgen. Dass Menschen dann einen permanenten Mangel an Essen, Liebe, Wärme und Sicherheit fühlen, ist wohl nur ein kleiner Teil der Last. Auch das Vorleben schlechter Gewohnheiten wie mangelnde Körperpflege, Ernährung, Schlaf oder Bewegung sind Formen von Vernachlässigung.

Täter-Opfer-Umkehr

Wir beziehen uns in diesem Buch hauptsächlich auf das Trauma durch Vernachlässigung, Mobbing und Gewichtsdiskriminierung. Wenn Menschen nicht nur beschämt werden, sondern man ihnen auch noch sagt, sie wären selbst daran schuld und hätten es nicht besser verdient, spricht man von Täter-Opfer-Umkehr. Ein typisches Beispiel wäre der Satz: »Wenn du endlich abnehmen würdest, müsste ich dir nicht andauernd sagen, dass du weniger essen musst!«

Täter-Opfer-Umkehr passiert in unserer Gesellschaft leider häufig. Frauen, die vergewaltigt wurden, werden immer noch gefragt, was sie anhatten und damit wird ihnen unterstellt, dass sie zumindest eine Teilschuld am Übergriff trifft. Auch in der Erziehung von Kindern werden Sätze benutzt wie: »Ich will ja gar nicht schreien, aber du lässt mir ja keine andere Wahl!« Reaktionen wie diese traumatisieren Menschen oder retraumatisieren sie.

Alle Gefühle sind **WERTVOLL**

Loslegen: Schaukelstuhl

Bewegung ist in jeglicher Hinsicht ein gutes Mittel zur Stabilisierung des ANS. Das bedeutet aber nicht zwangsläufig Sport im klassischen Sinne, sondern dafür reicht wirklich schon eine Veränderung der Körperhaltung. Wenn wir in Bewegung bleiben, steigen wir die autonome Leiter nicht bis ganz unten herab. In einer Untersuchung der University of Rochester School of Nursing reagierten demente Bewohner:innen von Pflegeheimen positiv auf die Nutzung eines Schaukelstuhls. Sie wirkte sich unter anderem in Form einer Verringerung des Medikamentenbedarfs, einer Verbesserung des Gleichgewichtssinns und seltenerer Anzeichen von Angst, Depression und Stress aus[147]. Die erwähnten Auswirkungen ließen sich direkt auf eine verbesserte Regulation des ANS zurückführen.

Die Polyvagal-Theorie erklärt die Wirkung des Schaukelns, indem sie daran erinnert, dass »das Wiegen (Schaukeln) einen direkten und effizienten Einfluss auf den Vagus ausübt«[148]. Ein Schaukelstuhl im Behandlungsraum kann Klienten:innen helfen, sich in den Zustand der Regulation »hineinzubewegen«. Auch du kannst dich schaukeln oder schaukeln lassen – ob in einem Schaukelstuhl, einer Hängematte, einer Hollywoodschaukel oder auf dem Spielplatz. Probiere aus, was für dich gut passt und sich sicher und geborgen anfühlt.

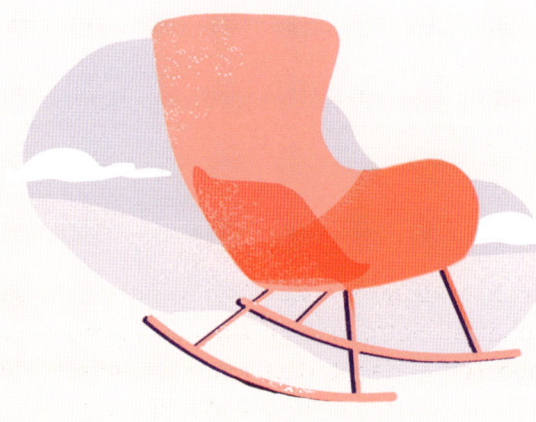

Trauma ist ein Körperthema

Viele Betroffene denken, Trauma sei rein eine Sache der Psyche, doch wir nehmen das Trauma genauso in unserem Körper wahr. Hier sollte es keine Trennung geben, denn oft hat die Traumatisierung auch einen starken Körperbezug, wie bei Vergewaltigung, Diskriminierung und Stigmatisierung aufgrund des Körpers, der sexuellen Orientierung, dem Gefühl »im falschen Körper« geboren worden zu sein etc. Ebenso drückt sich jeder Gedanke über den eigenen Körper und jede Emotion dazu auch biologisch, biochemisch aus, z. B. mit Enzymen, Neurotransmittern und Hormonen.

Trauma zeigt sich auch daran, wie viel Raum wir mit dem Körper einnehmen können, z. B. beim Tanzen oder einfach in einer Gruppe. Wie gut können wir uns fließend bewegen, mitschwingen, summen, singen, das ausdrücken, was in uns ist? Wie empfinden wir Berührungen? Alles, was wir fühlen – ob Angst oder Freude, aus dem Körper entfliehen zu wollen oder Körper und Geist zu trennen –, manifestiert sich in unserem Körper. Umso schmerzhafter ist es, wenn wir uns als Menschen abgelehnt fühlen wegen unseres Körpers.

Als »Dissoziation« bezeichnen wir eine Art Flucht aus der eigenen Wahrnehmung, weil diese nicht zu ertragen ist. Dann bleiben fragmentierte Erlebnisinhalte unzusammenhängend präsent und können jederzeit durch einen Reiz (Trigger) aktiviert werden. Menschen dissoziieren, wenn sie es in ihrem Körper nicht aushalten, weil er beschämt und abgewertet wird, ebenso wie wenn er z. B. geschlagen wird oder sexualisierte Gewalt erfährt. Es ist, als würden wir aus uns heraustreten und uns aus der Beobachtungsperspektive wahrnehmen, um uns in Sicherheit zu bringen und uns vom Schmerz entfernen zu können. Dissoziation ist eine Überlebensstrategie.

Mit einem Schrecken davongekommen?

Trauma ist nichts, was nur den »Schwachen« zustößt. Das zu denken, ist grausam und falsch. Oft schätzen Betroffene ihr eigenes Trauma falsch ein. Auch ich (Petra) habe lange Zeit gedacht, dass ich mich einfach nur »anstelle«. Als junge Studentin habe ich das erste Mal alleine in einer Wohnung gewohnt. Diese lag in keiner guten Gegend. Neben meinem Studium habe ich in einer Kneipe gearbeitet. Während einer Schicht erzählte mir eine Kollegin sehr ausführlich, dass ein Mann in unserer Stadt schon 13 Frauen in ihren Wohnungen vergewaltigt hätte, besonders in dem Stadtteil, in den ich gerade gezogen war – für mich der absolute Horror.

Nach der Schicht kam ich morgens um 3 Uhr in meine Wohnung zurück. Ich war gerade im Schlafanzug, da klopfte es an meiner Wohnungstür, und eine heisere Stimme sagte: »Hey, mach mal auf!«. Für mich war klar, das war er, der Vergewaltiger, von dem wir den ganzen Tag gesprochen hatten. Ich wollte »Hau ab!« schreien, merkte aber, dass ich nicht mehr sprechen konnte, geschweige denn um Hilfe rufen. Ich zog mich sofort wieder um, holte mir mein größtes Küchenmesser und lauschte. Die Tür war dünn, ich hörte seinen Atem. Er stand lange vor der Tür, aber nicht vor dem Spion, sodass ich ihn nicht sehen konnte. Ich hörte, wie er auf der Stelle trat und so tat, als würde er die Treppe hinuntergehen, wahrscheinlich weil er dachte, ich würde neugierig die Tür aufmachen. Wir betrieben ein Katz-und-Maus-Spiel, das wahrscheinlich nur Minuten dauerte, sich für mich aber wie Stunden anfühlte. Ich hatte Angst um mein Leben. Ich nahm mich von außen wahr, wie ich da weinend, zusammengekauert vor der Tür saß, ich konnte meinen Körper nicht mehr richtig fühlen und bestand nur noch aus Ohren und Herzschlag. Gegen 7 Uhr morgens hörte ich die ersten Nachbarn zur Arbeit gehen und traute mich endlich, meine Wohnung zu verlassen. Ich fuhr zu einer Freundin und wir gingen zur Polizei. Auf der Wache erzählte ich, was mir passiert war. Doch anstatt ernst genommen zu werden, wurde ich von den Polizisten noch zusätzlich belächelt und verspottet.

Freund:innen brachten mich anschließend in einem Ruderwohnheim unter, in dem ich mich sicher fühlte, weil immer jemand da war. Nach der besagten Nacht konnte ich nicht mehr alleine in einer Wohnung schlafen, wofür ich mich in Grund und Boden schämte. Erzählte ich die Geschichte jemandem, hörte ich immer wieder, dass doch gar nichts passiert sei. Waren meine WG-Mitbewohner:innen alle ausgeflogen, ging ich die ganze Nacht aus und schlief am nächsten Tag. So richtig ernst genommen habe ich das Ganze erst 12 Jahre später, als meine Vermeidungsstrategien nicht mehr funktionierten.

Ich wollte nicht mehr nachts um die Häuser ziehen oder bei einer Freundin schlafen, wenn ich alleine in der Wohnung war, und sah ein, dass ich Hilfe brauchte. Damals war ich schon selbst therapeutisch tätig und machte eine Traumatherapie und systemische Familientherapie. Im Zuge dieser Therapien kamen noch weitere Traumata zum Vorschein, die ich nach und nach bearbeitete. Ich kann kaum beschreiben, wie unendlich befreiend es ist, wenn Trauma-Energien den Körper verlassen.

Warum funktionieren wir trotzdem?

Trauma muss sich nicht in jedem unserer Persönlichkeitsanteile widerspiegeln. Oft funktionieren Teile von uns, wie die Geschäftsfrau oder die Mutter, und wir denken, dass wir all das gar nicht stemmen könnten, wenn wir traumatisiert wären. Oder wir denken, so wie ich damals, dass das doch gar nicht so schlimm gewesen sei (weil ich keine körperliche Gewalt erfahren hatte) und haben Angst, ausgelacht zu werden, wenn wir die eigene Geschichte erzählen würden. Aber wir Menschen sind Überlebenskünstler. Wir strukturieren uns und unsere inneren Anteile so, dass wir überlebensfähig bleiben. Die emotional verletzten Anteile unseres Ichs sind leicht aktivierbar und reagieren mit entsprechenden Körperempfindungen, Emotionen und Gedanken, aber die anderen Anteile scheinen geradezu unbeteiligt.

Ich (Petra) habe mich oft gefragt, warum so wenig Menschen Therapie machen in meinem Umfeld, wo ich doch eindeutig die Notwendigkeit sehe. Wir vermuten, dass das Stigma, das Therapie anhaftet und Gedanken wie: »Ich bin doch nicht verrückt!« oder »So etwas brauche ich nicht, das ist für Schwächlinge!« die eigene Scham noch verstärken. Viele haben auch Angst, den Eltern die »Schuld« geben zu müssen, und wollen das Familiensystem schützen. Um es noch mal ganz klar zu sagen: Uns geht es nicht darum, Eltern ein schlechtes Gewissen zu bereiten oder den eigenen Eltern die »Schuld« zu geben, denn auch sie haben nur nach ihren Möglichkeiten und Erfahrungen gehandelt. Uns geht es darum, dir zu sagen, dass wenn du Veränderung willst, du dir erlauben musst, wahrzunehmen, was ist und was war. Wir haben beide erlebt, was für eine große Herausforderung es ist, all die Gefühle, Glaubenssätze und Erkenntnisse auszuhalten, die während der Therapie aufkommen und uns manchmal wie aus dem Nichts plötzlich anspringen. Wir bereuen aber keine Sekunde, uns dieser Herausforderung gestellt zu haben, als wir endlich bereit waren für die Therapie.

Trauma fühlt sich an, wie von einer Monsterwelle verschluckt zu werden, die dich erst wieder ausspuckt, wenn du ordentlich herumgewirbelt wurdest, um Atem ringst und schon eine Menge Sand und Salzwasser geschluckt hast. Von einem »Flashback« sprechen wir, wenn sich die Erinnerungen an ein vergangenes Trauma so anfühlen, als fände das Ereignis im aktuellen Moment statt. Das heißt, es ist möglich, dass man das Gefühl hat, die traumatisierende Erfahrung würde sich wiederholen. Während eines Flashbacks kann es schwierig sein, den Bezug zur Realität herzustellen. Oft werden Trauma-Erlebnisse gar nicht erinnert, wenn sie in der frühen Kindheit oder sogar vorgeburtlich passiert sind, oder wir sie als Schutzmechanismus tief in uns vergraben haben. Wir nehmen dann nur diffuse Gefühle wie Angst oder Traurigkeit wahr, die wir uns in dem Moment gar nicht erklären können.

Egal, ob wir Trauma erlebt haben oder wir nur ein paar schlechte Erfahrungen gemacht haben, wer einen neuen Weg einschlagen möchte, muss wissen, wo der Startpunkt ist. Alles, was schon geschehen ist, liegt in der Vergangenheit. Es ist schon abgeschlossen, wir haben es schon überstanden, überlebt. Es muss uns heute keine Angst mehr machen, es liegt hinter uns, auch wenn die Auswirkungen vielleicht noch da sind. Wir glauben, dass nichts uns so sehr befreien kann, wie die Vergangenheit achtsam und voller Respekt für das, was wir geleistet haben, hinter uns zu lassen und daraus zu lernen.

Die Schauspielerin Nora Tschirner hat mal sinngemäß gesagt, dass die Menschen, die Therapie machen, unter denen leiden würden, die keine machen. Wir hoffen in diesem Sinne, dass Menschen, die nicht von Trauma betroffen sind, das Mindestmaß an Empathie aufbringen, um Mitgefühl zu entwickeln. Niemand sollte sich herausnehmen, zu meinen, alles über eine Person zu wissen, nur weil er oder sie ihren Körper gesehen oder sie bei einer Mahlzeit beobachtet hat.

Loslegen: Verbinde dich mit dem Hier und Jetzt

Wenn du einen Flashback bemerkst, erinnere dich daran, dass das eigentliche Ereignis vorbei ist und dass du überlebt hast. Mir hilft auch der Satz: »Ich bin heute groß, das kann nie wieder passieren, dies ist nur eine Erinnerung.« Wenn wir in Panik geraten, beginnt unser Körper, kurz und flach zu atmen, und der Sauerstoffmangel kann dazu führen, dass wir uns noch panischer fühlen. Tiefes Atmen hilft, schneller aus dem Angstzustand herauszukommen und den Herzschlag zu beruhigen. Wir können nicht gleichzeitig panische Angst und körperlich Ruhe spüren.

Atmen ist deine Notfall-Apotheke. Lege deine Hand auf deinen Bauch (oder deine Brust, wenn das für dich angenehmer ist), atme langsam und tief ein und zähle dabei bis vier. Du kannst sehen, wie sich deine Hand beim Einatmen nach außen bewegt und wie sie beim Ausatmen nach innen fällt. Bei der Ausatmung zählst du langsam bis acht.

Wenn du dich so weit beruhigt hast, dass du wieder deine Umgebung beachten kannst, nutze deine fünf Sinne:

- Schau dich um. Mach dir eine Liste mit den Gegenständen im Raum, die z. B. blau sind; zähle die Möbelstücke um dich herum. Beschreibe, was du siehst und wahrnimmst. Dabei kannst du sanft mit den Fingerkuppen dein Brustbein beklopfen.
- Atme einen beruhigenden Duft ein, wenn du etwas zur Hand hast, oder konzentriere dich auf die angenehmen Gerüche um dich herum. Beschreibe den Geruch, wie riecht es?
- Lausche deiner Umgebung oder mache dir Musik an. Was hörst du?
- Iss oder trink etwas, das dir schmeckt. Konzentriere dich auf die Aromen, was schmeckst du?
- Auch etwas Kaltes wie Eis oder etwas Heißes wie Tee in der Hand zu halten, kann helfen, da unsere Sinne unsere Energie vom Trauma-Empfinden weglenken können.

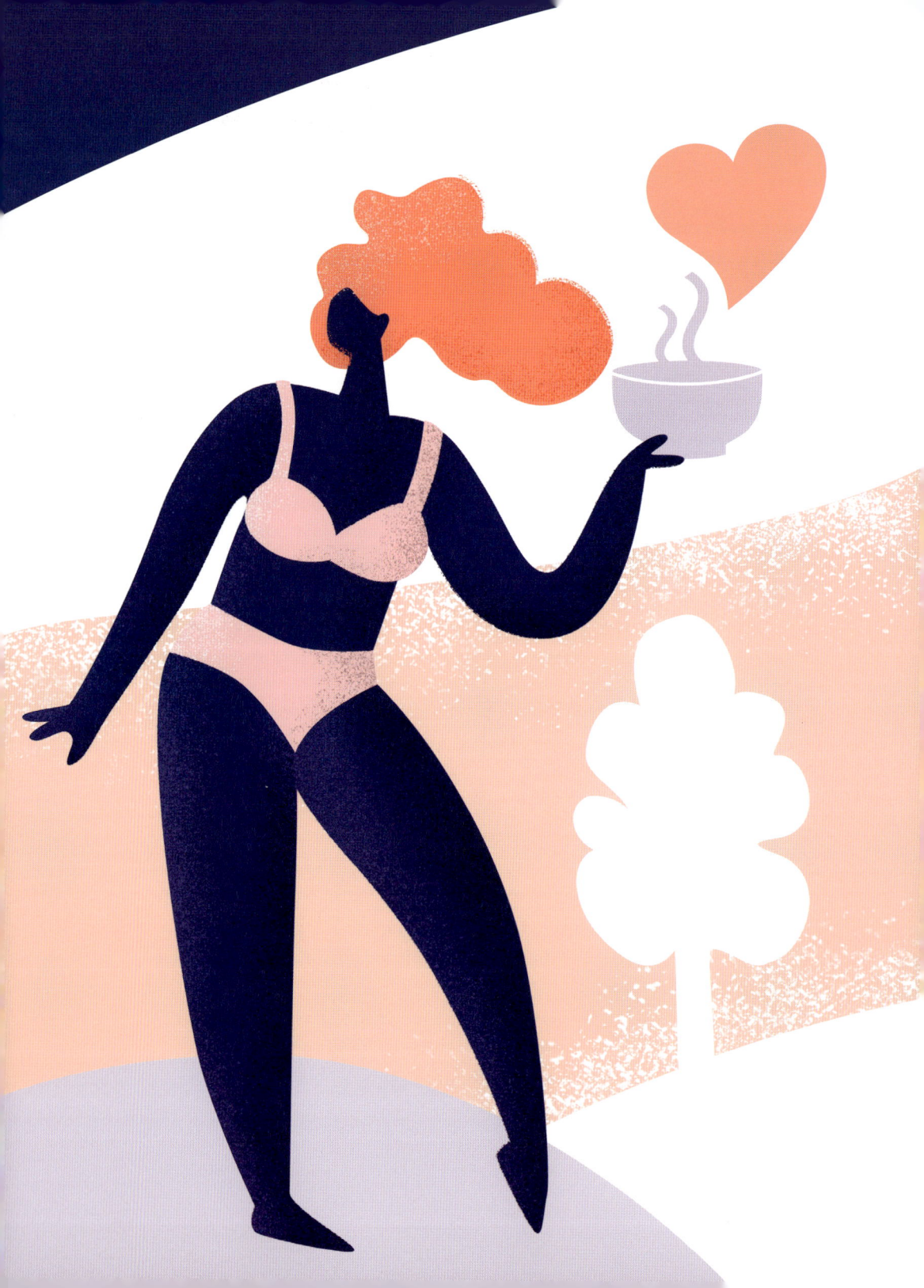

Frieden mit dem Essen

SCHLIESSEN

3

Körperakzeptanz ENTWICKELN

»Sich selbst zu lieben ist der Beginn einer lebenslangen Romanze.«
OSCAR WILDE

Wir geben gerne den Menschen die »Schuld«, wenn Diäten nicht funktionieren. Sie sind dann in »alte Gewohnheiten« zurückgefallen. Aber das ist doch völlig logisch: Wenn die »neuen Gewohnheiten« die eigenen Bedürfnisse und Glaubenssätze ausschließen, wenn nicht aufgelöste Traumata den Weg blockieren oder schlicht und ergreifend die eigenen Lebensbedingungen das nicht hergeben, wie soll es dann langfristig klappen, sie zu etablieren? Sich der eigenen Glaubenssätze und Überzeugungen bewusst zu werden, ist die Voraussetzung, um wirklich Frieden mit dem Essen und dem eigenen Körper zu schließen. Die eigenen Bedürfnisse zu entdecken, ermöglicht es erst, dass du dich selbst gut um dich kümmern kannst – und zwar deinen Bedürfnissen entsprechend, und nicht nach Regeln, die dir von außen vorgegeben werden.

Ich bin o. k. so, wie ich bin

Was bedeutet eigentlich »Körperakzeptanz«? Heißt es, ich muss meinen Körper wirklich lieben, was häufig auf Social Media kommuniziert wird? Nein. Für uns bedeutet Körperakzeptanz einfach zuerst einmal anzunehmen, was ist. Zum Beispiel: »Ich bin dick!« Das ist so, das ist o. k. so, und ich bin auch nicht die einzige dicke Person auf dieser Welt. Dicksein ist keine feste Größe, sondern wird von jedem anders empfunden und bewertet. Körperakzeptanz bedeutet, sich von der Überidentifikation mit dem Aussehen wegzubewegen und hin zum Leben selbst.

Körperakzeptanz heißt, dass dich Schönheitsideale und Stereotypen nicht verletzen können, wenn du sie durchschaust und erkennst, dass sie dir und deiner Gesundheit nicht dienen. Erlaube es dem Kapitalismus nicht, dir die Idee zu verkaufen, dass du so, wie du von Natur aus bist, nicht richtig bist. Du musst den Stimmen nicht glauben (auch nicht deiner eigenen inneren Stimme), die dir aufgrund deines Aussehens einreden wollen, dass du nicht genügst, dass du schwach oder undiszipliniert bist oder abnehmen solltest, um gesund zu sein.

Körperakzeptanz bedeutet auch, das Aussehen einfach nicht mehr so wichtig zu nehmen zu müssen. Andere Menschen beurteilen uns niemals so hart, wie wir es selbst tun. In vielen Studien wird immer wieder gezeigt, dass die körperliche Perfektion, die wir uns selbst abverlangen, von anderen Menschen gar nicht erwartet wird. Die meisten Männer z. B. sind nicht so stark auf Beautystandards fixiert, wie wir Frauen das oft denken. Genauso wenig heiraten Frauen nur große, muskulöse Männer wie Ken (sorry für das stereotypische Bild).

In einer Studie gaben 72 Prozent der befragten College-Student:innen an, dass sie während ihres Heranwachsens wiederholt kritisiert und gehänselt wurden aufgrund eines äußeren Merkmals wie einer langen Nase, unreiner Haut oder ihres Gewichts[149]. Über zwei Drittel dieser Gruppe (71 Prozent) gaben an, dass es sie verletzt und nachhaltig ihr Body Image beeinflusst hat. Nur 29 Prozent der gehänselten Student:innen konnte diese Erfahrung einfach abschütteln. Vor allem in der Pubertät, wenn der Körper sich äußerlich extrem verändert und die Bedeutung Gleichaltriger stark zunimmt, haben Körperkommentare einen starken Einfluss auf unser Body Image. Aber wer ist besonders sensibel für Körperkommentare und wer ist widerstandsfähig oder in der Fachsprache »resilient«? Studien zeigen, dass Menschen mit einem hohen Selbstwertgefühl weniger anfällig für ein schlechtes Body Image sind[57,59]. Sie können, egal, bei welchem Aussehen, ein gutes, erfülltes und glückliches Leben führen – was die Idee bestätigt, dass die eigenen inneren Unsicherheiten sich in der Bewertung unseres Äußeren spiegeln.

Genieße deinen Körper

Hast du dir schon mal Gedanken gemacht, wie es sich anfühlen würde, den eigenen Körper genießen zu können? Möglicherweise nur dann, wenn du dein »schlankes Ich« vor Augen hast. Uns jedenfalls ging es so. Wir mussten uns früher erst »schlank denken«, um uns sexy, leicht und schön fühlen zu können. Aber egal, wie schlank wir in der Realität waren, gefühlt haben wir es nie. Was also hindert dich daran, es einfach mal auszuprobieren, deinen Körper jetzt schon zu genießen, wenn Körperakzeptanz eh nicht vom realen Gewicht abhängt? Was hält dich davon ab, deinen Wert kennenzulernen und deine Einzigartigkeit respektieren und schätzen zu lernen?

Wir beschreiben und definieren uns selbst so oft durch unsere Äußerlichkeiten. Wenn das Äußere aber einen großen Teil unserer Identität einnimmt, dann tut uns das nicht gut, sondern ist ein Zeichen für den sozialen Druck, den wir spüren. Dieser ist oft der Grund, warum wir Diät leben, uns erst schminken, bevor wir beim Bäcker um die Ecke Brötchen kaufen oder viel Geld für Kleidung, Kosmetik und diverse Optimierungsmaßnahmen ausgeben. Frag dich doch mal, wer du wärst, wenn all das nicht wichtig wäre? Was dich wirklich ausmacht in deinem Wesenskern?

Sei stolz auf dich, wie du bist

Gerade bei Frauen erleben wir im Allgemeinen eine Tendenz, uns selbst kleinzumachen, wenn wir gefragt werden, was unsere Stärken und unsere Schwächen sind. Talente und Erfolge werden heruntergespielt. Komplimente nicht angenommen oder gleich durch den Hinweis auf Mängel abgeschwächt. Stolz zu sein auf das, was wir erreicht haben, geleistet haben oder einfach darauf, überlebt zu haben, fällt uns schwer, weil wir gelernt haben, dass »selbstbewusste« Frauen als unattraktiv wahrgenommen werden. Wenn Frauen Porsche fahren, unterstellen wir ihnen gerne mal, ihn nicht selbst finanziert zu haben oder wenn, dann durch unmoralisches Verhalten. Wir Frauen müssen endlich lernen, dass gesundes Selbstbewusstsein keine Todsünde ist.

Sei stolz auf das, was du dir selbst erarbeitet hast. Wir sind z. B. stolz darauf, keine Diäten mehr zu machen und uns dem Schönheitsideal nicht mehr so zu unterwerfen wie früher. Sind wir deshalb alte, dicke, hässliche Frauen, die aufgegeben haben? Für manche bestimmt, aber ernsthaft: Who cares? Wir kennen die Wahrheit und lassen uns nicht mehr durch die oberflächliche und abwertende Betrachtung anderer beeinflussen. Wir sind stolz auf unsere Sturheit, unseren Willen, uns nicht zu beugen und uns endlich selbstbestimmt zu fühlen. Aber auch auf die Liebe, die wir endlich zu uns selbst entwickeln konnten. Erinnere dich stets daran, dass dein Kampf mit dem Gewicht, deinem Körper, deinem Essen dich nicht zu einem schlechten Menschen macht (Stichwort Internalisierung, siehe Seite 67).

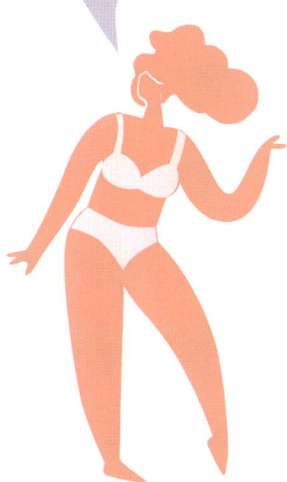

Ich kann meinen Körper liebevoll behandeln, auch wenn ich ihn nicht liebe

Journaling: Tritt mit deiner Körperbild-Geschichte in Kontakt

Es gibt einen großen Unterschied, ob wir unser Körperbild selbst etwas aufpolieren wollen oder ob wir eine wirkliche Körperbildstörung haben. Wie dir beim Lesen vielleicht schon klar geworden ist: Eine Körperbildstörung ist genau wie eine Essstörung eine sehr komplexe Sache, die in Hände von Profis gehört. Ein Buch kann es nicht leisten, so etwas aufzulösen. Um einen ersten Schritt zu tun, möchten wir dir hier ein paar Anregungen geben, mit deiner eigenen Körperbild-Geschichte in Kontakt zu treten.

Mache eine Liste, die den Zusammenhang herstellt zwischen dem Aussehen deines Körpers (wie du ihn damals beurteilt hast) und den parallel stattfindenden Ereignissen. Nimm dir 15–20 Minuten Zeit, um deine Erinnerungen sprudeln zu lassen. Wenn du richtig tief gehen willst, kannst du das auch eine ganze Woche lang täglich machen. Betrachte jeweils folgende Zeiten:

- Frühe Kindheit (bis zum 8. Lebensjahr)
- 8. Lebensjahr bis zur Pubertät
- Pubertät bis ca. 17. Lebensjahr
- 17. bis 20. Lebensjahr
- Erwachsenenalter bis heute

Schreibe in der »Ich-Form« und schreibe es nur für dich selbst auf. Sei ehrlich, schreibe in privater, ungestörter Atmosphäre ohne Pause durch. Stell dein Handy und alle Kommunikationsmittel leise. Du entscheidest, womit du beginnst und wozu du vielleicht noch nicht bereit bist. Beschreibe deine tiefsten Gedanken und Gefühle. Fokussiere dich nicht nur auf das Negative, sondern auch auf das Positive.

Glaubenssätze überprüfen

In den Kapiteln über Lernen und Bedürfnisse hast du erfahren, wie wir unsere Überzeugungen und Glaubenssätze entwickeln, die uns zu der Person machen, die wir sind. Vielleicht machst du dir bereits Gedanken, ob es überhaupt möglich ist, diese zu verändern? Ja, aber dazu müssen wir erst einmal betrachten, wie unsere Probleme entstanden sind und wie wir sie aufrechterhalten. Wir alle haben Glaubenssätze, die uns befähigen und stärken, aber auch eine Menge an Überzeugungen, die uns in unseren Möglichkeiten limitieren. Wir wissen z. B. mittlerweile alle, dass Bewegung uns guttut, aber der Glaubenssatz »Erst musst du abnehmen, dann kannst du dich beim Fitnesskurs anmelden« kann uns davon abhalten, aktiv zu sein. Unsere Glaubenssätze entsprechen oft den Überzeugungen der Personen und Umstände, die uns geprägt haben, wie unsere Eltern, Lehrer:innen, Großeltern usw. Wir erkennen unsere Überzeugungen in der Regel daran, dass sie sehr kategorisch sind. Sie äußern sich in Gedankenmustern wie: »Erst wenn ..., dann ...«, »alles oder nichts« oder »Du musst ..., sonst ...« Aber auch Verallgemeinerungen wie »Alle machen das so«, »Andere schaffen das auch« oder »Nimm dir ein Beispiel an« sind alles andere als hilfreich. Glaubenssätze haben das Potenzial, unseren Handlungsspielraum und unsere Welt kleiner oder größer zu machen.

Finde deine Trigger

Frag dich, welchen Situationen du aufgrund deines Körpers aus dem Weg gehst. Bist du besonders unsicher im Schwimmbad? Wenn du neue Menschen kennenlernst? Was sind deine Herausforderungen, dich und deinen Körper zu zeigen oder zu fühlen? Ein Beispiel: Du gehst ins Schwimmbad und hast, sobald du dich ausgezogen hast, das Gefühl, alle gucken dich an und finden deine Oberschenkel besonders abstoßend. Wenn sie sich aneinander reiben und wackeln beim Gehen, geht es dir augenblicklich schlecht. Du möchtest dich verstecken, dir umgehend etwas überziehen oder schnell ins Wasser eintauchen, damit du nicht mehr so exponiert bist.

Was kannst du tun? Als Erstes kannst du wahrnehmen, dass deine Gefühle unangenehm sind und dich traurig machen. Zugleich darfst du auch akzeptieren, dass deine Gedanken und deine Gefühle keine Beweisführung sind, sondern lediglich zeigen, wie du gelernt hast über dich zu denken. Nimm an, dass deine unangenehmen Gefühle ein Ergebnis deiner inneren Welt sind – mehr nicht.

Im zweiten Schritt darfst du dir eingestehen, dass du diese Gefühle produzierst, die dir nicht guttun, wie Scham, Unsicherheit und Angst. Aus genau diesem Grund bin ich (Petra) Jahre nicht im Schwimmbad gewesen, obwohl ich Schwimmen sehr mag und als Kind sogar im DLRG war. Es war ein Schutzmechanismus von mir, Schwimmbad und alles, was Nacktheit mit sich brachte zu meiden. Meine inneren Stimmen rieten mir zur Flucht und bezeichneten mich gleichzeitig als »feige und faul«. Die Spirale aus Vermeidung und negativen Gedanken hat dazu geführt, dass ich mich hilflos, handlungsunfähig und ausgelaugt gefühlt habe und mich weiter in die Isolation zurückzog. Je mehr ich dies wahrnehmen und akzeptieren konnte, umso schneller konnte ich mich aus dieser Starre herausbewegen und wieder hoffnungsvoll sein, dass ich eines Tages voller Freude zum Beckenrand renne und mit einer Arschbombe hineinspringe.

Führe dich aus unangenehmen Situationen heraus

Wenn es dir ähnlich geht, dann frag dich in einer unangenehmen Situation Folgendes:

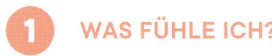

WAS FÜHLE ICH?

Zum Beispiel: Ich fühle mich unsicher und ängstlich, ich möchte weglaufen und mich aus Scham verstecken.

2 WAS IST PASSIERT, DASS ICH MICH SO FÜHLE?

Nacktheit und Schwimmbäder sind ein großer Trigger für mich und bewirken, dass ich mich ausgeliefert und verletzlich fühle.

3 WAS SAGE ICH IN SITUATIONEN WIE DIESEN ZU MIR SELBST?

Was denken die anderen nur von mir? Die gucken so angewidert, warum müssen meine Oberschenkel nur so stark wackeln und aneinander reiben. Die finden mich ekelhaft und abstoßend.

4 WIR REAGIERE ICH JETZT DARAUF?

Ich verspüre den Drang, wegzulaufen und mich schnell wieder anzuziehen.

5 WIE MÖCHTE ICH GERNE REAGIEREN?

Ich möchte mich, wie eine Mutter ihr Kleinkind, liebevoll an die Hand nehmen und ans Becken führen. Ich würde der Kleinen mit sanfter Stimme erzählen, wie warm die Sonne sich auf der Haut anfühlt, wie weich das Gras unter meinen Füßen ist, wie erfrischend und schön es sein wird, gleich ins Wasser zu gehen. Ich würde versuchen, alle Aufmerksamkeit auf die Wahrnehmung des Inneren zu lenken, sodass es egal ist, wie andere gucken. Ich würde die anderen ausblenden, bis die Freude am Schwimmen überwiegt.

Führe dich selbst immer wieder aus dieser unangenehmen Situation heraus zu diesen schönen, sinnlichen Gedanken. Du kannst diese Übung auch immer wieder zwischendurch machen, immer, wenn es sich gerade richtig anfühlt oder du daran denkst.

🚀 *Loslegen: Was hast du in Bezug auf deinen Körper, dein Gewicht, dein Essverhalten gelernt?*

Um Glaubenssätze entschlüsseln zu können, müssen wir sie erst einmal wahrnehmen. Wie geht das? Ganz einfach: Höre dir dafür beim Denken und bei Selbstgesprächen zu. Nimm dir ein Blatt Papier oder mehrere Bögen und beantworte die Frage: »Was hast du in Bezug auf deinen Körper, dein Gewicht, dein Essverhalten gelernt?« Setze sie jeweils in Bezug zu den folgenden Stichworten. Was fällt dir dazu ein?

1. Aussehen und Erscheinungsbild
2. Mutterschaft/Vaterschaft
3. Familie
4. Eltern sein
5. Arbeit und Geld
6. Mentale Gesundheit
7. Körperliche Gesundheit
8. Sexualität
9. Altern
10. Religion
11. Schubladendenken/Stereotype
12. Sagen, was ist/Dinge auf den Punkt bringen

Wenn du nun eine Liste mit Glaubenssätzen angefertigt hast, suche dir die drei stärksten Überzeugungen heraus. Starte mit dem ersten Satz, z. B. »Wenn ich nicht abnehme, werde ich immer alleine bleiben«. Fühle intensiv in den Satz und seine Bedeutung hinein. Was macht er mit dir und deinem Leben? Entscheide dann, ob du ihn behalten möchtest oder nicht.

Wenn der Glaubenssatz weg kann, kannst du wieder die Fragen von Byron Katie anwenden (siehe Seite 111):

1 Ist das, was du denkst, wahr?

2 Kannst du mit absoluter Sicherheit wissen, dass es wahr ist?

3 Wie reagierst du, was fühlst und denkst du, was passiert, wenn du den Gedanken glaubst?

4 Wer wärst du ohne diesen Gedanken?

Bedenke auch, wenn der Satz wahr wäre, würde dies bedeuten, dass er für ALLE wahr wäre. Es dürfte also keine dicken oder gar fetten Frauen in einer Beziehung geben. Gehe mit allen Glaubenssätzen nach und nach so vor und entschlüssele sie. Spüre hinein, wenn du bemerkst, dass die Sätze aus deiner Vergangenheit Schwachsinn sind. Wie viel Energie und Raum für Neues frei wird, wenn du sie loslassen kannst.

Manchmal reicht es nicht, nur kognitiv verstanden zu haben, dass ein Glaubenssatz unwahr ist. Das merken wir daran, dass er uns wie eine böse Stimme quält, in einer Spirale in unserem Kopf herumwirbelt und trotz aller Reflexion einfach nicht gehen will. Oft ist dies der Satz einer Person, die uns sehr verletzt hat. Stell dir diese Person im Fernsehen vor, wie sie immer wieder diesen abwertenden Satz sagt. Dann nimmst du die Fernbedienung dieses Fernsehers in die Hand und stellst ihn aus. Mach das mit Nachdruck, sag ruhig etwas dabei, wie: »Du hältst jetzt die Klappe!« oder »Du versaust mir das Leben nicht mehr!«, damit du fühlen kannst, dass du selbstwirksam bist. Wiederhole es so lange, bis du das Gefühl hast, dass sich das Atmen freier anfühlt.

Ein positives Körperbild fördern

Dein Body Image ist geprägt durch deine Vergangenheit. Wir können die Uhr nicht zurückdrehen, ABER wir können im Hier und Jetzt das, was wir gelernt haben, verändern. Wir wollen dafür nicht nur unsere Sehgewohnheiten, sondern auch die Gewohnheit unserer Gedanken positiv beeinflussen. Wir beide sind früher immer hin- und hergependelt zwischen »Jetzt nehme ich ein für alle Mal ab und halte das Gewicht dann, mit allem was ich habe« und »Ich kann nicht mehr, ich mag nicht mehr, es lohnt sich eh nicht, und wenn ich schlank bin, werden meine Probleme sich auch nicht verändern«.

Wenn wir immer wieder die gleichen Gedanken haben, die uns entweder aktiv zu Macher:innen oder passiv zu Versager:innen machen, werden diese Gedanken der Normalzustand und die eigene Realität beschreiben. Doch niemand ist immer Macher:in noch Versager:in. Wir sind Menschen, die Anspannung und Entspannung, Ruhe und Aktivität brauchen – im eigenen individuellen Maß. Du weißt heute so viel mehr, du bist so viel erwachsener, hast so viel mehr Erfahrungen als damals, als du diese Überzeugungen erworben hast. Wenn sie dir nicht mehr dienen, dann darfst du sie heute loslassen und schönere, hilfreichere und freudvollere für dich entwickeln.

Es gibt eine Menge guter Bücher und Arbeitsbücher zum Thema Body Image, die du für dich selbst durcharbeiten kannst. Allerdings wie bei allem im Leben gibt es nur eine Veränderung, wenn du es wirklich auch umsetzt und dich nicht mit dem Lesen begnügst.

Eine körperneutrale Umgebung schaffen

Um uns nach und nach aus der toxischen Diätmentalität zu verabschieden, ist es wichtig, ein möglichst gewichtsneutrales oder idealerweise sogar gewichtspositives Umfeld zu erschaffen. Im Folgenden ein paar Anregungen:

VERMEIDE DIÄT-TALK: Eine ganz wichtige Strategie ist, Diät-Talk zu vermeiden. Sitzen wir im Büro mit Kolleg:innen zusammen, ist es kaum möglich, nicht über Essen, Körper, Diäten und Ernährungsformen zu sprechen. Nebensätze wie »Das Eis hab ich mir verdient« oder »Für die Hochzeit muss ich unbedingt noch abnehmen« oder »Sehe ich in dem Kleid dick aus?« fallen unreflektiert und sorgen leider dafür, dass unsere alten Glaubenssätze sich tiefer und tiefer in unser Gedächtnis eingraben. Du kannst dann entweder gehen oder freundlich darauf hinweisen, welche Folgen das für dich hat und weshalb es dir nicht guttut, solche Kommentare zu hören.

UNTERBINDE KÖRPERKOMMENTARE: Setze bei Körperkommentaren Grenzen. Sind wir früher zu unseren Eltern nach Hause gefahren, hat es oft Körperkommentare gegeben, negative wie positive – je nachdem, ob wir ab- oder zugenommen hatten. Wir haben unsere Eltern irgendwann gebeten, das zu lassen. Auch wenn diese nicht ganz verstanden haben, warum es uns so wichtig war, haben wir darauf bestanden, und glücklicherweise sind wir auch erhört worden. Nimm dir das Recht, anderen zu sagen, dass es ihnen nicht zusteht, dir ungefragt ihre Meinung über dein Essverhalten oder deinen Körper mitzuteilen. Sei aber auch voller Mitgefühl mit ihnen, denn es zeigt nur, was sie verinnerlicht haben und dass sie vielleicht noch nicht so weit sind wie du.

WÄHLE MEDIEN GEZIELT AUS: Meide auch Medien, die dir das Körperideal »schlank« mit aller Macht vermitteln. Vor allem Hochglanzmagazine berichten in jeder Ausgabe über neue Diäten, das Aussehen, besonders von Frauenkörpern, Abnehmerfolge und Zunehmdramen, missglückte Schönheitsoperationen usw. Kauf diese Zeitschriften einfach nicht mehr, das spart Geld und ein schlechtes Gefühl.

TRAGE PASSENDE KLEIDUNG: Kleidung muss zu deinem Körper passen – nicht andersherum. Das ist eine eigentlich so selbstverständliche Strategie, und wir folgen ihr trotzdem nicht unbedingt. Nichts ist so unangenehm wie zu enge Kleidung, die einschnürt und uns den ganzen Tag daran erinnert, uns nicht wohl zu fühlen. Egal, ob du dich mit deinem Körper schon angefreundet hast oder nicht, du hast es verdient Kleidung zu tragen, die passt.

ENTSORGE ZU ENGE KLEIDUNG: Ich (Petra) weiß nicht, wie lange meine eine »Zielhose« in meinem Schrank hing. Sie war ein paar Nummern zu klein, und wenn sie zwischendurch doch einmal passte, war sie irgendwie aus der Mode und ich frustriert. Entsorge Kleidung, die nicht passt, oder nimm sie zumindest aus deinem täglichen Blickfeld. Sie ist ein ewiger Reminder an deinen Kampf und deinen Schmerz.

UMGIB DICH MIT KÖRPERPOSITIVEN MENSCHEN: Wechsle nach Möglichkeit Dienstleister:innen, die nicht gewichtsneutral sind. Egal, ob es die Ärztin ist oder der Friseur. Niemand, der dir ein schlechtes Gefühl macht, sollte dafür auch noch Geld bekommen. Natürlich lohnt es sich, allen eine faire Chance zu geben. Erntest du aber nur mitleidige Blicke oder Unverständnis, dann suche dir Personen, die dich besser unterstützen können.

ÄNDERE DEINE SEHGEWOHNHEITEN AUF SOCIAL MEDIA: Mach das am besten sofort, falls du es nicht schon getan hast. Lege das Buch kurz zur Seite und entfolge Accounts, die über Diäten sprechen oder die noch vermitteln, dass Gesundheit ein Gewicht hat. Entfolge allen, die dir das Gefühl geben, dass du so, wie du bist, nicht o. k. bist. Dabei ist es egal, ob dies mit oder ohne Absicht geschieht. Du schuldest niemandem die Instagram-Treue – auch uns nicht. Wenn dir der Inhalt, der vermittelt wird, ein mieses Gefühl gibt, hast du die freie Wahl. Oft hilft es auch, Instagram, TikTok und Co. zu löschen, entweder für eine gewisse Zeit oder sogar dauerhaft.

Folge Accounts, die dich ansprechen und dir ein gutes Gefühl geben. Wir haben unglaublich tolle Profile auf Instagram gefunden, wie bspw. die von Melodie Michelberger, Charlotte Kurth, Sandra Wurster, Julia Kremer oder Sophie Schwarz – um nur ein paar wenige tolle Accounts von mehrgewichtigen inspirierenden Frauen zu nennen. Schau doch einfach mal, welchen Accounts wir so folgen oder mit welchen Kolleg:innen wir immer wieder zusammen Aktionen starten.

Guck dir aber auch Profile von Menschen an, die mehrfach marginalisiert sind. Folge Menschen mit unterschiedlicher Hautfarbe, Menschen mit Behinderungen, Trans-Personen, fetten Personen und lass dich von ihrer Schönheit, ihrer Weisheit und ihrer Menschlichkeit begeistern. Es gibt so viel Schönes zu entdecken, aber auch so viele Ungerechtigkeiten und eigene Privilegien. Indem du deine Sehgewohnheiten veränderst, hat dein Gehirn die Chance, dich in all den Menschen da draußen wiederzufinden.

Das ABC der Gefühle

Das sogenannte ABC der Gefühle lässt sich gut verwenden, wenn wir verfolgen wollen, wie unsere negativen Gedanken und Urteile uns in die Diätspirale katapultieren.

A steht für **AKTIVATOR**: Was muss passieren (oder ist in der Vergangenheit passiert), damit du anfängst, Diät zu machen oder sehr viel Sport zu treiben (oder andere Methoden zur Gewichtsreduktion anzuwenden)?
Zum Beispiel: Ab einem bestimmten Gewicht auf der Waage muss ich die »Reißleine« ziehen und eine strenge Diät machen.

B steht für **BELIEVES** (Glaubenssätze): Welche Glaubenssätze ruft diese Situation hervor, bspw. morgens auf der Waage?
Zum Beispiel: »Jetzt hast du es gestern wieder übertrieben, ich sag doch, dir ist nicht zu trauen, du kriegst den Hals einfach nicht voll«.

C steht für **CONSEQUENCES** (Konsequenzen): Welche Auswirkungen haben deine Gedanken und Überzeugungen? Wie reagierst du? Was tust du?
Zum Beispiel: Ich werde unglaublich ärgerlich mit mir selbst und beginne sofort mit der Umsetzung meines Diät-Sport-Korrektur-Plans. Egal, wie schlecht es mir geht, ich würde sofort mein Essen reduzieren.

Wie könnte ein auf deine persönliche Situation bezogenes neues ABC aussehen, das dir in Zukunft dient?

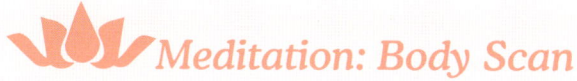

Meditation: Body Scan

Oft leben wir in und mit unserem Körper, als würden wir ihn permanent nur von außen betrachten. Es geht in dieser Übung nur darum, wahrzunehmen, was ist und nichts davon zu beurteilen. Versuche, dir täglich über mehrere Wochen 20 Minuten Zeit dafür zu nehmen. Diese und alle weiteren geführten Meditationen findest du unter www.suedwest-verlag.de/gesundheit-zusatzmaterial oder wenn du dem QR-Code auf Seite 22 oder 63 folgst.

Bewegung aus FREUDE

> »Leben ist Bewegung und ohne Bewegung findet Leben nicht statt.«
> **MOSHÉ FELDENKRAIS**

Schon vor der Geburt bewegen wir uns im Bauch der Mutter, Ungeborene strampeln und winken sogar, Menschen erleben und drücken sich in Bewegung aus. Wir geben uns die Hand, nehmen uns in den Arm, streicheln uns den Rücken, schneiden Grimassen, heben und senken den Brustkorb beim Atmen, gestikulieren. Das Autonome Nervensystem hält unsere innere Umgebung stabil und fördert die Interaktionen mit der Außenwelt durch subtilste Veränderungen in der Haltung, der Gestik eben durch Bewegung. Selbst unsere Zellen pulsieren, wir leben in Bewegung – und wir sollten lernen, diese zu genießen.

Bewegung und Gewichtsabnahme entkoppeln

Wenn du dich bewegen willst, dann stehst du häufig vor dem Problem, dass du gar nicht weißt, wo du das machen sollst. Es gibt leider immer noch sehr wenige Orte, an denen dick_fette Menschen Sport machen oder sich bewegen können, ohne Vorurteilen zu begegnen, Beschämungen erwarten zu müssen oder auf irgendeine andere Art eine geballte Ladung Diätkultur abzubekommen.

Auf der einen Seite verlangt die Gesellschaft von dick_fetten Menschen, dass sie sich mehr bewegen. Auf der anderen Seite macht sie es ihnen so schwer wie möglich. Auch wenn es mittlerweile besser wird, die Auswahl an funktioneller und vor allem schöner Sportbekleidung in großen Größen lässt immer noch zu wünschen übrig, und mehrgewichtige Influencer:innen müssen sich immer wieder vorwerfen lassen, dass sie ein hohes Körpergewicht verherrlichen würden, nur weil sie es wagen, sich aus Freude zu bewegen und Sport eben *nicht* machen, um abzunehmen.

Existieren ist gleich ein hohes Körpergewicht verherrlichen?

Wenn ein hohes Körpergewicht mit Gesundheit und Lust auf Bewegung in Verbindung gebracht wird, gibt es in regelmäßigen Abständen einen riesigen Aufschrei. Denken wir beispielsweise mal an das Cover der britischen *Cosmopolitan* im Januar 2021, das drei Frauen mit unterschiedlichen Körpern zeigte und in großen Lettern mit »This is healthy! – Das ist gesund!« betitelt war. Oder wie Nike im Juni 2019 mit einer Plus-Size-Schaufensterpuppe für Aufregung sorgte, die, wenn überhaupt, vielleicht Kleidergröße 44/46 und eine Sanduhrfigur hatte (und damit dem entspricht, was noch als »gesellschaftlich akzeptabel dick« angesehen wird). Kritiker:innen argumentierten, dass dicke Schaufensterpuppen Frauen »eine gefährliche Lüge« verkaufen würden und dass Nike mit dieser Puppe ein hohes Körpergewicht verharmlosen und ein gesundheitsschädliches Körperbild zelebrieren würde.

Es ist überhaupt kein Wunder, dass wir Bewegung und Sport mit Diäten und »Körperoptimierung« verbinden, denn wir werden von klein auf darauf sozialisiert. In der Diätkultur ist es nicht nur ganz normal, es wird sogar gefeiert, wenn du dich bewegst, um Kalorien zu verbrennen, dir dein Essen zu »verdienen« oder wenn du zwanghaft Sport machst, um irgendwelchen gesellschaftlichen Ansprüchen zu genügen oder einem bestimmten »Idealbild« zu entsprechen.

Deshalb ist für die allermeisten Menschen mit einer chronischen Diätvergangenheit der Begriff Sport negativ besetzt, was ein zusätzliches Hindernis für regelmäßige Bewegung darstellt. Bei manchen Menschen und eventuell auch bei dir ging das Bodyshaming in einem so frühen Alter los, dass Sport immer nur Mittel zum Zweck war, um einen »besseren« Körper zu bekommen. Häufig ging es auch um Wiedergutmachung oder Bestrafung. Wir benutzen daher – wie du vielleicht auch schon im Verlauf des Buches bemerkt hast – den Begriff »Bewegung« anstatt »Sport«.

Die Diätkultur hat Sport negativ besetzt

Es ärgert uns, dass sich die Diätkultur Bewegung als Bodyforming-Maßnahme gekrallt hat. Denn was passiert, wenn Bewegung nicht den gewünschten Effekt wie zum Beispiel eine Gewichtsabnahme gebracht hat? Genau, wir lassen es wieder sein. Dabei hat Bewegung ein riesengroßes Potenzial, die Gesundheit und das Wohlbefinden zu verbessern.

An dieser Stelle nochmal ein Disclaimer von unserer Seite: Keine von uns hat eine Ausbildung im Bereich Sport und Bewegung, wir können dir daher nur ganz allgemeine Anregungen geben und von unseren Erfahrungen erzählen – die du aber nicht zwangsläufig auf dich übertragen kannst. Was auch immer davon du umsetzen möchtest, höre bitte immer gut auf die Rückmeldungen deines Körpers und hole dir im Zweifelsfall professionelle (gewichtsinklusive) Hilfe.

Welchen Nutzen kann Bewegung noch haben?

Die Diätkultur trägt aktiv dazu bei, Menschen die Lust an Bewegung zu nehmen. Wenn wir uns nur bewegen, um unser Aussehen zu verändern oder Anerkennung von außen zu bekommen, verpassen wir zudem sehr viele Chancen, wirklich etwas für unsere Gesundheit und unser Wohlbefinden zu tun. Bewegung aus Freude, aber nicht unbedingt aus Zwang, kann sogar einen sehr positiven Einfluss auf deine Gesundheit haben, wenn das ein Ziel ist, das du anstrebst. Bewegung erhöht beispielsweise die durchschnittliche Lebenserwartung und kann die geistige Gesundheit verbessern (siehe Abbildung 10)[150–152].

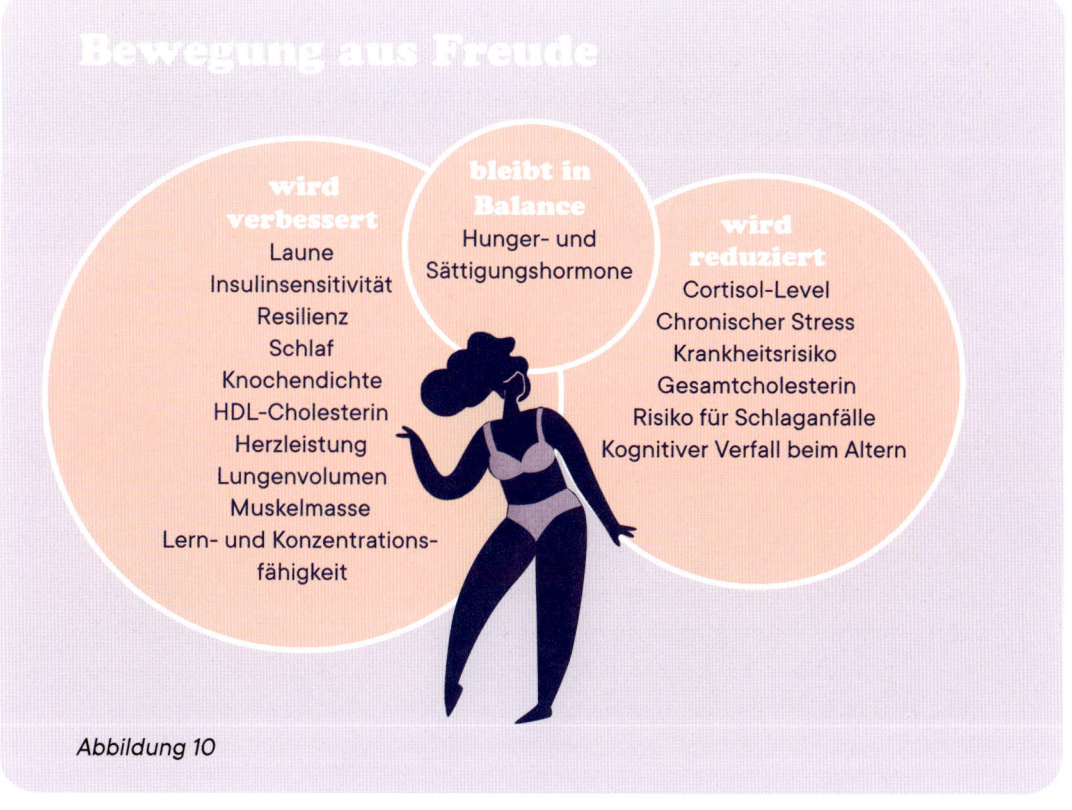

Abbildung 10

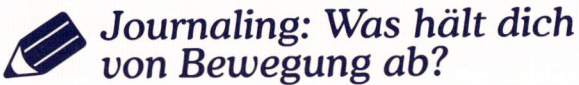

Journaling: Was hält dich von Bewegung ab?

Obwohl wir wissen, dass Bewegung bestimmte Krankheitsrisiken verringert und allgemein die Lebensqualität steigern kann, fällt es uns trotzdem häufig schwer, uns regelmäßig und mit Freude zu bewegen. Wenn du erkennst, welche Hindernisse dich von Bewegung oder sportlichen Aktivitäten abhalten und auf dieser Grundlage Strategien entwickelst, um diese zu überwinden, dann ist es möglich, körperliche Aktivität zu einem festen und regelmäßigen Bestandteil deines Lebens zu machen. Stell dir dafür die folgenden Fragen:

- Hast du Bewegung/Sport schon mal als »Bestrafung« eingesetzt?
- Hast du schon mal trainiert, um dir Essen zu »verdienen«?
- Wurdest du beim Schulsport als Letzte:r ins Team gewählt?
- Hat sich jemand schon mal über dich lustig gemacht, weil du angeblich »unsportlich« bist? Oder ist das etwas, was du dir vielleicht sogar selbst erzählst?
- Benutzt du Bewegung, um Mahlzeiten »wiedergutzumachen«?
- Glaubst du, du brauchst eine bestimmte Figur, um gewisse Sportarten zu betreiben, wie z. B. Yoga oder Ballett?
- Ist dein Aussehen/deine Figur/eine angestrebte Gewichtsabnahme ein vorrangiger Grund für dich, warum du Sport machst?
- Fängst du häufig neue Sportarten an?
- Startest du »wieder durch«, wenn du deine Ernährung umstellst/eine Diät beginnst?
- Glaubst du, dass Bewegung nur »zählt«, wenn du aus der Puste kommst, ordentlich schwitzt und viele Kalorien dabei verbrennst?
- Nutzt du körperliche Aktivität, um das Essen bestimmter Lebensmittel wie z. B. Süßigkeiten wieder auszugleichen?
- Hast du das Gefühl, dass du nicht genügend Zeit hast, um dich regelmäßig zu bewegen/zum Sport zu gehen?
- Hält dich deine Arbeit davon ab, Sport zu machen/dich zu bewegen?

- Würdest du häufiger draußen Sport machen/dich im Freien bewegen, wenn dir das Wetter nicht ständig in die Quere käme?
- Hast du das Gefühl, du bist überhaupt nicht in der Lage, körperlich aktiv zu sein?
- Hindert dich eine Verletzung, Krankheit, Behinderung oder dein Alter daran, die Bewegung zu wählen, die dir früher Spaß gemacht hat?
- Hast du Angst, dich bei körperlicher Aktivität zu verletzen?
- Bist du zu müde, um dich regelmäßig zu bewegen?
- Fühlst du dich unwohl in deiner Sportkleidung?
- Findest du keine bequeme Kleidung, die du anziehen kannst, um körperlich aktiv zu sein?

Alle Fragen, die du mit »ja« beantwortet hast, stellen Hindernisse für dich dar, um regelmäßig Bewegung in deinen Alltag einzubauen oder körperlich aktiv zu sein. Benenne nun die beiden größten Hindernisse, die dich von Bewegung abhalten und beschreibe, was du tun könntest, um sie zu überwinden. Was bräuchtest du, damit körperliche Aktivität eine nicht verhandelbare Priorität in deinem Leben bekäme? Berücksichtige dabei, wie leicht/schwer dir Selbstfürsorge fällt und wie wirkungsvoll du Grenzen setzen kannst.

Die eigene Motivation finden

Wir sind davon überzeugt, dass der menschliche Körper für Bewegung gemacht ist und eintönige Bewegungsmuster für ihn ungünstig sind – sei es den ganzen Tag am Schreibtisch zu sitzen oder übermäßig zu trainieren (wobei übermäßig sehr individuell ist). Was uns an dieser Stelle auch noch ganz wichtig ist: Du musst weder Sport machen, noch dich auf irgendeine Weise bewegen, um ein wertvoller Mensch zu sein.

Dir muss deine Gesundheit noch nicht mal wichtig sein, und selbst wenn du überhaupt gar nichts dafür tust oder vielleicht sogar aktiv und bewusst deiner Gesundheit schadest, hast du trotzdem Respekt verdient. Healthism (oder Healthismus) bezeichnet eine extreme Form der Gesundheitsorientierung, die uns die Diätkultur mit diesem eingetrichterten Glaubenssatz »Es geht doch gar nicht um die Figur, sondern um Gesundheit« ebenfalls beschert hat.

Healthismus ist alles andere als gesund

Eine ganz einfache Definition von Healthismus ist: Ein Lebensstil, der Gesundheit und Fitness über alles andere stellt. Der Begriff beinhaltet aber noch so viel mehr. Healthismus ist eine extreme Form der Gesundheitsorientierung, die teils ideologische Züge aufweist, in dem Sinne, dass die Beschäftigung mit Gesundheit und gesundheitsförderlichen Verhaltensweisen langfristig in dominanter Weise das Denken und Verhalten von Menschen prägt und die Beschäftigung mit Gesundheit ein wesentliches Element der emotionalen Stabilität darstellt. Sichtbar wird Healthismus beispielsweise darin, dass die Verantwortung für Gesundheit und Krankheit in die Hand des Individuums gelegt wird und auch auf dieser Ebene Lösungen formuliert werden, anstatt Gesundheit als gesellschaftliche Herausforderung anzugehen.

Gesundheit als Statussymbol

Dass heutzutage alle besessen sind vom Aussehen und das dann »Gesundheit« nennen, sprich, sich der Schlankheitswahn jetzt als Gesundheitswahn verkleidet, macht die Sache nicht besser. Das kann potenziell zu zwei Problemen führen: Erstens kann die Fixierung auf Gesundheit besonders im Hinblick auf Ernährung alles andere als gesund sein: Stichwort Orthorexie. Bei diesem Essverhalten, das noch nicht als eigenständiges Krankheitsbild anerkannt ist, zwingen sich die Betroffenen zu »gesunder Ernährung« und haben Angst, durch »ungesunde Ernährung« krank zu werden. Sie definieren dabei selbst, was für sie als gesund gilt, ihre selbst auferlegten Regeln werden mit der Zeit immer strikter und führen letztendlich zu psychischen und physischen Beeinträchtigungen. Zweitens: Wenn Gesundheit zu einem moralischen Must-have gemacht wird, schließt das eine ganze Reihe Menschen aus: Menschen mit Behinderungen, mit psychischen Krankheiten, mit chronischen Krankheiten oder Menschen, die beispielsweise durch einen Unfall oder ein anderes Ereignis bleibende Schäden davongetragen haben, um nur ein paar Beispiele zu nennen. Denk bitte immer daran: Der Wert einer Person definiert sich nicht über ihre Gesundheit!

Gib dir die Erlaubnis, dich nicht zu bewegen

Möglicherweise musst du dir auch erst einmal die Erlaubnis geben, dich nicht zu bewegen, bis du an dem Punkt angekommen bist, an dem du dich wirklich *von dir aus* bewegen *willst*. Anstatt dich zu zwingen, deinen Körper zu bewegen oder dich schuldig zu fühlen, weil du nicht auf diese kleine Stimme in deinem Kopf reagierst, die dich anschreit, deinen Körper zu bewegen, nimm dir jetzt eine Auszeit von Bewegung, wenn du das möchtest. Das gehört bei ganz vielen Menschen dazu und ist Teil deiner Heilung, wenn du deine Diätmentalität ablegen willst. Mit der uneingeschränkten Erlaubnis, dich nicht bewegen zu müssen, kannst du überhaupt erst anfangen, darauf zu hören, ob dein Körper gerade nach Bewegung oder nach Ruhe verlangt. Wenn du die ganze Zeit immer nur im Kopf hast »ich muss«, dann hat es keinen Platz für »ich brauche« oder »ich möchte«. Das ist wie beim Essen auch, gib dir diese Erlaubnis, und wenn dein Körper bereit ist, dann wirst du es wissen.

Wenn es dann so weit ist, gibt es einen Schlüssel, der dir hilft, Bewegung langfristig in das eigene Leben und deinen Alltag zu integrieren: Konzentriere dich darauf, wie sich die Bewegung anfühlt. Anstatt einfach die Zähne zusammenzubeißen und es hinter dich zu bringen, frag dich lieber mal, was dir deine gewählte Art der Bewegung gibt:

- **Kannst du besser mit Stress umgehen? Werfen dich unangenehme Situationen weniger schnell aus der Bahn?**
- **Hast du mehr Energie? Fühlst du dich wacher und aufmerksamer?**

- **Fühlst du dich entspannter und siehst die Dinge positiver?**
- **Fühlst du dich den Herausforderungen in deinem Leben besser gewachsen?**
- **Schläfst du besser und wachst morgens erfrischter auf?**

All das kann Bewegung bewirken, wenn du sie danach auswählst, was sie für ein Gefühl in dir erzeugen soll.

Unterfordere dich aktiv

Was hältst du von folgendem – zugegebenermaßen etwas ungewöhnlichem – Vorschlag: Anstatt dich wie bisher zu überfordern (sei es beim Sport selbst oder nur beim Bewegungspläne-Schmieden), könntest du mal versuchen, dich aktiv zu unterfordern. Ein Beispiel: Du formulierst die Absicht, zweimal pro Woche 15 Minuten spazieren zu gehen. Wenn dir das Gehen Schwierigkeiten bereitet, dann könntest du auch 15 Minuten ein ganz sanftes Stretching machen oder etwas anderes, das im Rahmen deiner Möglichkeiten liegt und dir Spaß macht. Am besten etwas, wofür du nicht extra Sportsachen anziehen musst und ohne Vorbereitung einfach loslegen kannst. Möglicherweise sagt deine noch vorhandene (Rest-)Diätmentalität jetzt: Zweimal pro Woche diese paar Minuten, das lohnt sich doch gar nicht. Wenn du das aber mal hochrechnest auf ein Jahr, dann sind das 104 Spaziergänge und insgesamt 1560 Minuten bzw. genau 26 Stunden, die du dich bewegt hast. Vielleicht sogar mehr, weil aus 15 Minuten, wenn es Spaß macht, auch ganz schnell 20 oder 30 Minuten werden können. Falls es nicht geklappt hat, zweimal pro Woche diese 15 Minuten spazieren zu gehen oder was du sonst machen wolltest, dann war es vielleicht immer noch zu viel, und dann schraube zurück, gehe nur einmal pro Woche 15 Minuten spazieren oder auch nur 10 Minuten oder nur 5 oder suche dir etwas anderes, was dir Spaß macht.

🚀 Loslegen: Setze dir Mini-Ziele

Die Kunst, deine Gewohnheiten zu ändern oder neue Gewohnheiten ins Leben zu holen, besteht darin, dass sie idealerweise Spaß machen oder die Änderung deiner bisherigen Gewohnheiten so gering ist, dass es nicht wehtut. Im Klartext: Du setzt dir Mini-Ziele, die du dann auch wirklich umsetzt. Wenn du deine Absicht formulierst und dein Gehirn sagt: »Ha, so ein Unsinn, da brauche ich doch gar nicht anzufangen«, dann weißt du, dass du dein Ziel genau richtig gesetzt hast. Zählt nicht, gibt's nicht. Auf lange Sicht gesehen, zählt alles. Du kannst

- 3x pro Woche 5 Minuten im Stehen telefonieren,
- dich 2x pro Woche 10 Minuten dehnen oder einen kleinen Spaziergang machen,
- 1x pro Tag 2 Minuten tanzen,
- hin und wieder am Schreibtisch die Fersen und Zehen auf und ab wippen oder
- 1x pro Tag auf Zehenspitzen oder im Ausfallschritt in die Küche gehen und einen Kaffee holen (eventuell ist das eher etwas fürs Homeoffice).

Denke darüber nach, welche Möglichkeiten du hast, ein bisschen Bewegung in deinen Alltag einzubauen. Es sollten Dinge sein, die dir Spaß machen oder die du nebenbei machen kannst, ohne groß darüber nachzudenken. Mache dir eine Liste mit Mini-Aktivitäten, die für dich infrage kommen und suche dir aus, was du davon umsetzen willst. Die größte Herausforderung ist dann wahrscheinlich, daran zu denken, es auch wirklich zu tun. Stell dir dafür einen Wecker, hänge ein Post-it an den Badspiegel oder trage feste Termine in den Kalender ein. Denk daran, dass du dir das Ziel wirklich so setzt, dass dein Gehirn sagt, das sei viel zu wenig und analysiere nach einer Woche – wie immer liebevoll und als neutrale Beobachter:in –, ob du deine Mini-Ziele umsetzen konntest und wie es dir damit ergangen ist.

Den Spaß wiederentdecken

Genauso wie dein Körper am besten weiß, wann er hungrig oder satt ist, weiß er auch, wann er sich bewegen oder ausruhen will und welche Bewegung oder welche Art der Ruhe ihm guttut. Sich auszuruhen ist ein wichtiger und nicht zu unterschätzender Teil von intuitiver Bewegung. Du darfst ab sofort ignorieren, was dir die Diätkultur oder die Menschen in deiner Umgebung erzählen, welche Art von Bewegung gut für dich sein soll, oder dass nur bestimmte Arten von Bewegung »zählen«. Von nun an darfst du ausschließlich auf deinen Körper hören, deine inneren Signale zu Wort kommen lassen und darauf vertrauen, dass er dir den für dich passenden Weg weist.

Wenn du dagegen Ernährung und Bewegung auf Kalorien und Schritte runterbrichst, dann vernachlässigst du einen ganz wichtigen Bereich: Vergnügen, Spaß und Freude! Wir alle brauchen Freude in unserem Leben, nicht nur weil wir dann glücklicher sind, sondern auch, weil Freude ein ganz wichtiger Faktor für unser Wohlbefinden und für die Gesundheit ist.

Natürlich kann sich Bewegung auch mal etwas unangenehm anfühlen. Wer schon mal eine manuelle Therapie oder Physiotherapie mitgemacht hat, wird ein Lied davon singen können. Wenn du in der Situation bist, dass du dich aus medizinischen Gründen wirklich bewegen musst, dann hast du eventuell keine Wahl. Das kann langweilig, frustrierend und ätzend sein, und du machst es trotzdem, weil du weißt, dass es dir letztendlich hilft, weniger Schmerzen zu haben und eventuell mehr Mobilität zu erreichen.

Abgesehen von diesen speziellen Situationen ist Bewegung frei von Diätmentalität im Allgemeinen keine lästige Pflicht, sondern etwas, worauf du dich freuen kannst und was dich gar nicht auf den Gedanken kommen lässt, dass dir dein innerer Schweinehund überhaupt dabei im Weg stehen könnte. Falls es aber für dich immer noch die Regel ist, dass du dich mehr überwinden musst, als dass du dich darauf freust, dann hast du wahrscheinlich immer noch irgendwelche Regeln oder Körperformungs-Gedanken im Kopf und zwingst dich aus rationalen Gründen dazu und nicht, weil die Motivation aus dir selbst kommt.

Wie viel Bewegung, damit »es zählt«?

Damit Bewegung »zählt«, musst du dich übrigens weder verausgaben noch so richtig ins Schwitzen kommen. Auch das ist typisches Schwarz-Weiß-Denken der Diätkultur. Ein kleines Beispiel: Du möchtest gerne ein bisschen fitter werden. Dein Diät-Mindset meldet sich vielleicht gleich zu Wort und sagt: »Ja, dafür musst du jetzt aber drei bis vier intensive Trainings pro Woche machen, bei denen du so richtig ins Schwitzen kommst, deine Knie weich werden und die Muskeln zittern. Wenn du nicht an deine Grenzen gehst, kannst du es gleich lassen« – so der Glaubenssatz von vielen. Möglicherweise ist deine Motivation, wenn du den Plan schmiedest, noch sehr hoch und du ziehst es ein paarmal durch, aber dann kommt dir das Leben dazwischen, und du kannst dich einfach nicht mehr aufraffen. Wir halten von dieser »Schweinehund«-Überwindung in Bezug auf die Ernährung, Bewegung und den Körper nicht wirklich viel. Wie oft hast du dich schon zu Bewegung aufgerafft, obwohl du nicht wirklich Spaß daran hattest, aber dich durchgebissen hast, um dieses Gefühl danach zu erzeugen? Du weißt, wovon wir sprechen, oder? Das Gefühl von »Danach bin ich stolz auf mich, weil ich es geschafft habe« ist so verbreitet in der Diätkultur und normalerweise verbunden mit der Idee »Ich werde mich danach gut fühlen, weil ich daran gearbeitet habe, meinen Körper zu verändern«. Auch wenn es schwer zu glauben ist: So soll sich Bewegung absolut nicht anfühlen. Wenn du – oder jemand anders – so über Bewegung denkst, dann ist das ein Hinweis darauf, dass du kein entspanntes Verhältnis zu Bewegung hast, sehr viel Druck dahinter ist und eine ganz bestimmte Vorstellung davon existiert, wie man sich bewegen »sollte«.

Erlaube dir Ruhe, wenn du sie brauchst

Wenn du das Gefühl hast, Erholung zu brauchen, dann brauchst du sie auch. Lass dich nicht unter Druck setzen, das zu hinterfragen. Anstatt dich deinen Schuldgefühlen hinzugeben, mach etwas anderes, weniger körperlich Forderndes, das dir Spaß macht – und ja, das darf selbstverständlich auch der

Filmabend auf dem Sofa mit einer Tüte Chips sein, wenn dir danach ist und das in dem Moment Selbstfürsorge bedeutet.

Du schließt gerade Frieden mit dem Essen und deinem Körper und das Allerwichtigste ist, dass du deinem Körper immer wieder zeigst, dass keine neue Hungersnot und kein neues Mammuttraining vor der Tür stehen und dass er dir wirklich vertrauen darf. Und selbst wenn du doch noch einmal das Bedürfnis hast, eine Diät zu machen oder dich mit einem neuen Workout-Plan letztendlich doch zu überfordern, ist das o. k. Dann ist das eine weitere Gelegenheit für dich, deinen Körper und deine Bedürfnisse kennenzulernen.

Jeder vermeintliche Rückschritt hat das Potenzial, dich weiterzubringen und daraus zu lernen. Du kannst bei Health at Every Size® oder der Intuitiven Ernährung nicht versagen, und manche Menschen brauchen einfach mehrere Anläufe, bis sie sich dem Konzept wirklich und vollständig öffnen können. Indem du das Buch bis hierhin gelesen hast, hast du einen riesengroßen Schritt in Richtung Essensfreiheit und Körperakzeptanz gemacht, und dafür feiern wir dich!

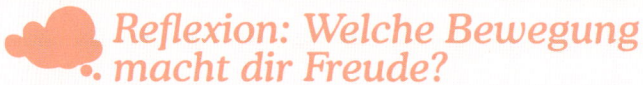

Reflexion: Welche Bewegung macht dir Freude?

Spüre bitte bevor und während du die Übung machst in dich hinein, ob du wirklich schon dafür bereit bist oder ob du möglicherweise noch Diätmentalität in Bezug auf Bewegung verinnerlicht hast und sich die in deinen Antworten widerspiegelt. Dann verschiebe sie einfach auf später. Du darfst dein eigenes Tempo haben. Um herauszufinden, welche Arten von Bewegung dir echte Freude bereiten, beantworte die folgenden Fragen:

1 Bewegst du dich momentan regelmäßig? Welche Aktivitäten sind das und wie häufig und wie lange machst du sie in der Woche/im Monat?

2 Falls du dich momentan nicht regelmäßig bewegst, dann überspringe die Fragen 2–5 und gehe direkt weiter zu Frage 6.

3 Macht dir diese Art der Bewegung, die du regelmäßig machst, Spaß? Was könntest du tun, damit sie noch mehr Spaß macht? Würdest du z. B. gerne die Intensität verändern, die Häufigkeit oder dir vielleicht ein anderes Ziel setzen? Wenn du alle »ich sollte« Gedanken und eventuelle Schuldgefühle zur Seite schiebst, würdest du diese Art der Bewegung/diese Aktivität trotzdem machen?

4 Gibt es medizinische Indikationen dafür, dass du bestimmte Aktivitäten oder Arten der Bewegung machen musst, obwohl du keinen Spaß daran hast? Was hast du davon, sie trotzdem zu machen?

5 Falls du einen Bewegungs- oder Workout-Plan hast und diesen momentan nicht loslassen kannst, gibt es eine Möglichkeit, diesen mit ganz viel Selbstfürsorge und Respekt deinem Körper gegenüber umzusetzen? Was könntest du an diesem Plan verändern, um deine Bedürfnisse noch mehr zu achten und zu respektieren?

6 An welchen Arten von Bewegung könntest du (noch) Spaß haben? Wolltest du schon immer etwas Bestimmtes ausprobieren? Hast du früher eine bestimmte Art der Bewegung gemacht und sie aus bestimmten Gründen aufgegeben (z. B. Zeit, Geld, Gelegenheit …)? Möchtest du ihr noch mal eine Chance geben?

7 Nach welcher Art der Bewegung sehnt sich dein Körper gerade? In diesem Moment? In diesem Abschnitt deines Lebens? Von welcher Art der Bewegung träumst du? Wie könntest du diesen Traum umsetzen, sodass er im Rahmen deiner Möglichkeiten liegt?

Intuitive Ernährung
LEICHT GEMACHT

»Dein Körper muss konsequent wissen, dass er Zugang zu Nahrung haben wird – dass Diäten und Entbehrungen ein für alle Mal aufgehört haben.«
EVELYN TRIBOLE/ ELYSE RESCH

Wenn wir uns intuitiv ernähren, heißt das so viel wie der Biologie und Weisheit unseres Körpers, unseren Körpersignalen wie Hunger und Sättigung vollends zu vertrauen. Wir essen ohne Regeln, schließen keine Lebensmittel oder sogar Lebensmittelgruppen aus, die wir mögen und vertragen. Wir nehmen all unsere Bedürfnisse und Gefühle ernst und betrachten uns mit Selbstmitgefühl. Zudem gehen wir davon aus, dass Menschen in allen Körpergrößen und Formen in der Natur vorkommen und gesund sein können (nicht müssen). Wir glauben, dass unser Körper und unsere Psyche uns zeigen, was wir brauchen und was wir alles in uns tragen, um unsere Gesundheit zu verbessern, ohne zwangsläufig das Gewicht zu verändern.

Dem Körper wieder vertrauen lernen

In unserer Gesellschaft ist es normal, den Hunger zu ignorieren. Mehr noch, es wird sogar als »willensstark« und »diszipliniert« gefeiert, Hunger zu haben. Hunger mutiert zu einem Feind, der »bekämpft« oder »ausgetrickst« werden muss. Dabei ist Hunger zu haben eines der natürlichsten und überlebenswichtigsten Signale deines Körpers. Hunger zu haben, dann ein Glas Wasser zu trinken, dann wieder Hunger zu haben, eine Runde um den Block zu laufen, immer noch Hunger zu haben und wieder zu versuchen, den Körper abzulenken und so weiter und so fort, ist kein Zeichen von Willensstärke oder Disziplin, sondern Anzeichen eines gestörten Essverhaltens und mangelnder Selbstfürsorge.

In einer typischen Ernährungsberatung gehen wir davon aus, dass sich eine Verbesserung im Essverhalten vor allem aufgrund von rationaler Einsicht und Umsetzungsstärke herbeiführen lässt. Es klingt banal, aber tatsächlich kann nachhaltige Veränderung eher – und dann auch fast von selbst! – geschehen, indem man wahrnimmt und annimmt, was ist. Die 10 Prinzipien der Intuitiven Ernährung helfen dir dabei.

Wir wollen an dieser Stelle nicht das Rad neu erfinden. 1995 haben Evelyn Tribole und Elyse Resch das Buch *Intuitive Eating* veröffentlicht und forderten ihre Leser:innen darin zu einer kleinen Revolution auf: Sie sollten alles, was sie je über Ernährung, Kalorienzählen und Diäten gelernt hatten, vergessen[134]. Stattdessen ermutigten sie sie, eine positive Haltung zum eigenen Körper zu entwickeln und sich wieder mit seiner inneren Weisheit zu verbinden. Am besten liest du das Buch im Original, wenn es irgendwie geht, denn das gibt es bereits in der vierten Auflage, die nicht nur verbessert wurde, sondern auch ganz neue Kapitel beinhaltet.

Gut zu wissen: Die 10 Prinzipien der Intuitiven Ernährung

Anstatt sich durch Diätzwänge und Kontrolle zu einer »gesunden Ernährung« zu zwingen, geht es in dem Buch *Intuitive Eating* darum, Frieden mit dem Körper und dem Essen zu schließen, Körperrespekt aufzubauen und damit auch gesundheitsfördernde Verhaltensweisen im Einklang mit den eigenen Bedürfnissen. Ein Beispiel: Anstatt den Hunger auszutricksen, sehen wir ihn als wertvolles Körpersignal, das beim Überleben hilft und anzeigt, »Du brauchst Nahrung«. Wir wollen es begrüßen, feiern und honorieren.

Die 10 Prinzipien (nicht Regeln!) sind:

1. Lege die Diätmentalität ab.
2. Honoriere deinen Hunger.
3. Schließe Frieden mit dem Essen.
4. Sag der Essenspolizei den Kampf an.
5. Spüre deine Sättigung.
6. Entdecke den Genuss am Essen.
7. Bewältige Gefühle ohne den Einsatz von Essen.
8. Respektiere deinen Körper.
9. Bewege dich aus Freude.
10. Erhalte deine Gesundheit durch sanfte Ernährung.

Das erste Prinzip ist gesetzt, das letzte auch

Essen soll nicht nur den Körper mit allen Nährstoffen versorgen, sondern Spaß machen, Genuss bringen und als Teil der eigenen Kultur gefeiert werden dürfen. Das wahrscheinlich wichtigste Prinzip, auf dem alle weiteren aufbauen und das daher keinesfalls übersprungen werden darf, ist das erste: »Lege die Diätmentalität ab«. Daher haben wir ihm einen eigenen Buchteil gewidmet und empfehlen dir auch, immer mit diesem Prinzip anzufangen.

Dass »Die Gesundheit durch sanfte Ernährung erhalten« das 10. und letzte Prinzip ist, hat ebenfalls einen guten Grund: Wenn du nicht vorher deine Diätmentalität abgelegt hast, gelernt hast, deinen Körper zu respektieren und deine Bedürfnisse und Körpersignale achtsam wahrzunehmen und zu befriedigen, dann wird jegliche »Optimierung« deiner Ernährung höchstwahrscheinlich in einer weiteren restriktiven Lebensweise enden. Die anderen acht Prinzipien kannst du in der vorgegebenen Reihenfolge bearbeiten, musst du aber nicht.

Bist du »süchtig« nach bestimmten Lebensmitteln?

Vielleicht sagst du jetzt: Ich würde ja gerne, aber es geht nicht, denn ich bin »süchtig« nach bestimmten Lebensmitteln, und das wird mir immer im Weg stehen. Wenn Menschen sagen, sie seien »süchtig« nach bestimmten Lebensmitteln, meinen sie damit normalerweise, dass sie das Gefühl haben, dass bestimmte Lebensmittel eine große Macht über sie besitzen und sie nicht mehr aufhören könnten bis die Tüte, Schachtel oder Packung leer ist. Mir (Antonie) ging es früher mit Chips so, bei Petra waren es Toffifee. Die Erfahrung, beim Essen die Kontrolle zu verlieren, ist sehr real, und auch wir haben das früher erlebt.

Aber nur weil sich etwas real *anfühlt*, bedeutet das nicht, dass es auch real *ist*. Nur weil Zucker dasselbe Lustzentrum wie beispielsweise Kokain im Gehirn aktiviert und für eine Dopaminausschüttung sorgt[153–155], ist das noch kein Beweis dafür, dass Nahrung eine pharmakologische Wirkung auf das Gehirn hat. Weißt du, was ebenfalls diese Dopaminausschüttung auslösen kann?

Welpen anschauen, Babys im Arm halten, Sport machen, schöne Musik hören, in guter Gesellschaft sein, Lachen und guten Sex haben. Essen *soll* belohnend sein – so funktioniert unser Gehirn. Genau wie beim Sex ist es evolutionär vorteilhaft, Essen als etwas Schönes und Genussvolles zu empfinden, da es unser Überleben sichert.

Was außerdem dagegen spricht, dass Zucker süchtig machen kann, ist, dass suchtähnliche Verhaltensweisen in Studien nur dann auftreten, wenn die Zuckeraufnahme zeitweise eingeschränkt wird[156]. Ratten, die nur zeitweise Zugang zu sehr schmackhaften Nahrungsmitteln hatten (sprich, die Intervallfasten mussten!), entwickelten ein zwanghaftes Essverhalten, während Ratten, die beliebigen Zugang zu den gleichen Lebensmitteln hatten, kein suchtähnliches Verhalten zeigten. Bei Drogensüchtigen ist das in der Regel nicht so. Da sieht man keinen »moderaten« Umgang, wenn Drogen die ganze Zeit verfügbar sind. Wenn du auf Zucker verzichtest, erhöht das nur den Reiz, ihn zu essen, und wenn du ihn schließlich isst, fühlst du dich möglicherweise außer Kontrolle, was den inneren Eindruck erwecken könnte, dass du süchtig danach wärst.

Generell sind die Studien zur »Esssucht« beim Menschen mehr als dürftig, und auch Co-Faktoren werden (wie so oft) nicht ausreichend berücksichtigt, bspw. wie die generelle Einstellung zum Essen ist, ob Lebensmittel in »gut« und »schlecht« unterteilt werden, ob Menschen auf Diät sind oder eine Geschichte mit Essstörungen haben. Biologisch gesehen macht es zudem wenig Sinn, nach etwas süchtig zu sein, das wir zum Überleben brauchen. Wenn überhaupt, unterstützen die Ratten- und die Humanstudien zur »Zuckersucht« höchstens die Idee, dass Einschränkung zu Essanfällen führt.

Wie war das mit der dick machenden Umwelt?

Vielleicht glaubst du aber auch, dass es bei all den »Verlockungen« gar nicht möglich ist, ein entspanntes Essverhalten zu entwickeln. Wie oft haben wir schon die These gelesen, dass es zu einem globalen Anstieg des Körpergewichts gekommen wäre, da wir in einer adipogenen (fett machenden) Umwelt leben. Diese ist gekennzeichnet durch die leichte Verfügbarkeit und den daraus resultierenden hohen Konsum von energiereichen Lebensmitteln in Verbindung mit einem wenig aktiven Lebensstil. In Abhängigkeit von ihrer Persönlichkeit und genetischen Veranlagung könnten Menschen den »Verlockungen« dieser Umwelt nur schwer widerstehen und würden daher zum Übermaß neigen.

Auch wir gehen davon aus, dass unsere Umwelt in gewisser Weise adipogen ist. Allerdings nicht aufgrund von hochprozessierten schmackhaften Lebensmitteln (die intuitive Esser:innen übrigens i. d. R. nicht im Übermaß verzehren; mehr dazu auf Seite 200), sondern weil Verbote und das unrealistische Schönheitsideal, nach dem wir kollektiv streben, uns die Kontrolle beim Essen verlieren lässt. Und was bietet uns die Diätkultur als »Lösung« an? Genau, noch mehr Kontrolle. Sie sagt, die »Sucht« nach Lebensmitteln kannst du nur überwinden, wenn du sie vermeidest und sie dir verbietest, wenn du deine Bedürfnisse unterdrückst und dein Essverhalten kontrollierst. Das erhöht aber nur die Wahrscheinlichkeit für den nächsten Essanfall, sodass du dich sehr schnell in einer Negativspirale aus Restriktion, Kontrollverlust, Übermaßen, noch mehr Restriktion und so weiter befindest – sprich, im typischen Diätkreislauf, den du bereits aus dem ersten Kapitel kennst und der, wie du bereits weißt, Menschen zuverlässig dicker macht.

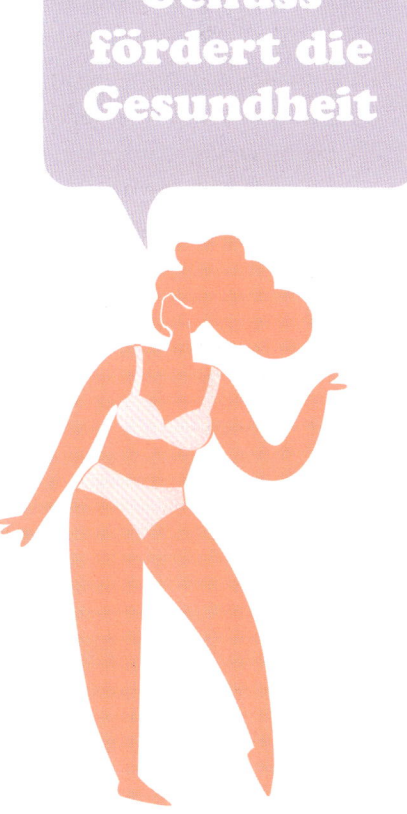

🚀 Loslegen: Die Wahrnehmung der Körpersignale verbessern

In Studien mehren sich die Hinweise, dass interozeptive Wahrnehmung, unsere Fähigkeit, Signale aus dem Inneren unseres Körpers wahrzunehmen, eng verstrickt mit dem körperlichen und geistigen Wohlbefinden ist[157]. Die folgende Übung hilft dir dabei, dich besser mit deinem Körper zu verbinden und dein Wissen, das du in den vorhergehenden Kapiteln gesammelt hast, in deinem Körper zu verankern. Du wirst lernen, deinen Herzschlag wahrzunehmen, ohne ihn mit den Fingern zu erfühlen.

Die Übung hat zwei Teile: Zunächst fühlst du aktiv deinen Puls. Du legst beispielsweise den Zeige- und Mittelfinger deiner rechten Hand an die Halsschlagader oder deine Handgelenkinnenseite unterhalb des Daumens. Sei geduldig, das kann ein paar Anläufe brauchen, bis du wirklich etwas fühlst. Wenn es so weit ist, dann zähle deinen Herzschlag für eine Minute. Stelle dir dafür am besten einen Timer auf dem Handy oder eine Eieruhr, damit du dich hundertprozentig auf das Zählen konzentrieren kannst. Übe diesen ersten Teil einige Male, bis du sicher bist, deinen Herzschlag sofort fühlen und zählen zu können.

Der zweite Teil wird höchstwahrscheinlich nicht auf Anhieb klappen. Sei geduldig mit dir, es braucht Zeit und Übung, das hinzukriegen. Setze dich in eine für dich angenehme, entspannte Position und lege die Hände mit den Handflächen nach unten auf die Oberschenkel. Atme ganz normal und beobachte, wie du anfängst, dich zu entspannen. Konzentriere dich nun in Gedanken auf deinen Herzschlag, ohne ihn aktiv zu fühlen. Deine Hände ruhen weiterhin auf deinen Oberschenkeln. Es kann sein, dass du deinen Herzschlag in der Brust fühlst, vielleicht aber auch in den Händen oder an einer anderen Stelle deines Körpers. Wenn du ihn gefunden hast, dann zähle ihn still für eine Minute.

Den eigenen Herzschlag zu zählen, ist nur eine von vielen Möglichkeiten, die interozeptive Wahrnehmung zu schulen. Gerade für Menschen, die Ängste rund ums Essen haben und/oder den eigenen Körper ablehnen, ist das eine ganz tolle Übung, weil es eine neue und relativ triggerarme/wertfreie/neutrale Möglichkeit sein kann, mit dem eigenen Körper in Verbindung zu treten.

Sich die bedingungslose Erlaubnis zum Essen geben

Möglicherweise hast du in der Vergangenheit schon einmal versucht, intuitiv zu essen, bist aber daran gescheitert, weil es für dich kein Halten mehr gab, sobald du dir alle Lebensmittel erlaubt hattest oder du auch nur geringfügig von deinem Ernährungsplan abgewichen bist. Ein klassisches Beispiel sind Cheat Days (oder ganze Cheat Weekends), also »Ausnahmetage«, an denen sonst unerlaubte Lebensmittel gegessen werden dürfen. Von denen halten wir mittlerweile gar nichts mehr. Sie haben bei mir (Antonie) zuverlässig dazu geführt, dass ich mehrere Tage gekämpft habe, um wieder »in die Spur« zu kommen. Nach Tagen oder Wochen der Restriktion hatte ich einen so intensiven Drang zu essen, dass es sich dann jedes Mal wie ein Kontrollverlust anfühlte, sobald ich es mir einmal erlaubt hatte.

Auch wenn es sich im ersten Moment völlig kontraintuitiv anhört: Die einzige Möglichkeit, das Gefühl der Kontrolle wiederzuerlangen, ist, den völligen Kontrollverlust zuzulassen und auszuhalten. Wahrscheinlich wirst du zunächst erst recht außer Kontrolle sein, denn in dieser sogenannten Honeymoon-Phase stillt dein Körper den Nachholbedarf von Jahren oder vielleicht sogar Jahrzehnten der Entbehrung. Das kann sich teilweise sehr unangenehm anfühlen. Allerdings gibt es genau einen Weg aus dem Diätdschungel heraus: Je mehr du dir die bedingungslose Erlaubnis gibst, alles zu essen, was du möchtest, umso mehr werden die Lebensmittel ihren Reiz verlieren, und umso seltener werden die »letzten Abendmahle« vor der nächsten Restriktion. Nur so kann dein Körper das Vertrauen fassen, dass diese Lebensmittel immer da sein werden, und erst dadurch kann sich dieses intensive Verlangen nach und nach auflösen, und es ist wahrscheinlich, dass diese »suchtähnlichen« Verhaltensweisen abnehmen oder sogar verschwinden. Das passiert ganz sicher nicht über Nacht, und manchmal fühlt es sich an wie drei Schritte nach vorne und zwei zurück, aber es ist möglich, an einen Punkt zu gelangen, an dem die Entscheidung, was du isst – oder nicht isst – nicht mehr auf Entbehrung und Diätmentalität, sondern auf Selbstfürsorge basiert.

Keine Lust mehr auf Chips und Süßkram?

Aus ernährungswissenschaftlicher Sicht glauben wir nicht, dass es dir besonders guttun wird, wenn du über einen langen Zeitraum kiloweise Zucker isst oder dich nur noch von Fertiglebensmitteln oder Süßigkeiten ernährst. Als intuitive Esser:in wirst du das aber nicht machen, weil dein Körper dir ganz klar die Rückmeldung geben wird, dass er das nicht will. Genau das wird aber häufig falsch verstanden, wenn wir sagen »Iss doch, was du willst!«. Dir die bedingungslose Erlaubnis zum Essen zu geben und das zu essen, worauf du Lust hast, ist nur der erste Schritt. Im zweiten Schritt geht es darum, nach dem Essen in sich hineinzuspüren, wie der Körper auf die zugeführte Nahrung reagiert hat. Ich (Antonie) liebe frittierten Süßkram wie Krapfen oder Churros, er bekommt mir aber nicht. Früher habe ich jede Gelegenheit genutzt, möglichst viel davon zu essen, wenn ich es mir mal »erlaubt« hatte – und mich danach hundeelend gefühlt.

Heute entscheide ich mich oft dagegen, wenn ich die Gelegenheit habe, oder esse gerade so viel, wie ich weiß, dass mein Körper sich o. k. damit fühlt – was manchmal nur ein oder zwei Bissen sind. Danach bin ich zufrieden. Glaubst du nicht? Konnten wir auch nicht, bis wir es am eigenen Leib erfahren hatten. Studien zufolge ernähren sich intuitive Esser:innen abwechslungsreicher und ausgewogener, essen mehr Obst und Gemüse und bevorzugen frische Lebensmittel[158]. Sie essen allgemein so, wie wir es als »gesund« bezeichnen würden.

Das kann eine ganze Weile dauern, bis es so weit ist, und wenn es dann passiert, sind unsere Klient:innen ganz verwundert, und wir hören Sätze wie: »Ich verstehe das nicht, bei mir ist das Mindesthaltbarkeitsdatum für die Schokolade in der Naschschublade abgelaufen« oder »Ich habe die Chipstüte aufgemacht und nach sechs Chips hatte ich keine Lust mehr darauf – kannst du dir das vorstellen?!« Ja, wir können uns das sogar sehr gut vorstellen!

Wenn wir alle Verbote aus der Ernährung loslassen und damit jegliche körperliche oder geistige Restriktion, erst wenn wir all das wegnehmen, fühlt sich der Körper nicht mehr gezwungen, zu möglichst energiedichten Lebensmitteln zu greifen und die Chipstüte zu inhalieren, sobald sie geöffnet ist, oder bei jeder sich bietenden Gelegenheit eine Arschbombe in die Naschschublade zu machen. Die bedingungslose Essensfreiheit ist die Voraussetzung, um überhaupt achtsam auf unsere inneren Signale hören zu *können*, die unserem Körper die Möglichkeit geben, die Nahrung und Nährstoffe auszuwählen, die er braucht und die zu unserer individuellen Genetik, den persönlichen täglichen Anforderungen und der jeweiligen Lebenssituation passen.

Der somatischen Intelligenz vertrauen lernen

Bevor es Ernährungsratgeber, Diätbücher und Kalorientabellen gab, sind Menschen Tausende von Jahren sehr gut durchgekommen, indem sie ihrer somatischen Intelligenz vertraut haben. Der Begriff stammt aus der Traditionellen Chinesischen Medizin und beschreibt die Fähigkeit des Körpers, mit speziellen Signalen zu zeigen, was uns guttun und was uns schaden könnte. Auf die Ernährung bezogen bedeutet das – sofern wir unsere Körpersignale wahrnehmen können –, dass wir durch Lust, Abneigung oder sogar Schmerzen genau das essen, was wir brauchen und in der passenden Menge.

Babys besitzen noch eine ausgeprägte somatische Intelligenz. Sie essen nur, bis sie satt sind und verweigern anschließend das Essen, egal, wie gut es ihnen vor wenigen Minuten noch geschmeckt hat. Wenn das nicht der Beweis dafür ist, dass es Sensoren in uns gibt, die uns zeigen, was, wann und wie viel wir zu essen brauchen, um gut versorgt und leistungsfähig zu sein! Auch Schwangeren wird die Weisheit ihres Körpers zugestanden, in der Annahme, dass bestimmte Gelüste anzeigen, welche Nährstoffbedürfnisse das Ungeborene gerade hat.

Ich (Antonie) habe schon immer eher wenig Fleisch gegessen und mag nur selten herzhafte Dinge zum Frühstück. In beiden Schwangerschaften hätte ich aber schon zum Frühstück eine halbe Kuh verspeisen können – und habe dieser Lust auf Fleisch intuitiv nachgegeben (tatsächlich waren meine beiden Schwangerschaften interessanterweise die einzige Zeit in meiner Diätkarriere, in der ich intuitiv gegessen habe, weil mir da Regeln von außen plötzlich sinnlos erschienen und nur noch das kleine Wesen in mir zählte –

spannend, oder?). So bin ich mit meinem Eisenwert gut durchgekommen, der ohne diese intuitive Ernährungsumstellung wahrscheinlich sehr schnell in einen roten Bereich gekommen wäre.

Leider sind Kinder und Schwangere in der Diätkultur die Ausnahmen. Für alle anderen gilt, dass es »gefährlich« sei, auf den eigenen Körper zu hören – was für ein Unsinn! Jeder Mensch hat eine somatische Intelligenz. Es fällt uns häufig nur schwer, die Signale des eigenen Körpers wahrzunehmen, da unsere Bildung, widersprüchliche Ernährungsregeln und Moralvorstellungen bestimmen, was wir essen »sollen«.

Die Angst vor der Gewichtszunahme

Hört sich alles ziemlich gut an, oder? Wenn es da nicht noch ein riesengroßes Hindernis auf dem Weg gäbe, das die meisten unserer Klient:innen (und uns selbst früher auch) erst einmal davon abhält, wirklich die Kontrolle über ihr Essverhalten und den eigenen Körper loszulassen. Du ahnst es vielleicht schon: Es ist die Angst vor einer Gewichtszunahme. Wenn du dir nach Jahren oder vielleicht sogar Jahrzehnten, in denen du Diät gehalten hast, plötzlich die uneingeschränkte Erlaubnis gibst, zu essen, dann wirst du auch genau das tun: essen. Wahrscheinlich sogar ziemlich viel und höchstwahrscheinlich mehr, als sich oft gut für dich anfühlt. Einige nehmen in der Phase auch an Gewicht zu. Das ist normal (und wenn dein Körper das Gewicht nicht braucht und endgültig Vertrauen gefasst hat, dass es keine Nahrungsknappheiten mehr geben wird, wird er es wahrscheinlich auch wieder loslassen – oder es behalten, niemand kann dir im Vorfeld sagen, was mit deinem Gewicht passieren wird). In der Zeit wirst du unheimlich viel über dich und deinen Körper lernen und dass es manchmal gar nicht viel von einer bestimmten Speise braucht, um dich zufrieden und glücklich zu machen – und das kannst du aktiv üben.

🚀 Loslegen: Angstlebensmittel entschärfen

Nimm dir dafür am besten eines deiner früheren »Angstlebensmittel« oder irgendein anderes Lebensmittel, das du dir zu Diätzeiten immer verboten hast (bitte iss natürlich keine Lebensmittel, auf die du allergisch bist/gegen die du eine Intoleranz hast). Setze dich möglichst ohne Ablenkung an einen Tisch, schalte deinen Autopiloten aus und versuche, mit allen Sinnen zu essen. Finde möglichst neutrale Begriffe, um das Erlebnis zu beschreiben und schreibe gerne auch auf, was du beim Essen fühlst. Die folgenden Fragen geben dir einen Leitfaden:

- Wie heißt das Lebensmittel?
- Ist es warm oder kalt?
- Wie sieht das Lebensmittel aus? Beschreibe Farbe, Form, Oberfläche.
- Wie riecht es? Zum Beispiel angenehm, anregend, süß, würzig, frisch, säuerlich …
- Wie ist die Konsistenz im Mund? Zum Beispiel weich, knusprig, samtig …
- Wie verändert sich die Konsistenz, wenn du kaust? Zum Beispiel krümelig, breiig, flüssig…
- Wie fühlt sich das Schlucken an? Zum Beispiel angenehm, kratzig, weich …
- Welcher Geschmack und welches Gefühl verbleiben im Mund? Wie lange?
- Wie sättigend war dieses Lebensmittel/Gericht?
- Wie fühlst du dich, nachdem du es gegessen hast?

Du nimmst alle Empfindungen einfach nur wahr, ohne sie zu bewerten. Selbstverständlich musst du nicht jedes Gericht ab sofort achtsam einnehmen. Das ist nicht alltagstauglich und würde nur zu Stress führen. Ich (Antonie) habe sogar anfangs dagegen rebelliert, absolut achtsam und ohne jegliche Ablenkung zu essen, weil mich das zu sehr an die »Psychotricks« zu Diätzeiten erinnert hat, mithilfe derer ich versucht habe, möglichst wenig zu essen. Das habe ich mittlerweile überwunden, unter anderem durch diese Übung, die übrigens klassischerweise mit einer Rosine gemacht wird.

Den Genuss wiederentdecken

Die Intuitive Ernährung und Health at Every Size® bieten eine völlig neue Herangehensweise an Gesundheit und Wohlbefinden, da sie den Prozess unterstützen, sich aus dem tiefsten Inneren heraus wieder mit sich selbst zu verbinden. Das geschieht durch genaues Hinhören und liebevolles Reagieren auf die Nachrichten, die der Körper uns schickt, um seine Bedürfnisse erfüllt zu bekommen. Ein weiterer Unterschied zu den Diäten: Bereits der Weg dorthin soll sich leicht und genussvoll anfühlen. Es ist eine Herausforderung, in der heutigen, von der Diätkultur geprägten Gesellschaft gegen den Strom zu schwimmen und den inneren Signalen mehr Gewicht einzuräumen als von außen auferlegten Ernährungsregeln oder Diätplänen. Besonders Genuss ist geradezu verpönt und wird – wenn überhaupt und dann bitte lediglich als »Ausnahme« – nur schlanken Menschen zugestanden. Dabei hat jede Person Genuss verdient, ganz egal, was sie heute, gestern oder letzten Monat gegessen hat und ganz unabhängig von ihrem Körpergewicht!

Mut zum Genuss

Wir haben uns mittlerweile so darin verloren, Essen nur noch in Nährstoffe, Kalorien oder Punkte zu unterteilen – sei es mit dem Ziel, Gewicht zu verlieren oder sich »gesünder« zu ernähren –, dass wir Mahlzeiten gar nicht mehr als die lustvolle Erfahrung wahrnehmen, die sie eigentlich sein sollten. Zu groß ist die Angst vor einer Gewichtszunahme, vor Unverträglichkeiten und Krankheiten. Denn Schlemmen kann doch nur krank und träge machen, oder?

Tatsächlich ist es so, dass die Konzentration auf Genuss beim Essen lebenslange gesunde Essgewohnheiten fördern kann. Lies bitte den letzten Satz noch einmal! Dass Essvergnügen die Gesundheit fördert, ist sogar messbar. Allein die Vorfreude, gleich ein Lieblingslebensmittel zu essen und das mit positiven Erinnerungen zu verknüpfen, steigert die Dopaminausschüttung, die das Immunsystem positiv beeinflusst, sodass Krankheitserreger potenziell schneller und effektiver abgewehrt werden können[159,160]. Studien haben zudem gezeigt, dass wenn Menschen den Fokus ihrer Wahrnehmung auf die gesundheitsfördernde Wirkung von Lebensmitteln legten, dies die Aktivität in den Geschmacks- und Belohnungsbereichen des Gehirns verringerte (was nicht gerade motiviert, jene Lebensmittel häufig zu essen). Konzentrierten sie sich stattdessen auf den Geschmack, erhöhte das die Gehirnaktivität in den Bereichen Selbstbeherrschung und Belohnung, was dazu führte, dass insgesamt ganz automatisch mehr gesundheitsfördernde Lebensmittel verzehrt wurden[161]. Die Autor:innen folgern aus den Ergebnissen ihrer Studie, dass Personen mit einem hohen Körpergewicht nicht unbedingt über eine reduzierte Fähigkeit zur Selbstkontrolle/Selbstbeherrschung verfügen. Aufgrund ihrer Diätgeschichte erwartet ihr Gehirn sozusagen schon im Vorfeld, dass »gesunde« Lebensmittel geschmacklos sind, während bereits die Vorfreude auf »ungesunde« Lebensmittel das Belohnungszentrum aktiviert. Der Fokus rein auf den gesundheitlichen Nutzen von Lebensmitteln könnte daher sogar kontraproduktiv sein. Die Aufmerksamkeit auf den Geschmack »gesunder« Lebensmittel zu lenken, könnte dagegen das Konsumverhalten von Verbraucher:innen nachhaltig verbessern.

Genießen wir das Essen tatsächlich zu wenig?

Werfen wir doch mal eine steile These in den Raum: Könnte es sein, dass wir nicht zu viel, sondern zu wenig genießen und Genuss beim Essen der eine unterschätzte Hebel ist, der bewirken könnte, dass wir als Gesellschaft uns wirklich gesünder ernähren? Öffentliche Gesundheitsbehörden weltweit starten eine Initiative nach der anderen, die alle das Ziel haben, den Verzehr gesunder Lebensmittel durch die Übermittlung von Informationen zu fördern, indem sie sich auf deren Nährwert konzentrieren[162].

Die Effektivität dieser Maßnahmen ist – gelinde gesagt – mehr als dürftig. Laut der Nationalen Verzehrstudie von 2017 liegt bspw. der Gemüseverzehr sowohl bei Männern als auch Frauen bei gerade mal durchschnittlich 124 g/Tag[163]. Das entspricht etwa einem Drittel des Orientierungswerts der Deutschen Gesellschaft für Ernährung (DGE) von 400 g. Falls du zu den Menschen gehörst, die kein oder wenig Gemüse essen, haben wir eine provokante Frage für dich: Magst du wirklich kein Gemüse oder traust du dich nicht, es schmackhaft zuzubereiten, weil du vielleicht immer noch Diätmentalität verinnerlicht hast, die dir einflüstert, dass du auf keinen Fall Öl oder Butter zum Gemüse geben oder es z. B. mit Käse überbacken darfst?

Wäre es nicht mal einen Versuch wert, nach all den kopfgesteuerten Empfehlungen, wie ein gesundes Essverhalten aussehen sollte, uns stattdessen auf den Genuss zu konzentrieren? Studien deuten darauf hin, dass Strategien, die sich auf sensorische Erfahrungen, Kochen und/oder gemeinsame Aktivitäten, achtsames Essen und positive Erinnerungen im Zusammenhang mit gesunder Ernährung konzentrieren, sehr wahrscheinlich eine gesunde Ernährung fördern könnten[164].

Genuss: die stärkste ungenutzte Ressource im Gesundheitswesen

Auch wenn bisher systematisch entwickelte evidenzbasierte Interventionen noch rar gesät sind (die wir unbedingt brauchen, um besser zu verstehen, wie Genuss die Ernährungsweise verbessern könnte!), gibt es klare Zusammenhänge zwischen Essvergnügen und Ernährungs- und Gesundheitszustand. Beispielsweise haben verschiedene Querschnittsstudien ein höheres Essvergnügen mit einem besseren Ernährungszustand[165], einer gesünderen Lebensmittelauswahl[166–168], einer erhöhten subjektiven ernährungsbezogenen Lebensqualität[169] und einer Verringerung depressiver Symptome[170] in Verbindung gebracht. Wir vermuten, dass das Essvergnügen auch hier nicht die direkte Ursache, sondern vielmehr ein Symptom dafür ist, dass jemand gute Selbstfürsorge betreibt und mit dem eigenen Körper gut verbunden ist.

Dazu würde auch die Tatsache passen, dass es ebenfalls Studien gibt, die einen negativen Zusammenhang zwischen Essvergnügen und Ernährungsqualität[167] oder dem Body-Mass-Index (BMI) beobachtet haben[171]. Die Verwendung unterschiedlicher Definitionen von Essvergnügen könnte an dieser Stelle die Widersprüchlichkeit dieser Ergebnisse erklären. Besonders Studien, die Binge Eating und Selbstregulierung untersuchen, definieren Essvergnügen als biologische Vorliebe für viel Zucker, Fett und natriumreiche (stark gesalzene) Nahrung, die mit Kontrollverlust, übermäßigem Essen und schlechter Ernährungsqualität in Verbindung gebracht wird.

Das ist aber nicht die Definition, die wir hier meinen. Echter Genuss beim Essen kann sich nur dann einstellen, wenn es keine Schuldgefühle, bspw. ausgelöst durch nicht eingehaltene Regeln oder Verbote beim Essen, verursacht. Stell dir mal vor, Essen wäre pure Freude! In unseren Augen umfasst Genuss beim Essen so viel mehr als die Eigenschaften eines Lebensmittels oder die genetisch bedingte Vorliebe für bestimmte Speisen, er muss vielmehr das Individuum, Umweltfaktoren und den sozialen Kontext ebenfalls miteinschließen, was sich immer im Verhalten beim Essen widerspiegelt.

🚀 Loslegen: In 10 Schritten zu mehr Genuss beim Essen

1. **Frag dich, was du wirklich essen willst.**

2. **Experimentiere mit Geschmacksrichtungen und Texturen.**

3. **Probiere neue Speisen und Rezepte aus.**

4. **Versuche, Streit und Anspannung beim Essen zu vermeiden und schaffe so oft wie nur möglich eine angenehme und entspannte Atmosphäre.**

5. **Iss eine Vielfalt an verschiedenen Lebensmitteln und Speisen.**

6. **Nimm dir ein paar Momente Zeit, um dich wirklich auf das Essen einzustimmen, bevor du anfängst (z. B. atme ein paar Mal tief durch, betrachte dein Essen von allen Seiten, zünde eine Kerze an, sprich ein Gebet oder einen Dank etc.).**

7 Frage dich während des Essens, ob sich der Geschmack verändert hat und es noch schmeckt.

8 Spüre nach der Mahlzeit in dich hinein, wie gut sie dir bekommen ist.

9 Iss nach dem Motto: Wenn du es nicht wirklich magst, dann iss es nicht, und wenn du es liebst, dann genieß mit allen Sinnen.

10 Triff deine Essensentscheidungen aus Selbstfürsorge und unabhängig von dem Einfluss, den sie auf dein Gewicht haben könnten.

Meditation: Im Schlaraffenland

Und damit kommen wir zur letzten Übung in diesem Buch. Es ist eine Meditation, die dich auf deinem Weg in die Essensfreiheit ein großes Stück weiterbringen kann. Was Essensfreiheit bedeutet, ist uns oft nach langen Diätphasen gar nicht mehr klar. Oft sind uns unsere unbewussten Verbote im Weg dabei, wahrzunehmen, welche Lebensmittel und Gerichte wir schon vor langer Zeit aus unserem Leben ausgeschlossen haben, um uns vor der Angst vor Gewichtszunahme zu schützen. Diese Übung soll dir helfen, wieder zu entdecken, was du wirklich möchtest, worauf du Appetit und Hunger hast. Je größer die Auswahlmöglichkeiten sind, je bunter unser Teller und je raffinierter unsere Speisen sind, desto größer ist die Chance, dass wir nicht nur satt werden, sondern uns unseren Genuss zurückerobern. Wenn du möchtest, nimm dir im Anschluss an die Meditation ein paar Minuten und schreibe deine Gedanken in ein Journal. Diese und alle weiteren geführten Meditationen findest du unter www.suedwest-verlag.de/gesundheit-zusatzmaterial oder wenn du dem QR-Code auf Seite 22 oder 63 folgst.

Ausblick: Und wie geht es jetzt weiter?

Wir haben dir in diesem Buch Werkzeuge zum Selbstcoaching an die Hand gegeben, wie du besser in einer Welt bestehen kannst, die dick_fette Körper ablehnt und gleichzeitig aber immer wieder betont, dass wir langfristig das System und das kollektive Denken verändern müssen. Die Generation X (geb. 1965–1980), der Petra angehört, und die Millenials (Generation Y, geb. 1981–1995), der ich (Antonie) angehöre, sind damit aufgewachsen, ihre Körper zu hassen. Wir haben jetzt die Chance, das für die nachfolgenden Generationen zu ändern. Diesen Kreislauf zu durchbrechen, ist aber einfacher gesagt als getan.

Die Teenager und 20-Jährigen von heute (Generation Z, geb. 1996–2010) wachsen auf den ersten Blick in einem etwas besseren Umfeld als frühere Generationen auf, was das Körperbild betrifft. Es ist ein Leichtes, Influencer:innen oder Autor:innen zu folgen, die über Gewichtsstigmatisierung und Körperakzeptanz aufklären, die versuchen, Fettfeindlichkeit abzubauen und zeigen, wie es aussieht, bei jeder Körpergröße selbstbewusst zu sein und sein bestes Leben zu leben.

Einst eine radikale Bewegung, ist »Body Positivity« heute Mainstream geworden, und mit wenig Aufwand lässt sich der eigene Social Media Feed mit positiven Botschaften voller Empowerment füllen. Allerdings gehören Mobbing und Beschämungen wegen Gewicht und Aussehen noch lange nicht der Vergangenheit an – sei es in den sozialen Medien, im täglichen Leben oder in der Gesundheitsversorgung.

Social Media ist ein Symptom, wie unsere Gesellschaft tickt

In gewisser Weise ist die Situation für die kommenden Generationen sogar schlimmer geworden. Während uns früher nur vermeintliche »Ideale« in Hochglanzmagazinen unter Druck setzten, hat sich die schiere Anzahl an Bildern, mit denen junge Menschen tagtäglich umgehen müssen, vertausendfacht.

Und um dem Ganzen noch die Krone aufzusetzen: Diese Bilder werden in der Regel mit Photoshop und Filtern manipuliert, die ein unrealistisches Erscheinungsbild erzeugen, das im wahren Leben für die allermeisten Menschen nicht mal ansatzweise erreichbar ist. Während früher nur die Models in der Realität nicht immer so aussahen wie auf ihren Bildern, sieht nun auch Lieschen Müller von nebenan in ihrer Insta-Story nicht mehr aus wie Lieschen Müller, sondern wie die überirdische Avatar-Barbiepuppen-Vampir-Version ihrer selbst. Und diejenigen, die schon immer von der Unsicherheit der Menschen in Bezug auf ihren Körper profitiert haben – besonders die Diät- und Schönheitsindustrie –, verdienen mehr Geld als je zuvor.

Es ist daher wenig verwunderlich, dass Social Media das Potenzial hat, die Probleme mit dem Körperbild für die Generation Y und die Generation Alpha (2011 bis dato), zu der meine (Antonies) Kinder gehören, eher zu verschlimmern[172–174] und Essstörungen trotz aller Kampagnen zur Körperakzeptanz weiterhin auf dem Vormarsch sind[175]. Egal, wo du hinsiehst, es ist kaum möglich, den Botschaften der Diätkultur zu entkommen, und je höher die Reizüberflutung von außen ist, umso schwieriger fällt es uns, uns selbst noch wahrzunehmen. Social Media ist aber vermutlich nicht schuld an der Misere, sondern einfach ein Symptom dafür, wie unsere Gesellschaft tickt. Social-Media-Plattformen existieren nicht in einem luftleeren Raum, sondern reflektieren und verstärken die Botschaften, die junge Menschen erhalten, und spiegeln die Überzeugungen von Familie, Gleichaltrigen und allen, die unsere Kultur beeinflussen wider – genau wie in vergangenen Generationen. Leider sind diese Überzeugungen häufig aus diskriminierenden und stigmatisierenden Ideen entstanden (Rassismus, Fettfeindlichkeit, Homo- und Trans-Feindlichkeit, Ableismus, Sexismus und Klassismus).

Hört sich das alles etwas zu überzogen an? »Darf man denn jetzt gar nichts mehr sagen oder zeigen?«, werden sich vielleicht einige fragen. Selbstverständlich dürfen wir das, wir sollten aber bereit sein, uns dabei zu reflektieren und dazuzulernen – besonders, wenn wir die Welt verändern wollen. So wie wir deutlich sensibler geworden sind bei Themen wie Sexualität, Gender oder Rassismus, so sollten wir auch eine bessere Wahrnehmung für die Themen Fettfeindlichkeit oder Gewichtsdiskriminierung entwickeln.

Raum schaffen für neue Diskussionen

In unserer Beziehung zum Essen und unserem Körper geht es in Wirklichkeit gar nicht um das eigene Essverhalten oder den eigenen Körper. Es geht hauptsächlich um die Beziehung zu uns selbst und den Hunger danach, gesehen, wahrhaft geliebt und akzeptiert zu werden und zu wissen, dass du genug bist und es schon immer warst.

Du bist wunderbar, in diesem Moment, in genau diesem Körper und mit all deinen Special Effects (von dem Begriff »Makel« könnten wir uns an dieser Stelle nämlich auch endgültig verabschieden). Die Heilung deiner Beziehung zum Essen und zu deinem Körper liegt in deiner Selbstakzeptanz und dem Begreifen, dass du bedingungslos wertvoll bist – einfach nur, weil es dich gibt.

Wir führen endlose Diskussionen darüber, ob Dicksein ungesund ist oder nicht. Das ist Zeitverschwendung, weil uns das vom eigentlichen Problem ablenkt und das ist: Sowohl schlanke als auch dicke Menschen bekommen Krankheiten – dieselben, wohlgemerkt! Während aber schlanke Menschen mit Medikamenten behandelt werden, bekommen dicke Menschen als »bittere Arznei« Beschämungen, weil die Krankheit auf das Körpergewicht zurückgeführt wird, das Körpergewicht als beliebig veränderbar gilt und ein »zu hohes« damit als persönliches und moralisches Versagen gewertet wird.

Gewicht ist aber kein Verhalten. Ein hohes Körpergewicht »verursacht« nicht zwangsläufig Krankheiten, und eine Gewichtsabnahme macht nicht automatisch gesünder, besonders nicht, wenn diese durch *ungesunde Verhaltensweisen erreicht wird.* Jemandem Ernährungs- oder Gesundheitstipps zu geben, ohne die Gesamtsituation anzusehen, ist genauso, als würden wir uns darüber unterhalten, wie wir das Wohnzimmer neu dekorieren und aufhübschen könnten und nicht bemerken, dass die Bude noch brennt. Wir behandeln dann nur ein Symptom und ignorieren die Ursache. Doch das muss nicht so sein! Wir laden dich und alle Health Professionals ein, die hoffentlich in Massen dieses Buch lesen werden, mitzuhelfen, eine Zukunft zu erschaffen, in der eine respektvolle und vorurteilsfreie Gesundheitsversorgung nicht die Ausnahme, sondern die Regel ist. Fangen wir jetzt sofort damit an, allen Menschen den Respekt entgegenzubringen, den sie verdienen.

Literaturverzeichnis

1. Analysts, G.I., *Global Weight Management Industry*. 2021.
2. Woods, A.M., S.E. Racine, and K.L. Klump, *Examining the relationship between dietary restraint and binge eating: differential effects of major and minor stressors*. Eat Behav, 2010. **11**(4): p. 276–80.
3. Hildebrandt, B.A. and S.E. Ahmari, *Breaking It Down: Investigation of Binge Eating Components in Animal Models to Enhance Translation*. Front Psychiatry, 2021. **12**: p. 728535.
4. Burton, A.L. and M.J. Abbott, *Processes and pathways to binge eating: development of an integrated cognitive and behavioural model of binge eating*. J Eat Disord, 2019. **7**: p. 18.
5. Stunkard, A. and M. McLaren-Hume, *The results of treatment for obesity: a review of the literature and report of a series*. AMA Arch Intern Med, 1959. **103**(1): p. 79–85.
6. Keys, A., et al., *The Biology of Human Starvation (2 volumes)*. Vol. MINNE edition. 1950: St. Paul, MN: University of Minnesota Press.
7. Müller, M.J., et al., *Metabolic adaptation to caloric restriction and subsequent refeeding: the Minnesota Starvation Experiment revisited*. Am J Clin Nutr, 2015. **102**(4): p. 807–19.
8. Dulloo, A.G., *Physiology of weight regain: Lessons from the classic Minnesota Starvation Experiment on human body composition regulation*. Obes Rev, 2021. **22 Suppl 2**: p. e13189.
9. Kalm, L.M. and R.D. Semba, *They starved so that others be better fed: remembering Ancel Keys and the Minnesota experiment*. J Nutr, 2005. **135**(6): p. 1347–52.
10. Eckert, E.D., et al., *A 57-year follow-up investigation and review of the Minnesota Study on Human Starvation and its relevance to eating disorders*. Archives of Psychology, 2018. **2**(3).
11. Dulloo, A.G., J. Jacquet, and J.P. Montani, *How dieting makes some fatter: from a perspective of human body composition autoregulation*. Proc Nutr Soc, 2012. **71**(3): p. 379–89.
12. Sares-Jäske, L., et al., *Self-report dieting and long-term changes in body mass index and waist circumference*. Obes Sci Pract, 2019. **5**(4): p. 291–303.
13. Mann, T., et al., *Medicare's search for effective obesity treatments: diets are not the answer*. Am Psychol, 2007. **62**(3): p. 220–33.
14. Wing, R.R. and S. Phelan, *Long-term weight loss maintenance*. Am J Clin Nutr, 2005. **82**(1 Suppl): p. 222s-5s.
15. Gianini, L.M., et al., *Long-term weight loss maintenance in obesity: Possible insights from anorexia nervosa?* Int J Eat Disord, 2017. **50**(4): p. 341–2.
16. Shisslak, C.M., M. Crago, and L.S. Estes, *The spectrum of eating disturbances*. Int J Eat Disord, 1995. **18**(3): p. 209–19.
17. Treasure, J., T.A. Duarte, and U. Schmidt, *Eating disorders*. Lancet, 2020. **395**(10227): p. 899–911.
18. Casanova, N., et al., *Metabolic adaptations during negative energy balance and their potential impact on appetite and food intake*. Proc Nutr Soc, 2019. **78**(3): p. 279–89.
19. Montani, J.P., Y. Schutz, and A.G. Dulloo, *Dieting and weight cycling as risk factors for cardiometabolic diseases: who is really at risk?* Obes Rev, 2015. **16 Suppl 1**: p. 7–18.
20. Mehta, T., et al., *Impact of weight cycling on risk of morbidity and mortality*. Obes Rev, 2014. **15**(11): p. 870–81.
21. Madigan, C.D., et al., *Is weight cycling associated with adverse health outcomes? A cohort study*. Prev Med, 2018. **108**: p. 47–52.
22. Jacquet, P., et al., *How dieting might make some fatter: modeling weight cycling toward obesity from a perspective of body composition autoregulation*. Int J Obes (Lond), 2020. **44**(6): p. 1243–53.
23. Rozé, C., et al., *Predictors of late menarche and adult height in children with anorexia nervosa*. Clin Endocrinol (Oxf), 2007. **67**(3): p. 462–7.

24. Chidiac, C.W., *An update on the medical consequences of anorexia nervosa.* Curr Opin Pediatr, 2019. **31**(4): p. 448–53.
25. Mehler, P.S., et al., *What accounts for the high mortality of anorexia nervosa?* Int J Eat Disord, 2022.
26. Meczekalski, B., A. Podfigurna-Stopa, and K. Katulski, *Long-term consequences of anorexia nervosa.* Maturitas, 2013. **75**(3): p. 215–20.
27. Linardon, J. and S. Mitchell, *Rigid dietary control, flexible dietary control, and intuitive eating: Evidence for their differential relationship to disordered eating and body image concerns.* Eat Behav, 2017. **26**: p. 16–22.
28. Tomiyama, A.J., et al., *How and why weight stigma drives the obesity ›epidemic‹ and harms health.* BMC Med, 2018. **16**(1): p. 123.
29. Wu, Y.K. and D.C. Berry, *Impact of weight stigma on physiological and psychological health outcomes for overweight and obese adults: A systematic review.* J Adv Nurs, 2018. **74**(5): p. 1030–42.
30. Vartanian, L.R. and A.M. Porter, *Weight stigma and eating behavior: A review of the literature.* Appetite, 2016. **102**: p. 3–14.
31. Schvey, N.A., R.M. Puhl, and K.D. Brownell, *The stress of stigma: exploring the effect of weight stigma on cortisol reactivity.* Psychosom Med, 2014. **76**(2): p. 156–62.
32. Puhl, R.M., M.S. Himmelstein, and R.L. Pearl, *Weight stigma as a psychosocial contributor to obesity.* Am Psychol, 2020. **75**(2): p. 274–89.
33. Lee, K.M., J.M. Hunger, and A.J. Tomiyama, *Weight stigma and health behaviors: evidence from the Eating in America Study.* Int J Obes (Lond), 2021. **45**(7): p. 1499–1509.
34. Brochu, P.M., *Weight Stigma Is a Modifiable Risk Factor.* J Adolesc Health, 2018. 63(3): p. 267–68.
35. Wadden, T.A., et al., *The Look AHEAD study: a description of the lifestyle intervention and the evidence supporting it.* Obesity (Silver Spring), 2006. **14**(5): p. 737–52.
36. Wing, R.R., et al., *Cardiovascular effects of intensive lifestyle intervention in type 2 diabetes.* N Engl J Med, 2013. **369**(2): p. 145–54.
37. Fildes, A., et al., *Probability of an Obese Person Attaining Normal Body Weight: Cohort Study Using Electronic Health Records.* Am J Public Health, 2015. **105**(9): p. e54–9.
38. Harris, R.B., *Role of set-point theory in regulation of body weight.* Faseb j, 1990. **4**(15): p. 3310–8.
39. Müller, M.J., et al., *Recent advances in understanding body weight homeostasis in humans.* F1000Res, 2018. **7**.
40. Fothergill, E., et al., *Persistent metabolic adaptation 6 years after »The Biggest Loser« competition.* Obesity (Silver Spring), 2016. **24**(8): p. 1612–9.
41. Hood, C.M., et al., *County Health Rankings: Relationships Between Determinant Factors and Health Outcomes.* Am J Prev Med, 2016. **50**(2): p. 129–35.
42. Park, H., et al., *Relative Contributions of a Set of Health Factors to Selected Health Outcomes.* Am J Prev Med, 2015. **49**(6): p. 961–9.
43. Tylka, T.L., et al., *The weight-inclusive versus weight-normative approach to health: evaluating the evidence for prioritizing well-being over weight loss.* J Obes, 2014. **2014**: p. 983495.
44. Matheson, E.M., D.E. King, and C.J. Everett, *Healthy lifestyle habits and mortality in overweight and obese individuals.* J Am Board Fam Med, 2012. **25**(1): p. 9–15.
45. Schmidt, C., et al., *Diabetes mellitus and comorbidities – A cross-sectional study with control group based on nationwide ambulatory claims data.* J Health Monit, 2021. **6**(2): p. 19–35.
46. Segovia-Siapco, G., et al., *Beyond Meat: A Comparison of the Dietary Intakes of Vegetarian and Non-vegetarian Adolescents.* Front Nutr, 2019. **6**: p. 86.
47. Tong, T.Y.N., et al., *Risks of ischaemic heart disease and stroke in meat eaters, fish eaters, and*

vegetarians over 18 years of follow-up: results from the prospective EPIC-Oxford study. Bmj, 2019. **366**: p. l4897.

48. Papier, K., et al., *Vegetarian diets and risk of hospitalisation or death with diabetes in British adults: results from the EPIC-Oxford study.* Nutr Diabetes, 2019. **9**(1): p. 7.

49. Orlich, M.J., et al., *Vegetarian dietary patterns and mortality in Adventist Health Study 2.* JAMA Intern Med, 2013. **173**(13): p. 1230–8.

50. Quetelet, L.A., *A treatise on man and the development of his faculties. 1842.* Obes Res, 1994. **2**(1): p. 72–85.

51. Keys, A., et al., *Indices of relative weight and obesity.* J Chronic Dis, 1972. **25**(6): p. 329–43.

52. Gutin, I., *In BMI We Trust: Reframing the Body Mass Index as a Measure of Health.* Soc Theory Health, 2018. **16**(3): p. 256–71.

53. Kapoor, N., et al., *The BMI-adiposity conundrum in South Asian populations: need for further research.* J Biosoc Sci, 2019. **51**(4): p. 619–21.

54. Ma, R.C. and J.C. Chan, *Type 2 diabetes in East Asians: similarities and differences with populations in Europe and the United States.* Ann N Y Acad Sci, 2013. **1281**(1): p. 64–91.

55. Andersen, S., et al., *Raised BMI cut-off for overweight in Greenland Inuit – a review.* Int J Circumpolar Health, 2013. **72**.

56. Dougherty, G.B., et al., *Measuring Structural Racism and Its Association With BMI.* Am J Prev Med, 2020. **59**(4): p. 530–7.

57. Homan, K.J. and T.L. Tylka, *Self-compassion moderates body comparison and appearance self-worth's inverse relationships with body appreciation.* Body Image, 2015. **15**: p. 1–7.

58. Avalos, L., T.L. Tylka, and N. Wood-Barcalow, *The Body Appreciation Scale: development and psychometric evaluation.* Body Image, 2005. **2**(3): p. 285–97.

59. Brechan, I. and I.L. Kvalem, *Relationship between body dissatisfaction and disordered eating: mediating role of self-esteem and depression.* Eat Behav, 2015. **17**: p. 49–58.

60. Simbar, M., et al., *Is body image a predictor of women's depression and anxiety in postmenopausal women?* BMC Psychiatry, 2020. **20**(1): p. 202.

61. Li, K., A. Hüsing, and R. Kaaks, *Lifestyle risk factors and residual life expectancy at age 40: a German cohort study.* BMC Med, 2014. **12**: p. 59.

62. Russell, J., et al., *Adherence to dietary guidelines and 15-year risk of all-cause mortality.* Br J Nutr, 2013. **109**(3): p. 547–55.

63. Winter, J.E., et al., *BMI and all-cause mortality in older adults: a meta-analysis.* Am J Clin Nutr, 2014. **99**(4): p. 875–90.

64. Wang, G., et al., *The relationship of female physical attractiveness to body fatness.* PeerJ, 2015. **3**: p. e1155.

65. Crossley, K.L., P.L. Cornelissen, and M.J. Tovée, *What is an attractive body? Using an interactive 3D program to create the ideal body for you and your partner.* PLoS One, 2012. **7**(11): p. e50601.

66. Katzmarzyk, P.T. and C. Davis, *Thinness and body shape of Playboy centerfolds from 1978 to 1998.* Int J Obes Relat Metab Disord, 2001. **25**(4): p. 590–2.

67. Voracek, M. and M.L. Fisher, *Shapely centrefolds? Temporal change in body measures: trend analysis.* Bmj, 2002. **325**(7378): p. 1447–8.

68. Roberts, A. and S. Muta, *Representations of female body weight in the media: An update of Playboy magazine from 2000 to 2014.* Body Image, 2017. **20**: p. 16–9.

69. Barry, V.W., et al., *Fitness vs. fatness on all-cause mortality: a meta-analysis.* Prog Cardiovasc Dis, 2014. **56**(4): p. 382–90.

70. Li, Y., et al., *Impact of Healthy Lifestyle Factors on Life Expectancies in the US Population.* Circulation, 2018. **138**(4): p. 345–55.

71. Mata, J. and R. Hertwig, *Public Beliefs About Obesity Relative to Other Major Health Risks: Representative Cross-Sectional Surveys in the USA, the UK, and Germany.* Ann Behav Med, 2018. **52**(4): p. 273–86.

72. Han, E., E.C. Norton, and L.M. Powell, *Direct and indirect effects of body weight on adult wages.* Econ Hum Biol, 2011. **9**(4): p. 381–92.

73. Chen, A.J., *When does weight matter most?* J Health Econ, 2012. **31**(1): p. 285–95.

74. Flint, S.W., et al., *Obesity Discrimination in the Recruitment Process: »You're Not Hired!«.* Front Psychol, 2016. **7**: p. 647.

75. Puhl, R.M. and C.A. Heuer, *The stigma of obesity: a review and update.* Obesity (Silver Spring), 2009. **17**(5): p. 941–64.
76. Vogel, L., *Fat shaming is making people sicker and heavier.* Cmaj, 2019. **191**(23): p. E649.
77. Phelan, S.M., et al., *Impact of weight bias and stigma on quality of care and outcomes for patients with obesity.* Obes Rev, 2015. **16**(4): p. 319–26.
78. Tyrrell, J., et al., *Height, body mass index, and socioeconomic status: mendelian randomisation study in UK Biobank.* Bmj, 2016. **352**: p. i582.
79. Schienkiewitz, A., et al., *Übergewicht und Adipositas bei Erwachsenen in Deutschland,* J.o.H. Monitoring, Editor. 2017: Robert Koch Institut.
80. Lessard, L.M., et al., *Eating and Exercise-Related Correlates of Weight Stigma: A Multinational Investigation.* Obesity (Silver Spring), 2021. **29**(6): p. 966–70.
81. O'Brien, K.S., et al., *The relationship between weight stigma and eating behavior is explained by weight bias internalization and psychological distress.* Appetite, 2016. **102**: p. 70–6.
82. Puhl, R.M. and K.M. King, *Weight discrimination and bullying.* Best Pract Res Clin Endocrinol Metab, 2013. **27**(2): p. 117–27.
83. Emmer, C., M. Bosnjak, and J. Mata, *The association between weight stigma and mental health: A meta-analysis.* Obes Rev, 2020. **21**(1): p. e12935.
84. Péneau, S., et al., *Sex and dieting modify the association between emotional eating and weight status.* Am J Clin Nutr, 2013. **97**(6): p. 1307–13.
85. Vadiveloo, M. and J. Mattei, *Perceived Weight Discrimination and 10-Year Risk of Allostatic Load Among US Adults.* Ann Behav Med, 2017. **51**(1): p. 94–104.
86. Tsenkova, V.K., et al., *Perceived weight discrimination amplifies the link between central adiposity and nondiabetic glycemic control (HbA1c).* Ann Behav Med, 2011. **41**(2): p. 243–51.
87. Sutin, A.R., et al., *Perceived weight discrimination and C-reactive protein.* Obesity (Silver Spring), 2014. **22**(9): p. 1959–61.
88. Sutin, A.R., Y. Stephan, and A. Terracciano, *Weight Discrimination and Risk of Mortality.* Psychol Sci, 2015. **26**(11): p. 1803–11.
89. Jackson, S.E., C. Kirschbaum, and A. Steptoe, *Perceived weight discrimination and chronic biochemical stress: A population-based study using cortisol in scalp hair.* Obesity (Silver Spring), 2016. **24**(12): p. 2515–21.
90. Himmelstein, M.S., A.C. Incollingo Belsky, and A.J. Tomiyama, *The weight of stigma: cortisol reactivity to manipulated weight stigma.* Obesity (Silver Spring), 2015. **23**(2): p. 368–74.
91. Major, B., et al., *The ironic effects of weight stigma.* Journal of Experimental Social Psychology, 2014. **51**: p. 74–80.
92. Puhl, R. and Y. Suh, *Health Consequences of Weight Stigma: Implications for Obesity Prevention and Treatment.* Curr Obes Rep, 2015. **4**(2): p. 182–90.
93. Puhl, R. and Y. Suh, *Stigma and eating and weight disorders.* Curr Psychiatry Rep, 2015. **17**(3): p. 552.
94. Vartanian, L.R. and J.G. Shaprow, *Effects of weight stigma on exercise motivation and behavior: a preliminary investigation among college-aged females.* J Health Psychol, 2008. **13**(1): p. 131–8.
95. Tomiyama, A.J., et al., *Low calorie dieting increases cortisol.* Psychosom Med, 2010. **72**(4): p. 357–64.
96. Sutin, A.R. and A. Terracciano, *Perceived weight discrimination and high-risk health-related behaviors.* Obesity (Silver Spring), 2017. **25**(7): p. 1183–6.
97. Alimoradi, Z., et al., *Weight-related stigma and psychological distress: A systematic review and meta-analysis.* Clin Nutr, 2020. **39**(7): p. 2001–13.
98. Alleva, J.M., et al., *»What can her body do?« Reducing weight stigma by appreciating another person's body functionality.* PLoS One, 2021. **16**(5): p. e0251507.
99. Dunaev, J., C.H. Markey, and P.M. Brochu, *An attitude of gratitude: The effects of body-focused gratitude on weight bias internalization and body image.* Body Image, 2018. **25**: p. 9–13.
100. Stunkard, A.J., et al., *The body-mass index of twins who have been reared apart.* N Engl J Med, 1990. **322**(21): p. 1483–7.

101. Bouchard, C., et al., *The response to long-term overfeeding in identical twins.* N Engl J Med, 1990. **322**(21): p. 1477–82.
102. Tomiyama, A.J., et al., *Misclassification of cardiometabolic health when using body mass index categories in NHANES 2005-2012.* Int J Obes (Lond), 2016. **40**(5): p. 883–6.
103. Rothman, K.J., *BMI-related errors in the measurement of obesity.* Int J Obes (Lond), 2008. **32 Suppl 3**: p. S56–9.
104. Kruschitz, R., et al., *Detecting body fat – A weighty problem BMI versus subcutaneous fat patterns in athletes and non-athletes.* PLoS One, 2013. **8**(8): p. e72002.
105. Okorodudu, D.O., et al., *Diagnostic performance of body mass index to identify obesity as defined by body adiposity: a systematic review and meta-analysis.* Int J Obes (Lond), 2010. **34**(5): p. 791–9.
106. Klein, S., et al., *Absence of an effect of liposuction on insulin action and risk factors for coronary heart disease.* N Engl J Med, 2004. **350**(25): p. 2549–57.
107. Taheri, S., et al., *Short sleep duration is associated with reduced leptin, elevated ghrelin, and increased body mass index.* PLoS Med, 2004. **1**(3): p. e62.
108. Kracht, C.L., et al., *Associations of Sleep with Food Cravings, Diet, and Obesity in Adolescence.* Nutrients, 2019. **11**(12).
109. Chaput, J.P., et al., *The association between short sleep duration and weight gain is dependent on disinhibited eating behavior in adults.* Sleep, 2011. **34**(10): p. 1291–7.
110. Hirotsu, C., S. Tufik, and M.L. Andersen, *Interactions between sleep, stress, and metabolism: From physiological to pathological conditions.* Sleep Sci, 2015. **8**(3): p. 143–52.
111. López-Jaramillo, P., et al., *The role of leptin/adiponectin ratio in metabolic syndrome and diabetes.* Horm Mol Biol Clin Investig, 2014. **18**(1): p. 37–45.
112. Achari, A.E. and S.K. Jain, *Adiponectin, a Therapeutic Target for Obesity, Diabetes, and Endothelial Dysfunction.* Int J Mol Sci, 2017. **18**(6).
113. K, A., et al., *Adiposity, mediating biomarkers and risk of colon cancer in the European prospective investigation into cancer and nutrition study.* Int J Cancer, 2014. **134**(3): p. 612–21.
114. Kripke, D.F., et al., *Mortality associated with sleep duration and insomnia.* Arch Gen Psychiatry, 2002. **59**(2): p. 131–6.
115. Salleh, M.R., *Life event, stress and illness.* Malays J Med Sci, 2008. **15**(4): p. 9–18.
116. O'Connor, D.B., J.F. Thayer, and K. Vedhara, *Stress and Health: A Review of Psychobiological Processes.* Annu Rev Psychol, 2021. **72**: p. 663–88.
117. Engert, V., R. Linz, and J.A. Grant, *Embodied stress: The physiological resonance of psychosocial stress.* Psychoneuroendocrinology, 2019. **105**: p. 138–46.
118. Turner, A.I., et al., *Psychological stress reactivity and future health and disease outcomes: A systematic review of prospective evidence.* Psychoneuroendocrinology, 2020. **114**: p. 104599.
119. Davidson, R.J., et al., *Alterations in brain and immune function produced by mindfulness meditation.* Psychosom Med, 2003. **65**(4): p. 564–70.
120. Rakel, D., et al., *Value associated with mindfulness meditation and moderate exercise intervention in acute respiratory infection: the MEPARI Study.* Fam Pract, 2013. **30**(4): p. 390–7.
121. Cherkin, D.C., et al., *Effect of Mindfulness-Based Stress Reduction vs Cognitive Behavioral Therapy or Usual Care on Back Pain and Functional Limitations in Adults With Chronic Low Back Pain: A Randomized Clinical Trial.* Jama, 2016. **315**(12): p. 1240–9.
122. Yang, J., et al., *Evaluation of Cognitive Behavioral Therapy on Improving Pain, Fear Avoidance, and Self-Efficacy in Patients with Chronic Low Back Pain: A Systematic Review and Meta-Analysis.* Pain Res Manag, 2022. **2022**: p. 4276175.
123. Jinich-Diamant, A., et al., *Neurophysiological Mechanisms Supporting Mindfulness Meditation-Based Pain Relief: an Updated Review.* Curr Pain Headache Rep, 2020. **24**(10): p. 56.
124. Kraschnewski, J.L., et al., *Long-term weight loss maintenance in the United States.* Int J Obes (Lond), 2010. **34**(11): p. 1644–54.
125. Ge, L., et al., *Comparison of dietary macronutrient patterns of 14 popular named*

dietary programmes for weight and cardiovascular risk factor reduction in adults: systematic review and network meta-analysis of randomised trials. Bmj, 2020. **369**: p. m696.

126. Field, A.E., et al., *Association of weight change, weight control practices, and weight cycling among women in the Nurses' Health Study II.* Int J Obes Relat Metab Disord, 2004. **28**(9): p. 1134–42.

127. Strohacker, K. and B.K. McFarlin, *Influence of obesity, physical inactivity, and weight cycling on chronic inflammation.* Front Biosci (Elite Ed), 2010. **2**: p. 98–104.

128. Storch, M., *Mein Ich-Gewicht: Wie das Unbewusste hilft, das richtige Gewicht zu finden.* 2016: Herder.

129. Grawe, K., *Neuropsychotherapie.* Vol. 1. 1. Auflage, 2004: 2004: Hogrefe.

130. Siegel, D.J., *Mindsight – Die neue Wissenschaft der persönlichen Transformation.* 2012: Goldmann.

131. DAK-Gesundheit, *Meinungen und Einschätzungen zu Übergewicht und Fettleibigkeit (Forsa-Umfrage).* 2016.

132. Stahl, S., *So stärken Sie Ihr Selbstwertgefühl: Damit das Leben einfach wird.* 2020: Kailash

133. Bacon, L., *Health at every size : the surprising truth about your weight.* Rev. & updated. ed. 2010, Dallas, TX: BenBella Books. xxv, 374 p.

134. Tribole, E. and E. Resch, *Intuitive eating : an anti-diet revolutionary approach.* 4th edition. ed. 2020, New York: St. Martin's Essentials. pages cm.

135. Patall, E.A., H. Cooper, and J.C. Robinson, *The effects of choice on intrinsic motivation and related outcomes: a meta-analysis of research findings.* Psychol Bull, 2008. **134**(2): p. 270–300.

136. Wood, J.V., W.Q. Perunovic, and J.W. Lee, *Positive self-statements: power for some, peril for others.* Psychol Sci, 2009. **20**(7): p. 860–6.

137. Brown, B., *Verletzlichkeit macht stark: Wie wir unsere Schutzmechanismen aufgeben und innerlich reich werden.* 2017: Goldmann.

138. Neff, K., *Selbstmitgefühl: Wie wir uns mit unseren Schwächen versöhnen und uns selbst der beste Freund werden.* 2012: Kailash.

139. Storch, M., et al., *Embodiment: Die Wechselwirkung von Körper und Psyche verstehen und nutzen.* 2017: Hogrefe.

140. Küchenhoff, J. und P. Agarwalla, *Körperbild und Persönlichkeit: Die klinische Evaluation des Körpererlebens mit der Körperbild-Liste.* 2013: Springer.

141. Dana, D. und S.W. Porges, *Die Polyvagal-Theorie in der Therapie: Den Rhythmus der Regulation nutzen.* 2021: Probst.

142. Bonaz, B., V. Sinniger, and S. Pellissier, *Anti-inflammatory properties of the vagus nerve: potential therapeutic implications of vagus nerve stimulation.* J Physiol, 2016. **594**(20): p. 5781–90.

143. Goverse, G., M. Stakenborg, and G. Matteoli, *The intestinal cholinergic anti-inflammatory pathway.* J Physiol, 2016. **594**(20): p. 5771–80.

144. Breit, S., et al., *Vagus Nerve as Modulator of the Brain-Gut Axis in Psychiatric and Inflammatory Disorders.* Front Psychiatry, 2018. **9**: p. 44.

145. König, V., *Bin ich traumatisiert? Wie wir die immer gleichen Problemschleifen verlassen.* 2021: Gräfe und Unzer.

146. Walker, P., *Das Tao der Gefühle: Vergebung praktizieren und traumatische Kinderheitserinnerungen hinter sich lassen.* 2021: Unimedica

147. Watson, N.M., T.J. Wells, and C. Cox, *Rocking chair therapy for dementia patients: Its effect on psychosocial well-being and balance.* American Journal of Alzheimer's Disease, 1998. **13**(6): p. 296–308.

148. Porges, S.W., *Die Polyvagal-Theorie: Neurophysiologische Grundlagen der Therapie.* 2010: Junfermann.

149. Rieves, L. and T.F. Cash, *Social developmental factors and women's body-image attitudes.* Journal of Social Behavior and Personality, 1996.

150. Warburton, D.E., C.W. Nicol, and S.S. Bredin, *Health benefits of physical activity: the evidence.* Cmaj, 2006. **174**(6): p. 801–9.

151. Deslandes, A., et al., *Exercise and mental health: many reasons to move.* Neuropsychobiology, 2009. **59**(4): p. 191–8.

152. Mikkelsen, K., et al., *Exercise and mental health.* Maturitas, 2017. **106**: p. 48–56.

153. Avena, N.M., P. Rada, and B.G. Hoebel, *Evidence for sugar addiction: behavioral and neurochemical effects of intermittent, excessive*

sugar intake. Neurosci Biobehav Rev, 2008. **32**(1): p. 20–39.

154. Spangler, R., et al., *Opiate-like effects of sugar on gene expression in reward areas of the rat brain.* Brain Res Mol Brain Res, 2004. **124**(2): p. 134–42.

155. Avena, N.M., et al., *Sucrose sham feeding on a binge schedule releases accumbens dopamine repeatedly and eliminates the acetylcholine satiety response.* Neuroscience, 2006. **139**(3): p. 813–20.

156. Westwater, M.L., P.C. Fletcher, and H. Ziauddeen, *Sugar addiction: the state of the science.* Eur J Nutr, 2016. **55**(Suppl 2): p. 55–69.

157. Quadt, L., H.D. Critchley, and S.N. Garfinkel, *The neurobiology of interoception in health and disease.* Ann N Y Acad Sci, 2018. **1428**(1): p. 112–28.

158. Christoph, M.J., et al., *Intuitive Eating is Associated With Higher Fruit and Vegetable Intake Among Adults.* J Nutr Educ Behav, 2021. **53**(3): p. 240–45.

159. Papa, I., et al., *T(FH)-derived dopamine accelerates productive synapses in germinal centres.* Nature, 2017. **547**(7663): p. 318–23.

160. Matt, S.M. and P.J. Gaskill, *Where Is Dopamine and how do Immune Cells See it?: Dopamine-Mediated Immune Cell Function in Health and Disease.* J Neuroimmune Pharmacol, 2020. **15**(1): p. 114–64.

161. Petit, O., et al., *Health and Pleasure in Consumers' Dietary Food Choices: Individual Differences in the Brain's Value System.* PLoS One, 2016. **11**(7): p. e0156333.

162. Vaillancourt, C., et al., *Promoting Healthy Eating in Adults: An Evaluation of Pleasure-Oriented versus Health-Oriented Messages.* Curr Dev Nutr, 2019. **3**(5): p. nzz012.

163. Krems, C., et al., *Nationale Verzehrsstudie II – Lebensmittelverzehr und Nährstoffzufuhr auf Basis von 24h-Recalls.* Max Rubner-Institut, 2013.

164. Bédard, A., et al., *Can eating pleasure be a lever for healthy eating? A systematic scoping review of eating pleasure and its links with dietary behaviors and health.* PLoS One, 2020. **15**(12): p. e0244292.

165. Bailly, N., I. Maître, and V. Van Wymelbeke, *Relationships between nutritional status, depression and pleasure of eating in aging men and women.* Arch Gerontol Geriatr, 2015. **61**(3): p. 330–6.

166. Marty, L., et al., *Do hedonic- versus nutrition-based attitudes toward food predict food choices? a cross-sectional study of 6- to 11-year-olds.* Int J Behav Nutr Phys Act, 2017. **14**(1): p. 162.

167. Ducrot, P., et al., *Associations between motives for dish choice during home-meal preparation and diet quality in French adults: findings from the NutriNet-Santé study.* Br J Nutr, 2017. **117**(6): p. 851–61.

168. Crawford, D., et al., *Which food-related behaviours are associated with healthier intakes of fruits and vegetables among women?* Public Health Nutr, 2007. **10**(3): p. 256–65.

169. Ainuki, T., et al., *Association of enjoyable childhood mealtimes with adult eating behaviors and subjective diet-related quality of life.* J Nutr Educ Behav, 2013. **45**(3): p. 274–8.

170. Lindeman, M. and K. Stark, *Loss of pleasure, ideological food choice reasons and eating pathology.* Appetite, 2000. **35**(3): p. 263–8.

171. Ducrot, P., et al., *Association between Motives for Dish Choices during Home Meal Preparation and Weight Status in the NutriNet-Santé Study.* Nutrients, 2016. **8**(7).

172. Rounsefell, K., et al., *Social media, body image and food choices in healthy young adults: A mixed methods systematic review.* Nutr Diet, 2020. **77**(1): p. 19–40.

173. Saunders, J.F. and A.A. Eaton, *Snaps, Selfies, and Shares: How Three Popular Social Media Platforms Contribute to the Sociocultural Model of Disordered Eating Among Young Women.* Cyberpsychol Behav Soc Netw, 2018. **21**(6): p. 343–54.

174. Sidani, J.E., et al., *The Association between Social Media Use and Eating Concerns among US Young Adults.* J Acad Nutr Diet, 2016. **116**(9): p. 1465–72.

175. Galmiche, M., et al., *Prevalence of eating disorders over the 2000–2018 period: a systematic literature review.* Am J Clin Nutr, 2019. **109**(5): p. 1402–13.

176. Hagen, S., *Happy Fat: Nimm dir deinen Platz!* 2020: DuMont. S. 215

Register

A
Abhängigkeit **141**, 197
Ableismus 210, **222**
Acetylcholin 94, 99
Achtsamkeit 63, **82**
Adiponectin 77f.
Adipogen(e Umwelt) 196f.
Adipositas 57, **66**
Adrenalin 96
Affirmationen 118f.
Aktivität, körperliche 36, **45**, 58f., 67, 84, **182f.**, 187, **191**
Alkohol 47, 56, **58f.**, 61, 74, 96
Alltag 54, 82, 185, 187, 203
Anerkennung 117, 134, 181
Angst/Ängste 14, 21, 24, **32f.**, 44, 49f., 62, 80f., 89, 96, **99f.**, 103, 110, 114, **117**, 127, 133, 141, 144f., 153, 156, 158ff., **161**, 170, 193, **202ff.**
Angststörung 28, 56
Anorexie s. u. Magersucht
Anpassung **103**, 105, 115, 132, 134, 142, 147
Anspannung 96, 140, 174, 207
Antriebslosigkeit 17, 28, 114
Association for Size Diversity and Health (ASDAH) 52
Autonome Leiter (des Lebens) 145ff.
Autonomes (Vegetatives) Nervensystem (ANS) 91, 94, 139, 142, 178

B
Bateson, Gregory 130
Bauchfett 29, 68
Bedingungslose Erlaubnis s. u. Erlaubnis
Bedürfnisse 5, 16, 18f., 23, 24, 25, 51, 55, 62, 63, 88ff., **93ff.**, 97, **98f.**, **102f.**, 123, 134, 135, 137, 164, 190f., 197
Belohnungssystem 99, 108, **117**, **207**
Beobachtungslernen 116, **117**
Beschämung 9, 41, 56, 69, 110, 145, 155, 209, 211, 222
Bewegung 16, 18f., 26, 53ff., **58f.**, 135, 156, **178ff.**, 181, 185f., **188f.**
Bewusstsein 41, **92**
Binge Eating s. u. Essanfälle
Blutdruck 79, 92, 145, 149

Bluthochdruck 46, 72, 80, 84, 149, 181
BMI (Body Mass Index) 36ff., **45ff.**, 47, **48ff.**, **57ff.**, **72f.**, 206
Body Positivity 131, **209**, 222
Botenstoffe s. u. Neurotransmitter
Brown, Brené 123, **125**

C
Cholesterin 149, **181**
Co-Regulation 143f.
Cortisol 68, 77, 82, **96**, 181

D
Darm 32, 78, 79, 139
Depression(en) 28, 56, 60, 62, 67, 78, 80, **114**, 125, 149, 153, 206
Detox 41f.
Diabetes Typ 2 **35f.**, 46f., 67, 73, 78, 84, 149, 181, 205
Diät 5f., **12ff.**, **23ff.**, **29ff.**
Diätforschung 33f., **35f.**
Diätgeschichte, individuelle 43
Diätindustrie 5f., 25, 35, **37f.**
Diätkreislauf 24, 29
Diätkultur **25f.**, 50, **123f.**, 180, 222
Diätmentalität **12ff.**, **25ff.**, 50, **174**, 222
Diät-Talk 150, **174**
Diskriminierung (wg. Gewicht) 8, **30ff.**, 53, **64ff.**, **68f.**, 70, 72, 125, 132, **155**, 210
Disziplin s. a. Selbstdisziplin 13, 19, 25, 26, 61, **66f.**, 193, 222
Dopamin 99, 117, 195, 204
Doublebind 130f.
Drogen 47, 65, 96, 196

E
Embodiment 134
Emotion(en) 99f., **138**, 153f., 157, 159
Empathie 75, 125, **129f.**, 149
Empowerment 209, 222
Energie 22, 28, 38, 79, 92, 96, 139f., 141, 149, 161, 185
Entgiftung s. u. Detox
Entspannung 80, **82**, 85, 129, 130, 139f., 144, 174, 198
Entzündung 68, 72, 84, 149
Erinnerungen **160f.**, 204, 206
Erlaubnis 19f., 121, 127, **185**, **199f.**, 202

Ernährungsumstellung 43, 83, 100, 202
Erschöpfung 17, 111, 130, 149
Erstarren **140ff.**, 147
Essanfälle (Binge Eating) 23, 30, 32, 60, 67, 103f., **144**, 197, 222
Essen als Ersatz **102f.**, 138
Essensregeln 5, 53, 19f., 32f., 53, **61ff.**
Essstörung(en) 9, **29ff.**, 35, **60ff.**, 90, 125, 196, **210**
Essverhalten 16, **18ff.**, 23, 30, 33, 41, 60, 62, 67, 83, 150, **172**, 175, 184, 196f., 206

F
Familie 14, **81**, 121, 141, 154, 159, 223
Fake-Anti-Diät-Programme 131f.
Fat-Acceptance-Movement **8**, 52, 222
Fat Overshooting **29**, 222
Fat Shaming 222
Fehler machen 126
Fett(masse) **8**, **29ff.**,45f. 48, 68, **72f.**, 84f., 96
Fettfeindlichkeit 66, 69, 150, 153, 209, 210
Fight-or-Flight-Modus 140f.
Figur 52, 90, 103, 117, 182, 184,
Fitness 25, 51, 59, 122, 169, 184, 222
Flashback 160f.
Fleisch **47**, 56, 201
Frieden s. a. Körperfrieden 13, 50, **101**, **164ff.**, 190, 194

G
Gefahr 44, 61, 68, 73, 84, 85, 89, **94**, 96ff., 99, 103, 115, 127, **138**, **140**, 142, **143**, 144, 202
Gefühle (ABC der) 177
Gehirn **91ff.**, **93f.**, **97f.**, 108, 118, 120, 126, 134, 176, 187, 195ff., **205**
Gene 45, 66, 106, 153, 201
Genügen 18, 24, 62, 100, 107, 122, **123**, 145, 152, 155, 180, 211
Genuss 63, **166**, 197, **204f.**
Geschmack 108, 203, **205**, 207f.
Gesundheitsfördernde Verhaltensweisen 45, **51f.**, 54, 118, 194, 205
Gesundheitsversorgung (für mehrgewichtige Menschen) 19, 45, 54, **71f.**, **85**, 209, 211

REGISTER 219

Gewalt 105, 109, 121, 123, 132, 140f., 152, 155, 157
Gewichtsabnahme 34, 36, 38, 39, 110, 132, **179**, 211
Gewichtsdiskriminierung s. u. Diskriminierung
Gewichtsneutralität 52f., 136, 174, 176
Gewichtsschwankungen 30, **83f.**, 223
Gewichtsstigmatisierung s. a. Stigmatisierung 52f., **64f.**, **67ff.**, 72, 115, 209, 222
Gewichtszentrierung 75f.
Gewichtszunahme 37, 39, 41, 50, 60, 84, 144, 148, **202ff.**
Glaubenssätze 18, 26, 71, 136, 164, **169ff.**, 175, 177, 184, 222
Glukose 77f., 92
Grawe, Klaus **95**, 103
Großhirn s. u. Neokortex
Grundumsatz 24, 28, 39, 40

H
Handmodell des Gehirns (nach D. J. Siegel) 98
Health at Every Size® (HAES®) 18f., **52ff.**, 116
Healthismus **184**, 223
Heißhunger s. a. Essattacken/ Essanfälle 32, 77, 104
Heimat im Körper **18**, 109
Herz(beschwerden) 30, 60, 73, 80, 84, 92, 149
Herz-Kreislauf-Erkrankungen 30, 67, 72, 84, 181
Herzschlag 198
Hirnforschung 97, 116, 134
Hormone 39, 78, 79, 96, 157
Hüther, Gerald 134
Hunger(gefühl) 26, 28, 78, 102
Hungerhormone 24, 30, 77, 181
Hungern 15, 26, 94, 117
Hungersignale 21
Hypophyse 96
Hypothalamus 96

I/J
Ideal(vorstellung) 8, 14, 24f., 48, 51, 57, 58, 103, 122, 132, 134, 165, 175, 180, 197, 209
Immunsystem 79, 93, 145, 204
Insulin 77f., 181
Internalisierung **67**, 223
Interozeptive Wahrnehmung 198
Intersektionalität 223
Intuitive Ernährung 5, 19, 20ff., 30, 53f., 55, 116, 192ff.
Intuitive Ernährung (10 Prinzipien) 194
Intuitives Essen 20ff., 116, 131, 190

Jo-Jo-Effekt s. u. Weight Cycling
Jugendliche 30

K
Kalorien 20, 32, 33, 38f., 68, 83, 91, 104, 131, 180f., 204
Kampf gegen den eigenen Körper 24
Katie, Byron (Byron Kathleen Mitchell) 111, 173
Kausalität 45f., 223
Keys, Ancel **26f.**, 48
Kinder auf Diät 14f.
Kompensation 66, 96, 117, 141
Konditionierung(en) 116ff.
Kontrolle (über das Essen) 104
König, Verena 151
Körperakzeptanz 5ff., 52, 54f., **164ff.**, 190, 209, 210
Körperbild 8, 30, 56, 67, 132, 135, 137, **168**, **174**, 180
Körperbotschaften s. u. Körpersignale
Körpererleben **132f.**, 135, **137**, 138, 145
Körperfrieden 23, 110, 190
Körpergenuss s. a. Genuss 166
Körperintelligenz 201
Körperkommentare **175**, 148, 166
Körperneutrale Umgebung 174
Körpersignale 129, 134, 192, 194f., **198**
Körpervorbilder 134
Körperwahrnehmung 134
Korrelation 45f., 223
Krankheitsrisiken (und Gewicht) 72, **84**, 182f.
Krebs(erkrankungen) 72, 78, 84, 181
Küchenhoff, Joachim 135

L
Lebensmittel, energiedichte 38, 40, 197, 200
Lebensmittel, erlaubte 22, 100, 199, 205
Lebensmittel, verbotene 6, 20, 32, 102, 107, 131, 182, 195, 197, 199, 203, 205
Lebenserwartung **56f.**, 59, 181
Lebensstil/-führung s. u. Lifestyle
Liebe 16, 49, 85, 96, 99, 100, 102, 124, 132, 142, 154, **167**
Liebevoller Umgang 5f., 19, 88, 101, 109, 135, 139, 167, 171
Lifestyle 25, 31, **41f.**
Limbisches System 91f., 96, 98, 117
Look AHEAD Studie (Action for Health in Diabetes) 35
Loslassen 173, 174, 191, 200, 202

M
Magen-Darm-Trakt 32, 41, 79, 93, 114, 139, 149
Magersucht (Anorexie) 30, 34, 132
Makel 64, 100, 105, **211**
Marginalisierung 132, 176, 223
Meditation **82**, 63, 76, 85, 177, 208
Mindset 115, 116, 121, 189
Minnesota-Hunger-Studie (Minnesota Starvation Study) 26ff.
Missbrauch 35, 103, 141
Mitgefühl s. a. Empathie 96, **128f.**, 149f., 154, 175
Motivation 6, 56, **61f.**, 88, 100, 102f., **118**, **183f.**, 188, 189

N
Nährstoffe 22, 195, 201, 204
Nahrungsrestriktion 28
Nebenwirkungen (von Diäten) 33, 35, **60f.**
Neff, Kristin 128f.
Neokortex (Großhirn) **91**, 93
Nerven s. u. Neuronen
Nervensysteme 89, 90, 91, 96, 126, 138, 141, 43f., 149, 150
Nervensystem, Autonomes/ Vegetatives 82, 139, 178
Nervus vagus 142, 149
Neurotransmitter 99
Neurozeption 143
Noom 42, 131

O/P/Q
Osteoporose 30, 72, 84
Parasympathisches Nervensystem 82, **96**, 139f., 142
Parentifizierung 141
Pausen 17, 18, 80, 107
People of Color 48
Perfektionismus **62**, 123f., **126**, **130**, 165
Polyvagal-Theorie 92, 140, **142ff.**, 148, 149, 156
Porges, Stephen W. **142f.**, 145, 148
Psyche s. a. Seele 27, 89, 90, 91, 103, 115, 116, **132**, 157, 192
Psychotherapie 98, 110, **135f.**
Puls 14, 28, 198
Quetelet, Adolphe 48

R
Rauchen 47, **56f.**, 59, 61, 65
Reddemann, Luise 101
Resch, Elyse 193
Reize 63, 79, 80, 116, 157
Resilienz 147, 148, 166, 181
Restriktion 23, 26, **28**, 38, 94, 195, 197, 199, 200

S

Safe Space s. u. Sicherer Ort
Sättigung 32 f., 134, 192, 194, 203, 222
Sättigungshormone 30, 40, 77, 181
Sättigungssignale 19, 21, 222
Scham s. a. Beschämung 99, **123f.**,
Schlaf 17, 74, **77f.**, 81, 89, 93, 140, 145, 181, 186
Schlafmangel 17, **77f.**, 84, 96, 149, 153, 155
Schlank **47**, 51, 56, **57**, 59, 61, 64, 65, 66, 67, 74, 103, 108, 115, 122, 148, 166, 175, 184, 204, 211
Schuld 38f., 53, 57f., 60, 99f., **105f.**,130, 153, 155, 159, 207
Schwimmen 93, 108, 169ff.
Seele s. a. Psyche 26, 128, 138
Selbstakzeptanz 17, 129, 134, 211
Selbstbehauptung 103f.
Selbstbewusstsein 51, 62, 104, 114, 167, 209
Selbstfürsorge **17f.**, 49, 51, **54f.**, 68, 78, 80, 183, 190f., 193, 199, 206, 208, **223**
Selbsthass 37, 54f.
Selbstliebe 118f.
Selbstmitgefühl 112, **128ff.**, 144, 149ff., 192
Selbstoptimierung 16, 112
Selbstwert 17, 56, 95, 97, **105**, **112ff.**, **115f.**, 119f., **151ff.**
Selbstwertgefühl 23, 30, 37, 62, 67, **114**, 166
Sicherheit (Bedürfnis nach) 18, 76, **95f.**, 103, 132, **139**, 142, 155
Sicherer Ort (Safe Space) 85, 118
Siegel, Daniel J. 97f., 121
Social Media 50, 165, **176**, **209ff.**
Spaß 5, 51, 54, 85, 93, 99, 102, 108, 118, 133, 154, 183
Sport s. u. Bewegung
Stahl, Stefanie 114
Sterblichkeit(srisiko) 30, 36, **57ff.**, 68, 84
Stigmatisierung (wg. Gewicht) 8, 30, 52ff., 56f., **64ff.**, 72, 115, 149, 157, 209, 210, 222
Stoffwechsel 28, 60f., 77, 91, 139
Storch, Maja 92
Stress, akuter 24, 39f., 56, **68**, **77**, **79ff.**, 82, 83, 93, **96**, 126, 140, 149, 152, 156
Stress, chronischer 72, **77**, **79ff.**, 181
Stresshormone 96
Sucht 96, 125, **195ff.**, 199
Sympathikus 139, 140, 142, **149**
Synapsen 116

T

Täter-Opfer-Umkehr 155
The Biggest Loser (TV-Format) 40f.
Therapie s. a. Psychotherapie 71, 106, 110, 118, 120, **135f.**, **159f.**
Totstell-Reflex 96, 140
Traditionelle Chinesische Medizin (TCM) 201
Trauer 35, 99, **100**, 114, 154
Trauma 35, 62, 96, 103, 109, 113, **138ff.**, 141, **151ff.**, **148**, **157ff.**,
Trauma-Arten 152ff.
Tribole, Evelyn 193
Trigger 66, **99**, 144, **150f.**, 157, **169ff.**, 198

U

Überanpassung 103, 105, 132
Überforderung 21, 33, **152**, 154, 186, 190
Überleben 40, **79**, 89, 91f., 106, **113**, 115, **140f.**, **143ff.**, 157, 159, 194
Überzeugungen s. a. Glaubenssätze 76, 92, 104, **111**, 113, 120f., 133f., 164, **169**, **172ff.**, 177, 210, 222
Unlust 95, **106**
Unterbewusstsein 69, **92**
Unzufriedenheit 124f.

V

Vagus s. u. Nervus vagus
Vegetatives Nervensystem s. u. Autonomes Nervensystem
Veranlagung s. a. Gene 116, 197
Verantwortung 38, 55, 64, 75, 105f., **129f.**, 184
Verdauung 60, 79, 139
Vergleichen 123ff., 130
Verlust 35, 95, **100**, 152
Vermeidung 20, 33, 56, 95, **98f.**, **102f.**, **106f.**, 117, 147, 170, 174
Vernachlässigung 103, 141, 152, **154f.**
Vertrauen 88, 190, 192, **193f.**, 199, **201f.**
Vorurteile 19, 54, 58, 65, **67f.**, **73**, 154, 179, 211

W/X/Y/Z

Wachstum 30, 97, 154
Wahrheit, eigene 70, **120**
Wahrnehmung s. a. Körperwahrnehmung 63, 73, 120, 134, 138, 144, **157**, 171, **198**, 210, 222
Wahrnehmung, selektive 73f.
Walker, Pete 141
Weight Cycling 30, 32, 72, 83, **84f.**
Wellness 25, 37, 41f.
Werbung 12, **108**, 131, 144
Willenskraft s. a. (Selbst-)Disziplin 18, 23, **24**, **34**, 41, 62, 65, 83, 92
Wohlbefinden 25, 41, 45, 47, 49, **51f.**, 54, 56, 64, 78, 89, **90**, 103, 133, 138, 180f., 198, 204, 223
WW (vormals Weight Watchers) 42, 131
Ziele 62, 98f., 102f., 105, 107, 108, 123, 132, **187**
Zucker s. a. Glukose 92, 195, **196**, 206

Journalings:

Abschiedsbrief an die Waage 50
Der Körper ist ein Instrument 69
Das Körpererleben beschreiben 137
Tritt mit deiner Körperbild-Geschichte in Kontakt 168
Was hält dich von Bewegung ab? 182f.

Loslegen:

Finde deine Achtsamkeitspraxis 82
Aktiv Fehler machen 126f.
Schaukelstuhl 156
Verbinde dich mit dem Hier und Jetzt 161
Was hast du in Bezug auf deinen Körper, dein Gewicht, dein Essverhalten gelernt? 172
Setze dir Mini-Ziele 187
Die Wahrnehmung der Körpersignale verbessern 198
Angstlebensmittel entschärfen 203
In 10 Schritten zu mehr Genuss beim Essen 207f.

Meditationen:

Geführte Meditationen unter www.suedwest-verlag.de/gesundheit-zusatzmaterial (siehe QR-Code S. 22/63)
Verlagere deine Wahrnehmung von außen nach innen 63
Hol dir deine Macht zurück 76
Der sichere Ort in dir 85
Body Scan 177
Im Schlaraffenland 208

Reflexionen:

Was hat es mich gekostet? 93
Inneren Frieden finden 101
Ist das wirklich wahr? 111
Wer möchte ich sein, was möchte ich über mich denken? 122
Was sind deine Trigger? 150
Welche Bewegung macht dir Freude? 190f.

Glossar

Ableismus	Diskriminierung von Menschen mit Behinderung, indem Menschen an bestimmten Fähigkeiten – z. B. laufen, sehen, sozial interagieren – gemessen und auf ihre Beeinträchtigung reduziert werden.
Binge Eating	Essanfall mit dem Gefühl eines Kontrollverlusts, bei dem innerhalb kurzer Zeit große Nahrungsmengen zu sich genommen werden.
Body Positivity	Eine aus dem Fat-Acceptance-Movement entstandene Bewegung, die sich für die Abschaffung unrealistischer und diskriminierender Schönheitsideale einsetzt sowie für die Rechte aller Körper, ob gesund oder nicht.
Diät	Ernährungsweise mit dem vorrangigen Ziel, Gewicht zu verlieren oder ein niedriges Gewicht zu halten, indem externen Regeln mehr Wichtigkeit eingeräumt wird als inneren Signalen wie Hunger oder Sättigung.
Diätkultur	Glaubensweise, die den Wert einer Person über das bestimmte Aussehen ihres Körpers definiert, besonders Schlanksein als Statussymbol verehrt und gleichsetzt mit Gesundheit, Schönheit, Fitness, Erfolg, Disziplin und moralischer Überlegenheit.
Diätmentalität	Denkweise in der Diätkultur, die Schlanksein verehrt und Dicksein mit Krankheit und Unattraktivität gleichsetzt.
Empowerment	Handlungsansatz, der darauf abzielt, dass Menschen die Fähigkeit entwickeln und verbessern, ihre soziale Lebenswelt und ihr Leben selbst zu erschaffen und es sich nicht von außen gestalten zu lassen.
Fat-Acceptance-Bewegung	Soziale Bewegung, die versucht, das soziale Stigma eines hohen Körpergewichts aus sozialen Einstellungen zu beseitigen, indem sie die breite Öffentlichkeit auf die sozialen Hindernisse hinweist, mit denen mehrgewichtige Menschen konfrontiert sind.
Fat Overshooting	Übermäßiger Aufbau von Fettgewebe als natürliche evolutionär optimierte Reaktion des Körpers auf Hungerperioden, Nahrungsknappheit oder Restriktionsdiäten (»Überschießen« des Fettanteils).
Fat Shaming	Handlung oder Praxis, eine als mehrgewichtig gelesene Person wegen ihres Körpergewichts zu beschämen, zu hänseln oder zu diffamieren.
Gewichtsstigmatisierung	Prozess der Zuschreibung von negativen Merkmalen und Eigenschaften allein aufgrund des Körpergewichts (typischerweise »faul«, »dumm«, »disziplinlos«, »willensschwach«, »ungepflegt« etc.).
Glaubenssatz	Tiefgreifende Überzeugungen und Annahmen zu uns selbst oder zu unserer Umwelt, die als wahr empfunden werden und die großen Einfluss auf unser Leben, unsere Wahrnehmung und Entscheidungen haben.

Healthismus	Extreme Form der Gesundheitsorientierung, die teils ideologische Züge aufweist, in dem Sinne, dass die Beschäftigung mit Gesundheit und gesundheitsförderlichen Verhaltensweisen langfristig in dominanter Weise das Denken und Verhalten von Menschen prägt und die Beschäftigung mit Gesundheit ein wesentliches Element der emotionalen Stabilität darstellt.
Internalisierung	Verinnerlichen und Zu-eigen-Machen von Auffassungen, Erwartungen, aber auch Werten und Normen anderer, insbesondere der eigenen Familie und sozialen Gruppe.
Intersektionalität	Überschneidung und Gleichzeitigkeit von verschiedenen Diskriminierungsformen gegenüber einer Person.
Kausalität	Beziehung zwischen Ursache und Wirkung oder Aktion und Reaktion, wobei ein Faktor einen anderen unmittelbar verursacht.
Korrelation	Beziehung zwischen zwei oder mehreren Merkmalen, Ereignissen, Zuständen oder Funktionen, die sich aber nicht zwangsläufig bedingen, d. h. die Richtung der Beziehung und ob sie möglicherweise durch weitere Faktoren zustande kommt ist unklar.
Selbstfürsorge	Eine wertschätzende Haltung sich selbst gegenüber sowie das aktive Handeln, mit dem Ziel, das eigene körperliche und geistige Wohlergehen sicherzustellen.
Somatische Intelligenz	Fähigkeit des Körpers, mit bestimmten Erkennungszeichen zu signalisieren, was uns guttut oder schadet, und bspw. welche Kost unser körperliches Wohlbefinden fördert oder schwächt.
Stigma	Als negativ bewertetes Kennzeichen oder Merkmal, das eine Person oder Sache in auffälliger Weise von anderen unterscheidet (»unerwünschte Andersheit«).
Stigmatisierung	Prozess, bei dem verschiedene äußere Merkmale von Personen und Gruppen wie beispielsweise Religion, Ethnizität, Behinderung etc. mit negativen Bewertungen belegt und durch den Menschen bei gesellschaftlichen Interaktionen hauptsächlich über dieses negative Merkmal wahrgenommen und aufgrund dessen marginalisiert werden.
Strukturelle Diskriminierung	Benachteiligung einzelner Gruppen, die in der Organisation der Gesellschaft begründet liegt. Die über Jahrzehnte und Jahrhunderte gewachsene Art des Zusammenlebens (Arbeitsteilung, Verteilung der Entscheidungsbefugnisse etc.) geht in der Regel mit patriarchalen, postkolonialen, homophoben, religiösen oder wie auch immer gearteten und begründeten Konventionen, Gebräuchen und Traditionen einher, welche die Privilegierung einzelner Gruppen bzw. die Schlechterstellung anderer Gruppen als »normal« und vorgegeben erscheinen lassen.
Thin Privilege	Besonderes Recht, ein Vorteil oder eine Immunität, das schlanken oder als schlank gelesenen Menschen gewährt wird oder zur Verfügung steht und dicken Menschen nicht.
Weight Cycling	Starke Gewichtsschwankungen als Folge von Restriktionsdiäten (»Jo-Jo-Effekt«).

Impressum

1. Auflage
© 2022 by Südwest Verlag, einem Unternehmen der Penguin Random House Verlagsgruppe GmbH, Neumarkter Straße 28, 81673 München.

HINWEISE
Alle Rechte vorbehalten. Vollständige oder auszugsweise Reproduktion, gleich welcher Form (Fotokopie, Mikrofilm, elektronische Datenverarbeitung oder durch andere Verfahren), Vervielfältigung, Weitergabe von Vervielfältigungen nur mit schriftlicher Genehmigung des Verlages.

Das vorliegende Buch ist sorgfältig erarbeitet worden. Dennoch erfolgen alle Angaben ohne Gewähr. Weder Autorinnen noch Verlag können für eventuelle Nachteile oder Schäden, die aus den im Buch gegebenen Hinweisen resultieren, eine Haftung übernehmen.

Sollte diese Publikation Links auf Webseiten Dritter enthalten, so übernehmen wir für deren Inhalte keine Haftung, da wir uns diese nicht zu eigen machen, sondern lediglich auf deren Stand zum Zeitpunkt der Erstveröffentlichung verweisen.

BILDNACHWEIS
Illustrationen und Grafiken: atelier-sanna.com, München
Mit Ausnahme von Seite 60, 62, 74: Nadine Thiel;
U1 (zzgl. Whg. im Innenteil): Shutterstock/ms Julia Nova
Autorinnenfoto: © Jule Kantim

Projektleitung: Vanessa Silbermann
Bildredaktion: Sabine Kestler
Redaktion: Sibylle Duelli, Buch.Konzept & Mehr
Korrektorat: Claudia Fritzsche
Herstellung: Elke Cramer
Umschlaggestaltung: OH, JA! (www.oh-ja.com)
Layout und Illustration: atelier-sanna.com, München
Satz: Nadine Thiel, kreativsatz, Baldham
Druck & Bindung: Litotipografia Alcione, Lavis
Printed in Italy

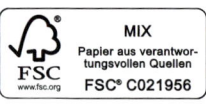

Penguin Random House Verlagsgruppe FSC® N001967

ISBN 978-3-517-10101-9